||||CB002584

Sono e
Comportamento

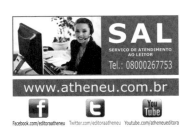

Sono e Comportamento

Editores

Maria Cecilia Lopes

Alan Luiz Eckeli

Rosa Hasan

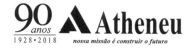

EDITORA ATHENEU

São Paulo —	*Rua Jesuíno Pascoal, 30*
	Tel.: (11) 2858-8750
	Fax: (11) 2858-8766
	E-mail: atheneu@atheneu.com.br
Rio de Janeiro —	*Rua Bambina, 74*
	Tel.: (21)3094-1295
	Fax: (21)3094-1284
	E-mail: atheneu@atheneu.com.br
Belo Horizonte —	*Rua Domingos Vieira, 319 — conj. 1.104*

CAPA: Equipe Atheneu
PRODUÇÃO EDITORIAL: MWS Design

CIP-BRASIL. CATALOGAÇÃO NA PUBLICAÇÃO
SINDICATO NACIONAL DOS EDITORES DE LIVROS, RJ

S686
Sono e comportamento / editores Maria Cecilia Lopes, Alan Luiz Eckeli, Rosa Hasan; colaboradores Alexandre Pinto de Azevedo ... [et al.] - 1. ed. - Rio de Janeiro : Atheneu, 2019.

    : il.
    Inclui bibliografia
    ISBN 978-85-388-0895-4
    1. Sono. 2. Distúrbios do sono. 3. Sono - Aspectos da saúde. I. Lopes, Maria

Cecilia. II. Eckeli, Alan Luiz. II. Hasan, Rosa. III. Azevedo, Alexandre Pinto de.

18-52269   CDD: 613.79
                             CDU: 613.79

Meri Gleice Rodrigues de Souza – Bibliotecária CRB-7/6439
03/09/2018   05/09/2018

Lopes MC; Eckeli AL; Hasan R
Sono e Comportamento

©Direitos reservados à EDITORA ATHENEU — São Paulo, Rio de Janeiro, Belo Horizonte, 2019.

Editores

Maria Cecilia Lopes

Neuropediatra, com Doutorado em Ciências pelo Departamento de Psicobiologia da Universidade Federal de São Paulo – Unifesp. *Lato sensu* em Medicina do Sono com Certificado de Especialista em Medicina do Sono pela Sociedade Brasileira de Sono – ABS, obtido em novembro de 2003. Estágio no Setor de Sleep Disorders Clinic and Research Center / Department of Psychiatric & Behavioral Science / Stanford University (Palo Alto, CA, EUA). Pesquisadora Colaboradora do Instituto de Psiquiatria do Hospital das Clínicas da Faculdade de Medicina da Universidade de São Paulo – IPq-HCFMUSP. Pesquisadora Colaboradora do Lasseb/ISR em Lisboa/Portugal. A Linha de Pesquisa atual tem como título: Comorbidade Sono e Transtornos Psiquiátricos na Infância e Adolescência.

Alan Luiz Eckeli

Professor-doutor de Neurologia e Medicina do Sono da Faculdade de Medicina de Ribeirão Preto – USP.

Rosa Hasan

Médica Neurologista e Especialista em Medicina do Sono. Coordenadora do Laboratório de Sono do Instituto de Psiquiatria do Hospital das Clínicas da Faculdade de Medicina da Universidade de São Paulo – HCFMUSP e do Ambulatório de Sono (ASONO) da mesma Instituição. Coordenadora do Laboratório e Ambulatório do Sono da Faculdade de Medicina do ABC – FMABC.

Colaboradores

Alexandre Pinto de Azevedo
Médico Psiquiatra. Programa de Transtornos Alimentares (AMBULIM). Programa de Transtornos do Sono – Laboratório de Neurofisiologia Clínica. Instituto de Psiquiatria do Hospital das Clínicas da Faculdade de Medicina da Universidade de São Paulo – HCFMUSP.

Andrea Toscanini
Médica Assistente do Ambulatório do Sono (ASONO) do Instituto de Psiquiatria do Hospital das Clínicas da Faculdade de Medicina da Universidade de São Paulo – IPq-HCFMUSP. Doutora em Ciências pela FMUSP.

Cristiana Castanho de Almeida Rocca
Mestre em Fisiopatologia Experimental e Doutora em Ciências Faculdade de Medicina da Universidade de São Paulo – FMUSP. Especialista em Neuropsicologia, Avaliação e Reabilitação. Psicóloga Supervisora no Serviço de Psicologia e Neuropsicologia do Instituto de Psiquiatria da FMUSP. Professora Colaboradora no Curso de Medicina da FMUSP.

Daniel Guilherme Suzuki Borges
Psiquiatra Especialista em Medicina do Sono. Médico Assistente do Laboratório do Sono e Ambulatório de Sono (ASONO) do Instituto de Psiquiatria do Hospital das Clínicas da Faculdade de Medicina da Universidade de São Paulo – HCFMUSP.

Fernanda Maurer Balthazar
Graduação em Psicologia pela Universidade Federal de Mato Grosso do Sul – UFMS. Título de Especialista em Neuropsicologia pelo Conselho Federal de Psicologia – CFP. Formação em Terapia Cognitivo-Comportamental. Mestranda do Programa de Pós-graduação em Medicina Translacional do Departamento de Medicina da Universidade Federal de São Paulo – Unifesp.

Israel Soares Pompeu de Souza Brasil
Residência Médica em Neurologia Clínica pelo Hospital do Servidor Público Estadual de São Paulo – IAMSPE. Título de Especialista em Neurologia pela Academia Brasileira de Neurologia – ABN. Título de Especialista em Medicina do Sono pela Associação Médica Brasileira – AMB. Coordenador do Ambulatório de Sono do Departamento de Neurologia do IAMSPE.

João Guilherme de Mello e Gallinaro
Médico Psiquiatra. Especialização em Medicina do Sono pelo Hospital das Clínicas da Faculdade de Medicina da Universidade de São Paulo – HCFMUSP.

Lee Fu I

Médica Formada pela Escola Paulista de Medicina da Universidade Federal de São Paulo – EPM-Unifesp. Doutora em Medicina pela Faculdade de Medicina da Universidade de São Paulo – FMUSP. Médica Supervisora do Serviço de Psiquiátrica Infantil do Instituto de Psiquiatria do Hospital das Clínicas da Faculdade de Medicina da Universidade de São Paulo – IPq-HCFMUSP. Pesquisadora Responsável pelo Programa de Transtornos Afetivos na Infância e Adolescência do IPq-HCFMUSP.

Letícia Azevedo Soster

Medica Neuropediatra e Neurofisiologista Clínica. Doutora em Ciências pela Universidade de São Paulo – USP. Responsável pelo Serviço de Polissonografia do Instituto da Criança do Hospital das Clínicas da Faculdade de Medicina da Universidade de São Paulo – HCFMUSP. Médica Neurofisiologista da Polissonografia do Hospital Israelita Albert Einstein.

Luciane Bizari Coin de Carvalho

Doutora em Psicologia pelo Instituto de Psicologia da Universidade de São Paulo – IPUSP. Pós-doutorado em Medicina do Sono pela Escola Paulista de Medicina da Universidade Federal de São Paulo – EPM-Unifesp. Estágio no Setor de Distúrbios de Sono do Children´s National Medical Center (Washington, DC, EUA). Professora Visitante do Setor de Neuro-Sono da Disciplina de Neurologia, do Departamento de Neurologia e Neurocirurgia da EPM-Unifesp. Presidente da Associação Neuro-Sono.

Lucila Bizari Fernandes do Prado

Graduação em Medicina pela Escola Paulista de Medicina da Universidade Federal de São Paulo – EPM-Unifesp. Residência em Pediatria – EPM-Unifesp. Mestrado em Nefrologia – EPM-Unifesp. Doutorado em Ciências – EPM-Unifesp. Especialista em Medicina do Sono e Neurofisiologia Clínica – EPM-Unifesp. Responsável pelo Laboratório de Sono e Pesquisa em Neurofisiologia Clínica do Setor de Neuro-Sono, Disciplina de Neurologia EPM-Unifesp. Responsável pelo Ambulatório de Medicina do Sono do Setor Neuro-Sono, Disciplina de Neurologia EPM-Unifesp.

Magda Lahorgue Nunes

Professora Titular de Neurologia da Faculdade de Medicina da Pontifícia Universidade Católica do Rio Grande do Sul – PUCRS.

Manoel Alves Sobreira Neto

Médico Neurologista com atuação em Medicina do Sono e Neurofisiologia Clínica. Doutor em Neurologia pela Faculdade de Medicina de Ribeirão Preto da Universidade de São Paulo – FMRP-USP. Professor-adjunto da Universidade Federal do Ceará – UFC e da Universidade de Fortaleza – Unifor.

Márcia Pradella-Hallinan

Neurologista, Neuropediatra, Especialista em Medicina do Sono, Acupuntura e Cuidados Integrativos. Mestre pela Université Catholique de Louvain (Bélgica). Doutora pela Universidade Federal de São Paulo – Unifesp.

Marine Trentin

Médica do Serviço de Neurofisiologia Clínica do Hospital São Lucas da Pontifícia Universidade Católica do Rio Grande do Sul – PUCRS. Mestre em Neurociências pela Universidade Federal do Rio Grande do Sul – UFRGS.

Rosana S. Cardoso Alves

Neurologista. Doutora em Neurologia pela Faculdade de Medicina da Universidade de São Paulo – FMUSP. Diretora Tesoureira na Associação Brasileira do Sono – ABS (Biênio 2018-2019). Coordenadora do Grupo de Neurofisiologia Clínica do Fleury Medicina e Saúde.

Walter André dos Santos Moraes

Doutor em Ciências e Mestre em Neurologia pela Escola Paulista de Medicina da Universidade Federal de São Paulo – EPM-Unifesp. Neurologista pela Universidad de Navarra (Espanha). Especialista em Neurologia pela Associação Médica Brasileira – AMB. Título de Área de Medicina do Sono pela AMB. Médico pela Universidade de São Paulo – USP.

Testamento de Pavlov

"Que hei de desejar-vos, moços de minha terra, que vos dedicais à ciência? Em primeiro lugar, disciplina. Sobre essa condição, importantíssima do trabalho científico, jamais podereis falar sem emoção. Disciplina, disciplina, disciplina.

Desde o começo do trabalho aprendi a severa disciplina no acumular dos conhecimentos. Aprendi as primeiras noções antes de tentar escalar o cimo da ciência. Jamais comeceis o seguinte sem haver dominado o que vem antes.

Nunca tentei contornar a insuficiência de conhecimento, ainda que seja com o mais ousado jogo de conjecturas e hipótese: por mais que essa bolha de sabão possa embevecer os vossos olhos, ela inevitavelmente arrebentará, deixando apenas o sentimento de vergonha.

Aprendei, comparai, colecionais os fatos. Apesar de tão perfeita, a asa do pássaro jamais poderá mantê-lo no voo, a não ser que pouse no ar. Os fatos são o ar dos cientistas: sem eles ninguém poderá voar, sem eles as teorias serão esforços vãos.

Mas ao aprender, experimentar e observar, não vos deixeis ficar na superfície dos fatos. Não vos torneis arquivistas de fatos. Procurai penetrar o segredo de sua ocorrência, buscai como persistência as leis que os governam.

Em segundo lugar, modéstia. Nunca imagineis saber tudo. Por mais que seja o vosso prestígio, tende a coragem de dizer a vós mesmos: não passo de um ignorante. Não permitais que a soberba vos assalte. Se não lhe resistirdes, acabareis tornando-vos obstinados, quando for preciso concordar, recusando o conselho útil, o auxílio amigo e perdendo a objetividade.

Finalmente, paixão. Lembrai-vos de que a ciência exige, do homem, toda a sua vida; se ele tivesse duas vidas ainda isso não seria bastante. Sede dedicados em vossos trabalhos e em vossas pesquisas".

Ivan Petrovich Pavlov
(Riazan, 26 de setembro de 1849 –
Leningrado, 27 de fevereiro de 1936)

Agradecimentos e Dedicatórias

À memória da minha mãe querida, Vera Maria, encantando-me por sua vivacidade e por seus estímulos a minha vida científica, tanto na experiência clínica como acadêmica, e também por toda sua influência através da busca incessante por entender a existência, até o seu último suspiro.

À toda minha família, por todo amor, dedicação, incentivo e apoio.

Aos professores, amigos, pacientes com seus familiares, a todos os colaboradores da Editora Atheneu, assim como todas as pessoas que contribuíram para o meu sucesso e crescimento pessoal. Tenho em mim o reflexo da confiança e da força de cada um de vocês, meu profundo agradecimento.

Maria Cecilia Lopes

Dedico este trabalho a tudo e a todos que deram e dão sentido a nossas vidas...
A tudo e a todos que nos deram e dão um sentido...
A tudo e a todos que nos fizeram sermos sentidos...
E que abrem os nossos sentidos para vida.
Obrigado!

Alan Luiz Eckeli

Agradeço aos editores, em especial a Maria Cecilia Lopes, pela oportunidade da realização desta obra, e a todos os colaboradores, pelo seu empenho. Sem o esforço de todos, o sonho não se tornaria realidade!

Rosa Hasan

Apresentação

A interação sono e comportamento é bidirecional. A sociedade moderna está sendo submetida a uma progressiva redução da qualidade e quantidade de sono. Essas condições estão produzindo mudanças comportamentais e interferindo na saúde em todas as faixas etárias de nossa sociedade. A redução da qualidade de sono pode se manifestar pela fragmentação do sono e promove repercussões no sistema cardiovascular. Adicionalmente, o crescente aumento da privação do sono está associado à redução da qualidade e da expectativa de vida. Paralelamente, observamos um aumento da prevalência dos transtornos de sono em conjunto com outras condições clínicas e psiquiátricas. Os três pilares da vida saudável, bem como da medicina ocidental, são dependentes do comportamento: um bom sono, boa alimentação, e realizar atividades físicas regulares. Esse conhecimento milenar de que a maioria das doenças é em decorrência de fatores climáticos, alimentares e hábitos cotidianos demonstra-se correto, sobretudo no que tange aos conceitos da higiene do sono para comportamentos adequados, que favoreçam uma boa jornada de sono. Esse termo – jornada fantástica enquanto dormimos – foi citado por William Dement, no seu livro: *The Promise of Sleep* (A Promessa do Sono), onde são expostos conceitos sobre comportamentos que norteiam as nossas noites de sono. O objetivo deste livro é ressaltar a importância do sono e as implicações dos seus transtornos. A interface sono e comportamento é bidirecional, com um aspecto educativo fundamental para obtermos uma intervenção bem-sucedida. Todos nós passamos um terço das nossas vidas envolvidos com o sono, e no período de sono, em geral noturno, temos situações latentes que permanecem obscuras na ausência de um estudo aprofundado. Seria como se a vigília fosse a terra firme e o sono um oceano que circunda o continente da realidade enquanto estamos acordados. Dormindo recebemos as ondas que podem se tornar imensas de acordo com estímulos diurnos e também temos as marolas das atividades oníricas dos sonhos. Realmente, o estudo do sono é lúdico, vital e fundamental para nossas vidas.

A idade é o fator fisiológico mais importante para modular o sono humano, também influencia os padrões eletroencefalográficos, e de acordo com a idade e o estado de saúde podemos observar a ocorrência de despertares. Intrusões transitórias e curtas de vigília durante o sono são denominadas despertares durante o sono. Tais eventos podem ter efeito fisiológico protetor pela interação com fatores endógenos e exógenos, tais como ruídos, estímulos táteis e alterações de temperatura. A análise de despertares tem várias implicações clínicas, o aumento de despertabilidade pode estar relacionado com fragmentação do sono, porém, em neonatos, despertares excessivos em lactentes podem demonstrar alteração do desenvolvimento, assim como a baixa capacidade de despertar pode estar associada à síndrome de morte súbita.

Estudos epidemiológicos têm demonstrado que a redução do tempo de sono aumenta o risco de obesidade. A privação total de sono experimental (TSD) ativa o sistema de recompensa em resposta a estímulos alimentares. As respostas relacionadas com os alimentos, associadas aos hábitos diários de sono, também podem levar à obesidade. A amígdala e a ínsula anterior, responsáveis pelas respostas afetivas e predição de recompensa, têm atividade significativamente reduzida na condição ideal de sono. Além disso, um período subsequente de uma noite de TSD reativa à ínsula anterior direita, em resposta a imagens de alimentos e o nível de atividade da amígdala pode permanecer reduzido. Nosso cérebro pode apresentar risco de hiperativação para desencadeadores de alimentos na vida cotidiana, o que poderia ser um fator de risco para doenças de obesidade e estilo de vida, e o sono ideal parece reduzir essa hipersensibilidade aos estímulos alimentares.

A medicina a princípio era exercida por sacerdotes, porém tornou-se ciência por meio da escola de Cós (Ilha de Cós – antiga Grécia, atual Turquia), liderada por Hipócrates (460-377 a.C.), onde era chefe e admirado nessa escola e também lecionava em Atenas, e todas obras da Escola de Cós tinham o seu nome, criando a escola hipocrática que influenciou Platão e Aristóteles. Na Antiguidade, Hipócrates foi o principal formulador de um sistema de teorias médicas. Ele tem frases que podem ser utilizadas na atividade médica clínica também nos dias atuais, como exemplos:

"Se tiver amor pelos homens terá também amor pela ciência."; "Trabalhar, comer, beber, dormir e amar, tudo deve ser moderado"; "Se duas dores aparecem ao mesmo momento, em dois pontos diferentes do corpo, a mais forte reprime a outra"; "A cura está ligada ao tempo e às vezes também às circunstâncias".

Na escola hipocrática, o homem deve ser visto, também, como parte integrante do ambiente em que vive, levando em consideração mais uma frase da escola hipocrática: "A vida é breve, a ocasião fugaz, a experiência é vacilante e o julgamento é difícil".

De acordo com esses fundamentos, este livro tem inspiração nessas reflexões, bem como o enfoque dado as patologias será o aspecto comportamental. Como Pavlov descreveu: "Disciplina, disciplina e disciplina", salientamos que mudanças de hábitos são difíceis, porém com recompensa garantida. De acordo com Pavlov, comportamentos essencialmente biológicos, como salivação e sucção, não eram apenas de natureza fisiológica, mas poderiam ser controlados por fatores ambientais e psicológicos. Assim como o ser humano deve ser capaz de assimilar estímulos que não apresentam relação com seu comportamento e responder a eles, como se tal relação existisse.

Os transtornos do sono ocorrem por fatores intrínsecos e/ou extrínsecos que acontecem no período em que dormirmos. Alguns transtornos do sono decorrem de processos que geram alteram da atividade encefálica, tais como parassonias, transtornos psiquiátricos e/ou neurológicos, bem como outras condições clínicas. Narcolepsia, hipersonia recorrente, hipersonia idiopática, e hipersonia pós-traumática são transtornos de sonolência excessiva, síndrome de apneia obstrutiva do sono, síndrome de apneia do sono central, alveolar central, síndrome de hipoventilação e transtorno de movimentos periódicos dos membros são distúrbios que pode produzir uma queixa de qualquer insônia ou sonolência excessiva.

O termo intrínseco refere-se a uma causa primária em que há anormalidade na fisiologia ou patologia dentro do corpo. Para algumas doenças, no entanto, fatores externos são claramente importantes em qualquer precipitação ou exacerbação da doença. A hipersonia pós-traumática é um exemplo de alteração intrínseca que não acontece sem a ocorrência de um evento externo que produziu um traumatismo na cabeça. Privação de sono pode causar excitação condicionada, como comportamentos que geram frustração por não conseguir dormir, mesmo mantendo rotinas habituais, como escovar os dentes ou desligar as luzes do quarto. Muitos pacientes com excitação externamente condicionada relatam que dormem melhor longe de seu próprio quarto e longe de suas rotinas habituais (por exemplo, em um hotel, no sofá da sala de estar, ou no laboratório do sono). Como os fatores condicionantes não são avaliados do ponto de vista subjetivo, a maioria pacientes com excitação condicionada fica sem diagnóstico objetivo.

Ambas as associações, internas e externas, são muitas vezes aprendidas durante um episódio de insônia causada por fatores precipitantes, tais como depressão, dor e alterações do ambiente. Uma vez o que estímulo se torne persistente, mesmo depois que os fatores precipitantes foram removidos. Em outros casos, no entanto, a dificuldade de iniciar o sono se desenvolva gradualmente, alimentando-se de si mesma. Nesses últimos casos, as preocupações sobre a qualidade do sono crescem progressivamente ao longo de meses ou anos como o sono gradualmente se deteriora, até que o desejo de obter uma boa noite de sono torna-se a principal preocupação da pessoa, enquanto essa mesma preocupação é na verdade o que impede a ocorrência do sono.

A evolução da sociedade também resultou em significativas alterações na atividade noturna, independentemente da atividade profissional. O tempo noturno acordado faz parte da nossa vida social e emocional nos tempos modernos. O tempo de ir para cama tornou-se cada vez mais tarde para vários indivíduos, e isso pode explicar as queixas de sono insuficiente, assim como pode resultar em graves problemas de ritmos cronobiológicos em toda família. Existe uma proposta de mudança do horário escolar, sendo indicado para os adolescentes o início das aulas mais tarde, aumentando assim o rendimento escolar dessa faixa etária. Os ritmos cronobiológicos diferentes dentro da mesma família são os motivos de consultas médicas.

A importância do sono será abordada, assim como a situação globalizada de privação parcial de sono. Os temas sono e comportamento serão apresentados como fatores bidirecionais. Ao longo dos capítulos serão abordados fatores, como a interferência do sono no comportamento e serão apresentadas estatísticas mundiais sobre qualidade de sono. Também teremos o sono no período neonatal.

No primeiro capítulo, é abordado o tema sono e comportamento nos neonatos, desde o período fetal, condições de nascimento gemelar, e prematuridade, considerando aspectos fisiológicos fundamentais para o desenvolvimento nas primeiras horas de vida, bem como o papel do método "Mamãe Canguru" (contato direto corporal da mãe e bebê) relacionados com as patologias do período neonatal.

Sono e comportamento na infância são abordados no segundo capítulo, com fatores relacionados com o desenvolvimento que são abordados nessa faixa etária.

Já o sono e comportamento na adolescência estão no terceiro capítulo, com mudanças fisiológicas relacionadas com as alterações hormonais que marcam esse período do desenvolvimento.

Os transtornos de sono na população pediátrica são apresentados no quarto capítulo, no qual é abordada a interação dos transtornos do sono com comportamento, cuja presença aumenta a expressão de transtornos psiquiátricos na infância e adolescência, abordada no quinto capítulo.

O sono ao longo das décadas é apresentado no sexto capítulo, com a abordagem sobre a repercussão ao longo da vida de transtornos de sono, de acordo com a atual classificação internacional de transtornos do sono (terceira edição, 2014).

Sono e neurologia no sétimo capítulo. O sono e comportamento na geriatria é discutido no oitavo capítulo, onde é abordada a interferência do envelhecimento do sono no comportamento, do ponto de vista qualitativo e quantitativo, de acordo também com avaliação neuropsicológica. O grau de alteração comportamental associado ao sono deve ser interpretado individualmente em todas faixas etárias, particularmente na população geriátrica. Aspectos da privação do sono nos transtornos psiquiátricos podem aumentar comportamentos suicidas, que são abordados no nono capítulo, assim como efeitos de fragmentação do sono na expressão da epilepsia são abordados no décimo capítulo.

A expressão dos transtornos do sono e suas repercussões são abordadas no décimo primeiro capítulo. A síndrome das pernas inquietas, também conhecida como "Doença de Willis-Elkom", é discutida no décimo segundo. Essa síndrome tem sido amplamente discutida na Medicina do Sono, assim como sua associação ao transtorno de déficit de atenção e hiperatividade em crianças e adolescentes.

Por fim, a avaliação do sono com suas repercussões no comportamento é discutida no décimo terceiro capítulo. Na conclusão deste livro, apresentamos as perspectivas futuras nos temas sono e comportamento. O reconhecimento dessa interação entre sono e comportamento pode diminuir a sintomatologia clínica-neurológica e psiquiátrica. Seu estudo pode gerar esclarecimentos e estabelecer melhora de conflitos familiares nas circunstâncias de privação de sono.

Desse modo, o objetivo deste livro é explorar os temas sono e comportamento conjuntamente em todas as faixas etárias. Este é o primeiro livro em português abordando sono e comportamento do ponto de vista de interação bidirecional. Espero que o apreciem, tal como dedicamos um carinho imenso em sua produção.

Maria Cecilia Lopes

Referências bibliográficas

1. Dement WC, Vaughan C (1999). The Promise of Sleep: A Pioneer in Sleep Medicine Explores the Vital Connection Between Health, Happiness, and a Good Night's Sleep. Dell Trade Paperbacks. pp. 174.
2. Ribeiro Jr. WA. Aspectos reais e lendários da biografia de Hipócrates, o "pai da medicina". Jornal Brasileiro de História da Medicina, v. 6, n. 1, p. 8-10, 2003.
3. https://antoniocarlosocorrea.wordpress.com

Prefácio

Esta publicação atual e completa é direcionada para os entusiastas das neurociências e profissionais que atuam na área de comportamento e cognição. O livro aborda as mudanças que ocorreram nos séculos XX e XXI que levaram a um encurtamento do tempo de sono, bem como o impacto da privação e dos principais transtornos do sono na saúde em todas as faixas etárias.

Os editores orientaram aos autores dos capítulos, todos atuantes nas áreas de sono e neuropsiquiatria, a enfatizarem as consequências dos transtornos do sono na cognição e no comportamento. Estamos vivendo um momento especial na atualidade, no qual a mídia se interessa muito pelos assuntos referentes às neurociências e ao sono, o mercado empreendedor busca novos produtos para auxiliar no sono e despontam novos comportamentos valorizando a saúde e a qualidade do sono. Nesse contexto, esta obra, em língua portuguesa, é uma das mais completas e atuais, integra todo conhecimento recente, de maneira didática e leitura agradável, tanto para iniciantes como para os especialistas.

Rosa Hasan

Sumário

1. Sono no Período Neonatal, 1
Magda Lahorgue Nunes

2. Sono e Comportamento na Infância, 9
Maria Cecilia Lopes
Márcia Pradella-Halliman

3. Sono e Comportamento na Adolescência, 13
Letícia Azevedo Soster
Maria Cecilia Lopes

4. Transtornos de Sono na População Pediátrica, 21
Maria Cecilia Lopes
Rosana S. Cardoso Alves
Letícia Azevedo Soster

5. Sono e Psiquiatria, 43
Maria Cecilia Lopes
Cristiana Castanho de Almeida Rocca
Luciane Bizari Coin de Carvalho
Lucila Bizari Fernandes do Prado
Lee Fu I

6. Sono ao Longo das Décadas, 57
Alexandre Pinto de Azevedo
Rosa Hasan

7. Sono e Neurologia, 63
Alan Luiz Eckeli

8. Sono e Comportamento em Geriatria, 69
Walter André dos Santos Moraes
Fernanda Maurer Balthazar

9. Privação do Sono e Suicídio, 83
Andrea Toscanini
Maria Cecilia Lopes
Rosa Hasan

10. Sono e Epilepsia, 87
Marine Trentin
Maria Cecilia Lopes
Letícia Azevedo Soster

11. Transtornos do Sono e Suas Repercussões, 107
Andrea Toscanini
Daniel Guilherme Suzuki Borges
Israel Soares Pompeu de Souza Brasil
João Guilherme de Mello e Gallinaro
Rosa Hasan

12. Sono e Síndrome das Pernas Inquietas/Doença de Willis-Ekbom, 139
Israel Soares Pompeu de Souza Brasil
Rosa Hasan

13. Avaliação do Sono e Comportamento, 147
Maria Cecilia Lopes
Manoel Alves Sobreira Neto
Márcia Pradella-Hallinan

14. Conclusão, 167
Maria Cecilia Lopes

Índice Remissivo, 173

capítulo 1

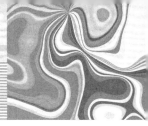

Sono no Período Neonatal

Magda Lahorgue Nunes

Introdução

O sono é o principal estado comportamental do período neonatal e também um importante marcador do desenvolvimento do sistema nervoso central (SNC) nos prematuros[1]. Os estados de sono e vigília são claramente definidos nos neonatos através de variáveis fisiológicas e comportamentais. Períodos estáveis, com duração superior a 3 minutos de sono ativo (REM) e inativo (NREM), já foram documentados por vários pesquisadores a partir da 27-28ª semana de idade gestacional[2-6]. Há evidências de que a função primária do sono ativo seja a indução do desenvolvimento do SNC. Durante o processo de ontogênese, observa-se uma redução acentuada do porcentual de REM. Uma possível explicação para isso é que a maturação do SNC já está concluída[5-7].

A qualidade do sono influencia de modo direto o desenvolvimento e o crescimento infantil[8]. Entretanto, estudos evidenciam que 20% a 30% das crianças apresentam alguma alteração no padrão de sono, durante os 3 primeiros anos de vida[9].

Organização do sono no período neonatal

O sono é o principal e mais duradouro estado comportamental do recém-nascido, ocupando em torno de 17/24h nos nascidos a termo e 19-20/24h nos prematuros. Quando inadequado, o sono pode se relacionar à dificuldade de manter a atenção, à impulsividade, ao desenvolvimento de comportamento disruptivo e ao rendimento acadêmico reduzido, além de dificuldades no relacionamento familiar da criança[6,8].

O sono é um processo fisiológico dependente de oscilações no ritmo circadiano e ultradiano, e o seu desenvolvimento em neonatos é um fenômeno complexo. No processo de ontogênese, o sono REM (sono paradoxal ou sono ativo) é o primeiro que aparece e isso ocorre porque o mesmo é dependente de estruturas que apresentam maturação mais precoce (sistema monoaminérgico e neurônios reticulares da ponte e medula). O sono NREM (sono quieto) aparece mais tardiamente e envolve regiões distintas do SNC, tais como núcleo tálamo-reticular, núcleo mesencéfalo-pontino, núcleos colinérgicos da porção basal do lobo frontal, porção posterior do hipotálamo (histamina) e lócus cerúleo (noradrenalina)[6].

Nos recém-nascidos, o sono tem característica polifásica e segue ritmo endógeno, ultradiano, de 4 horas, que independe do padrão de amamentação, no qual as fases REM-NREM recorrem ciclicamente. Durante as primeiras semanas de vida, emerge ritmo circadiano de

2 SONO NO PERÍODO NEONATAL

25 horas, e variações ambientais (noite/dia) passam a influenciar sua sincronização[6,8]. O recém-nascido inicia a dormir na fase REM, que é a fase mais duradoura, podendo atingir até 90% do ciclo total de sono em prematuros[6,10,11]. Após o período neonatal, ocorre redução gradual do porcentual de sono REM, até serem atingidos os valores da idade adulta (25% do tempo total de sono). Com técnicas de monitorização, como filmagem em vídeo simultânea à polissonografia, é possível reconhecer períodos iniciais de organização dos estágios do sono em neonatos com idade gestacional a partir de 24-26 semanas[2,4,6].

A duração completa do ciclo do sono do prematuro varia de acordo com a idade gestacional, abaixo de 35 semanas em torno de 45 minutos, entre 35 e 36 semanas, 55-65 minutos. Resumindo, pode-se dizer que a diferenciação entre sono ativo e sono quieto ocorre a partir da 27ª semana em prematuros saudáveis, sem comprometimento neurológico. Até a 34ª semana, 30% do ciclo pode ser considerado sono indeterminado; após a 35ª semana, o porcentual de sono indeterminado decresce significativamente e a arquitetura do sono passa a assemelhar-se com a que vai predominar durante o primeiro mês de vida[6].

Para o reconhecimento das fases do sono, utilizam-se características comportamentais e eletrofisiológicas[11-13]. O sono NREM apresenta as seguintes características clínicas: olhos fechados, eventual movimento ocular vertical, ausência de movimentos faciais ou corpóreos, exceto por ocasional breve tremor generalizado, respiração regular (esse parâmetro tem menor consistência em prematuros com idade concepcional inferior a 32-34 semanas, quando é possível ocorrerem apneias também na fase NREM), tono muscular mentoniano ativo. O sono REM, é definido como um estado onde o neonato mantém os olhos fechados ou semiabertos, a respiração é irregular, ocorrendo a presença de salvas de movimentos oculares rápidos em direção lateral (horizontal), ocorrem movimentos corporais e movimentos faciais de caráter afetivo-emotivo (choro, sorriso, resmungo)[11-13].

No EEG, o sono NREM caracteriza-se por ritmo de base do tipo traçado alternante (surtos constituídos por ondas com 1-6 Hz, 50-200 μV, mescladas com transientes espiculados, separados por período de intersurto de baixa amplitude), ocorrendo entre 34-35 e 40-42 semanas de idade gestacional e traçado de ondas lentas contínuas (atividade contínua de 0,5-4Hz, 50-200 μV, com tendência a formação de gradiente ântero-posterior), ocorrendo após 42-44 semanas de idade gestacional[11-13]. O sono REM caracteriza-se por atividade continua, difusa, com predomínio na frequência theta e 50-150 μV, quando inicia o sono, e atividade mista (theta, delta) com amplitude de 20-60 μV (após ciclo NREM)[11-13].

Nos prematuros, o sono caracteriza-se por labilidade e fragmentação associado a ritmo de base descontínuo. Normativas para avaliação do ritmo de base, nessa fase do desenvolvimento, vêm sendo descritas nos últimos anos[2,4,14-17]. Os períodos de descontinuidade e os períodos de intervalo intersurto diminuem de duração com o aumento da idade concepcional (IC). Os prematuros apresentam grau variável de assincronia entre os hemisférios, iniciando com a hipersincronia dos muito prematuros (< 30 semanas). A partir da 30ª semana emerge à assincronia, que chega a 50% em torno da 32ª semana. Em torno de 36 semanas, o porcentual de assincronia volta a cair[11-13].

Características comportamentais e eletroencefalográficas (EEG)

Nos anos 1960, Prechtl propôs uma classificação comportamental dos estados do neonato a termo, que não incluía padrão de EEG na avaliação. Os estados (padrões comportamentais) sugeridos foram: 1) olhos fechados, respiração regular, ausência de movimentos; 2) olhos fechados, respiração irregular, ausência de movimentos rudes (grosseiros); 3) olhos abertos, ausência de movimentos rudes (grosseiros); 4) olhos abertos, movimentos rudes (grosseiros), sem choro; e 5) olhos abertos, movimentos rudes (grosseiros), chorando. O estado 1 corresponderia ao sono NREM, o estado 2 ao REM e os estados 3-5 a vigília[18].

Lombroso, nos anos 1970, observou que a concordância entre o estado comportamental do neonato e o padrão de EEG eram indicativos de maturidade do SNC[14]. Nosso grupo reproduziu os mesmos achados, que foram replicados em pesquisa posterior, utilizando como base a classificação de Prechtl. Nesse estudo, demonstramos que essa escala pode ser utilizada em prematuros com idade gestacional entre 31-32 semanas[15]. Mais recentemente, avaliamos prematuros com muito baixo peso de nascimento (< 1.500 gramas), e observamos que a concordância entre padrão de EEG e comportamental é inferior no sono quieto (NREM), tanto em prematuros como neonatos a termo, em comparação ao sono ativo (REM)[4,19].

Scher e col., pela análise multivariada espectral utilizando parâmetros de sono e do EEG/PSG de neonatos a termo e prematuros, estabeleceram um índice de maturidade funcional da atividade elétrica cerebral que pode ser utilizado na prática clínica. Esse índice mescla elementos da organização do sono com atividade eletroencefalográfica e tem como base os seguintes parâmetros: número de despertares, contagem de movimentos oculares rápidos, porcentual de NREM, duração do ciclo de sono, correlação espectral de ritmo beta, correlação espectral entre regiões rolândica-temporal bilateral e medidas da regularidade do padrão respiratório, podendo ser utilização para determinação da maturidade da atividade elétrica cerebral[20].

Labilidade/eficiência do sono

Lombroso & Matsumiya estudando neonatos a termo, observaram que aqueles com maior estabilidade na ciclagem do sono, tinham um melhor prognóstico neurológico[21]. A partir dessa publicação, diversos pesquisadores passaram a investigar esse tema, que se tornou mais relevante com as recentes descobertas sobre o papel do sono REM na consolidação da memória e aprendizagem; e do sono NREM, nos mecanismos de manutenção enérgica, síntese de proteínas, mitose celular e liberação do hormônio de crescimento.

Mais recentemente, Weisman e colaboradores analisaram diferentes trocas de estágio (*phase shift*) em neonatos prematuros. Foi observado que o predomínio de transições entre sono quieto e vigília estava associado a melhor prognóstico neurológico e transições entre sono ativo e vigília com choro e/ou breves oscilações entre sono quieto e sono ativo, a prognóstico mais reservado. Outra contribuição desse estudo é a utilidade dessa avaliação na prática clínica identificando neonatos de risco e o valor preditivo desse achado na avaliação do comportamento, modulação das emoções e cognição[1].

Schmid e colaboradores avaliaram a persistência de problemas regulatórios durante os três primeiros meses de vida e sua influencia nas habilidades sociais e comportamento adaptativo em idade pré-escolar. Observaram que lactentes que com choro excessivo, problemas de sono e alimentação que perduravam até o 5º mês de vida apresentaram um pior desempenho social no inicio da escolarização[22].

Feldman acompanhou crianças do período neonatal até a idade de 5 anos, avaliando mecanismos de regulação fisiológica (ciclo sono-vigília e tono vagal) e regulação emocional (resposta ao estresse e atenção focada. Observou estabilidade nessas funções através do tempo, o que sugere coerência entre funções neurofisiológicas e comportamentais[23].

Esses achados corroboram com as observações iniciais de Lombroso e Matsumiya que descreveram a importância da estabilidade da ciclagem do sono no início da vida e sua influência no neuropsicodesenvolvimento.

Avaliação do comportamento fetal

Apesar de não ser o foco deste capitulo, é interessante ressaltar a importância da avaliação do comportamento fetal e sua influência no desenvolvimento do SNC. A transição da vida intrauterina para a extrauterina exige diversas adaptações em função da mudança de

4 SONO NO PERÍODO NEONATAL

ambiente e da gravidade. Estudos recentes associam imagens obtidas pela ultrassonografia 4D com testes de rastreamento das condições fetais para detecção de anormalidades neurológicas. Posicionamento do polegar, sobreposição de suturas e circunferência craniana reduzida são sinais indicativos de possíveis problemas neurológicos[24]. O teste de Neurodesenvolvimento KANET (*Kurjak Antenatal Neurodevelopment Test*) combina uma avaliação do comportamento fetal, dos movimentos gerais, e de sinais indicativos de comprometimento neurológico, tendo sido utilizado em gestações normais e de alto risco, com o objetivo de avaliar o comportamento fetal[25].

Outro aspecto que deve ser salientado são as influencias ambientais no desenvolvimento do SNC intrauterino. O tabagismo materno pode afetar o SNC do feto e influenciar a organização dos estados comportamentais, além de elevar, no período pós-natal, o risco de síndrome da morte súbita do lactente[26,27]. Stéphan-Blanchard e colaboradores avaliaram características da arquitetura do sono de prematuros, sem comprometimento neurológico, pela polissonografia. As mães foram classificadas de acordo com o consumo de tabaco na gestação. Foi observado que neonatos de mães tabagistas com consumo superior a 10 cigarros/dia, apresentavam além de menor peso de nascimento, alterações na organização do sono, tais como: restrição do tempo de sono, maior proporção de sono ativo e menor de sono quieto, mais despertares e mais movimentos corporais[27].

Sono na Unidade de Terapia Intensiva Neonatal

O nascimento prematuro corresponde a cerca de 10% de todos os nascimentos e um aumento nestas taxas vem ocorrendo de forma significativa também no Brasil[28,29]. Crianças nascidas prematuras apresentam maior risco de desenvolverem distúrbios neurocomportamentais, cognitivos (processamento visuoespacial, funções sensoriomotoras e executivas, memória) e sociais, incluindo déficit de atenção, alterações de memória, problemas de conduta e de linguagem[30-34].

Já é bastante conhecida a influência do sono no desenvolvimento do SNC e seu papel na organização de diversas funções. Neonatos prematuros que permanecem longo tempo em unidades de terapia intensiva são expostos a muitos estímulos (luzes, barulhos) e rotinas de cuidados (manuseio, procedimentos invasivos) que interferem no sono[35,36]. Além disso, problemas frequentes associados a prematuridade, como as disfunções respiratórias e o uso de ventilação mecânica, agravam a fragmentação do sono[37].

A aplicação de programas de cuidados individualizados nessas unidades é efetiva na redução de estressores ambientais e promove atitudes harmoniosas que refletem impacto positivo no neurocomportamento dos bebes, com efeitos a longo prazo[35,36,38].

Lacina e colaboradores avaliaram uma intervenção para promover o sono em prematuros com dificuldades de alimentação. Compararam os cuidados convencionais em relação ao posicionamento do neonato na incubadora com cuidados personalizados. Concluíram que observações clínicas com 30 minutos de duração tiveram acurácia (comparada ao registro EEG) para identificar a melhoria na qualidade do sono após intervenção. Neonatos que sofreram a intervenção posicional ficavam menos tempo em estado ativo chorando, sendo também melhor a eficiência do sono[38].

A influência da ciclagem da luz em unidade de terapia intensiva neonatal e seu efeito na emergência de ritmos de 24 horas foi avaliada em 34 prematuros (< 32 semanas de idade gestacional) em cuidados intermediários. Períodos mais longos de sono noturno entre 24 e 6 horas, assim como redução da atividade foram observadas de forma semelhante nos prematuros e a termo, nas idades avaliadas (5, 11 e 25 semanas de idade corrigida); entretanto, os que haviam sido expostos a luz ciclada (7 às 19 horas de luz acesa, 19 às 7 horas de luz apagada) tiveram maior duração (consolidação) do sono noturno. Os autores evidenciaram a importância da exposição a fatores ambientais que ajudem na regulação dos ritmos de sono, desde uma precoce idade gestacional[39].

Como melhorar as condições de sono na UTI Neonatal?

Para que ocorra a transição do ritmo ultradiano para o circadiano, é necessária uma regulação do sono e, por causa das condições adversas de neonatos internados por longos períodos em unidades de terapia intensiva, torna-se necessário a adoção de medidas que podem melhorar essas condições. Tais intervenções devem ter início no hospital e prosseguirem no domicílio[36,40]. A seguir, vamos discutir algumas dessas práticas.

O método Mamãe-Canguru (contato direto corporal da mãe e bebê), inicialmente introduzido em países com recursos limitados como uma alternativa de redução do tempo de internação e diminuição da taxa de mortalidade, vem sendo agora oferecido em países desenvolvidos, em unidades com prematuros extremos necessitando de ventilação mecânica, pois além de aumentar a produção de leite materno, diminui a percepção a dor e influencia em uma melhor organização do sono, com prolongamento do sono quieto[41].

Estudo randomizado, realizado com gêmeos prematuros, avaliou o comportamento dos pares através de vídeo e sinais fisiológicos, quando alojados no mesmo berço e em berços separados, em unidade de terapia intensiva neonatal. Foi observado que os pares que permaneceram juntos choravam menos e tinham o sono mais estável, adicionalmente não houve aumento de incidência de sepse ou erros de manejo pelos cuidadores da unidade, sugerindo que o co-leito de gêmeos é uma medida que influencia de modo positivo o comportamento e a organização do sono[42].

A influência da intervenção musical realizada três vezes na semana, em prematuros com idade gestacional abaixo de 32 semanas, internados por problemas respiratórios de infecção ou pelo baixo peso, foi avaliada através de estudo clínico randomizado multicêntrico. Durante as canções de ninar, houve redução da frequência cardíaca, melhora da função respiratória, assim como da organização do sono[43].

A questão da posição de dormir é um fator que deve ser considerado no manejo dos prematuros dentro das Unidades de Terapia Intensiva Neonatal. A posição prona é um dos principais fatores de risco para a Síndrome da Morte Súbita do Lactente (SMSL)[26]. A Academia Americana de Pediatria preconiza que as unidades de terapia intensiva devam adotar medidas preventivas já que os prematuros são população de risco para SMSL. Sabe-se que as atitudes dos médicos e técnicos das unidades são um modelo para os pais no manejo de seus prematuros e que a posição de dormir nessas unidades influencia a prática que será adotada em casa. Assim, algoritmos com práticas seguras de sono, utilizando a posição supina, devem ser iniciados antes da alta hospitalar[44].

Peng e colaboradores avaliaram em 22 prematuros a influência do posicionamento (prono, supino) no ciclo sono-vigília, no comportamento de estresse e nas questões ambientais (iluminação, ruídos, manuseio, estimulação). Na posição supina, os prematuros apresentavam mais períodos de vigília e mais comportamentos de estresse frente a variados estímulos. Os resultados desse estudo sugerem que a posição prona é facilitadora do sono e reduz o estresse a estímulos ambientais, dentro da UTI[45].

Outro aspecto de manejo dentro das UTIs são as vantagens e desvantagens do uso de sala única (geralmente a opção mais utilizada nos casos graves e em unidades com pessoal reduzido) e seu contraponto que são os quartos individuais. Estudos apontam que o uso da segunda opção parece impactar de maneira positiva o neurodesenvolvimento, já que possibilita uma abordagem individualizada para as necessidades específicas de cada bebê[46].

Algumas rotinas podem melhorar o sono e influenciar positivamente o comportamento de neonatos hospitalizados. Para a organização do sono são necessárias mudanças ambientais, tais como redução de luminosidade e ruídos, modulação das intervenções, posicionamento e manuseio, observação consistente do comportamento e reconhecimento dos estados[36,40].

Conclusões

Frente a todas essas questões e desafios para manter um sono adequado no período neonatal, a mensagem fundamental é a necessidade dos profissionais da saúde reconhecerem os comportamentos característicos do sono e vigília de neonatos e prezarem por manter as melhores condições ambientais durante a internação. Também é extremamente importante a participação direta dos pais nestas rotinas para que os cuidados permaneçam após a alta hospitalar.

Referências bibliográficas

1. Weisman O, Magori-Cohen R, Louzoun Y, Eidelman AI, Feldman R. Sleep-wake transitions in preterm neonates predict early development. Pediatrics 2011;128:706-14.
2. Selton D, André M, Debruille C, Deforge H, Fresson J. EEG at 6 weeks of life in very premature neonates. Clin Neurophysiol 2010;121:818-22.
3. Andréa M, Lamblin M-D, d'Allest AM, Curzi-Dascalova L, Moussali- Salefranque F, Nguyen The Tich S, et al. Electroencephalography in premature and full-term infants. Developmental features and glossary. Neurophysiol Clin/Clin Neurophysiol 2010;40:59-124.
4. Nunes ML, Khan RL, Gomes Filho I, Booij L, da Costa JC. Maturational changes of neonatal electroencephalogram: a comparison between intra uterine and extra uterine development. Clin Neurophysiol 2014;125:1121-28.
5. Curzi-Dascalova L, Figueroa JM, Eiselt M, Christova E, Virassamy A, d'Allest AM, et al. Sleep state organization in premature infants of less than 35 weeks' gestational age. Pediatr Res 1993;34:624-8.
6. Curzi-Dascalova L, Challamel MJ. Neurophysiological basis of sleep development. In: Loughlin GM, Carrol JL, Marcus CL, editors. Sleep and breathing in children. New York: Marcel Dekker; 2000. p. 3-37.
7. Roffwarg HF, Muzio, Dement WC. Ontogenetic development of the human sleep-wakefulness cycle. Science 1966;152:604-19.
8. Bertelle V, Mabin D, Adrien J, Sizun J. Sleep of preterm neonates under developmental care or regular environmental conditions. Early Human Development 2005; 81:595-600.
9. Owens JA. Classification and Epidemiology of Childhood Sleep Disorders. Prim Care 2008;35:533-46.
10. Nunes ML, Da Costa JC. Sleep and epilepsy in neonates. Sleep Medicine 2010;11:665-73.
11. Nunes ML, Da Costa JC. Manual de EEG e Polissonografia Neonatal: Atlas de Traçados. Porto Alegre; EDIPUCRS, 2003.
12. Curzi-Dascalova L, Mirmiran M. Manual of methods for recording and analyzing sleep-wakefulness states in preterm and full-term infant. Paris: INSERM, 1996.
13. Lombroso CT. Neonatal EEG polygraphy in normal and abnormal newborns. In:Niedermeyer E, Lopes da Silva F (eds.). Electroencephalography – Basic Principles, Clinical Applications and Related Fields 3rd edition. Baltimore: Urban & Schwarzenberg 1994 p.803-75.
14. Lombroso CT. Quantified EEGraphic scales on 10 preterm healthy newborns followed up to 40-43 weeks by serial polygraphic recordings. Electroencephalogr Clin Neurophysiol 1979;46:470-74.
15. Nunes ML, Da Costa JC, Moura-Ribeiro MVL. Polysomnographic quantification of bioelectrical maturation in preterm and full-term newborns at matched conceptional ages. Electroencephalogr Clin Neurophysiol 1997; 102:186-91.
16. Vecchierini MF, d 'Allest AM, Verpillat P. EEG patterns in 10 extreme premature neonates with normal neurological outcome: qualitative and quantitative data. Brain & Development 2003;25:330-37.
17. Vecchierini MF, André M, d'Allest AM. Normal EEG of premature infants born between 24 and 30 weeks gestational age: terminology, definitions and maturation aspects. Neurophysiologie Clinique 2007;37:311-23.
18. Prechtl HFR. The behavioral states of the newborns infant (a review). Brain Research 1974;76:185-212.
19. Dos Santos AA, Khan RL, Rocha G, Nunes ML. Behavior and EEG concordance of active and quiet sleep in preterm very low birth weight and full-term neonates at matched conceptional age. Early Hum Dev 2014;90:507-10.
20. Scher M, Jones BL, Steppe DA, Cork DL, Seltman HJ, Banks DL. Functional brain maturation in neonates as measured by EEG-sleep analyses. Clin Neurophysiol 2003;114:875-82.
21. Lombroso CT, Matsumiya Y. Stability in waking –sleep states in neonates as a predictor of long-term neurological outcome. Pediatrics 1985; 76:52-63.
22. Schmid G, Schreier A, Meyer R, Wolke D. A prospective study on the persistence of infant crying, sleeping and feeding problems and preschool behavior. Acta Paediatr. 2010;99:286-90.
23. Feldman R. The development of regulatory functions from birth to 5 years: insights from premature infants. Child Dev. 2009; 80:544-61.

24. Stanojevic M, Zaputovic S, Bosnjak AP. Continuity between fetal and neonatal neurobehavior. Semin Fetal Neonatal Med. 2012;17:324-9.
25. Kurjak A, Stanojević M, Predojević M, Laušin I, Salihagić-Kadić A. Neurobehavior in fetal life. Semin Fetal Neonatal Med. 2012;17:319-23.
26. Geib LTC, Aerts D, Nunes ML. Sleep practices and sudden infant death syndrome: A new proposal for scoring risk factors. Sleep. 2006; 29:1288-94.
27. Stéphan-Blanchard E, Telliez F, Léké A, Djeddi D, Bach V, Libert JP, Chardon K. The influence of in utero exposure to smoking on sleep patterns in preterm neonates. Sleep. 2008;31(12):1683-9.
28. Beck S, Wojdyla D, Say L, Pilar Betran A, Merialdi M, Harris Requejo J, Rubens C, Menon R; van Look P. The worldwide incidence of preterm birth: a systematic review of maternal mortality and morbidity. Bull World Health Organ. 2010;88:31-8.
29. Silveira MF, Santos IS, Barros AJD, Matijasevich A, Barros F, Victora CG. Increase in preterm births in Brazil: review of population-based studies. Rev Saúde Pública 2008;42:1-7.
30. Santo JLE, Portuguez MW, Nunes ML. Cognitive and behavioral status of low birth weigth preterm children raised in developing country at preschool age. J Pediatr (Rio J). 2009;85:35-41.
31. Marlow N, Wolke D, Bracewell MA, Samara M, for the EPICure Study Group. Neurologic and Development Disability at Six Years of Age after Extremely Preterm Birth. New Eng J Med. 2005;352:9-19.
32. Pritchard VE, Clark CA, Liberty K, Champion PR, Wilson K, Woodward LJ. Early school-based learning difficulties in children born very preterm. Early Hum Dev. 2009;85:215-24.
33. Charkaluk ML, Truffert P, Fily A, Ancel PY, Pierrat V, Epipage study group. Neurodevelopment of children born very preterm and free of severe disabilities: the Nord-Pas de Calais Epipage cohort study. Acta Pediatr. 2010;99;684-89.
34. Anderson P, Doyle LW. Neurobehavioral outcomes of school-age children born extremely low birth weight or very preterm in the 1990s. JAMA. 2003;289;3264-72.
35. Bertelle V, Sevestre A, Laou-Hap K, Nagahapitiye MC, Sizun J. Sleep in the neonatal intensive care unit. J Perinat Neonatal Nurs. 2007;21;140-8.
36. Allen KA. Promoting and protecting infant sleep. Adv Neonatal Care. 2012;12:288-91.
37. Palmu K, Kirjavainen T, Stjerna S, Salokivi T, Vanhatalo S. Sleep wake cycling in early preterm infants: comparison of polysomnographic recordings with a novel EEG-based index. Clin Neurophysiol. 2013;124:1807-14.
38. Lacina L, Casper T, Dixon M, Harmeyer J, Haberman B, Alberts JR, Simakajornboon N, Visscher MO. Behavioral observation differentiates the effects of an intervention to promote sleep in premature infants: a pilot study. Adv Neonatal Care. 2015;15:70-6.
39. Guyer C, Huber R, Fontijn J, Bucher HU, Nicolai H, Werner H, Molinari L, Latal B, Jenni OG. Very preterm infants show earlier emergence of 24-hour sleep-wake rhythms compared to term infants. Early Hum Dev. 2015;91:37-42.
40. VandenBerg K. State systems development in high-risk newborns in the neonatal intensive care unit: identification and management of sleep, alertness and crying. J Perinat Neonat Nurs. 2007;21:130-139.
41. Baley J, Committee on Fetus and Newborn. Skin-to-Skin Care for Term and Preterm Infants in the Neonatal ICU. Pediatrics. 2015 ;136:596-9.
42. Hayward KM, Johnston CC, Campbell-Yeo ML, Price SL, Houk SL, Whyte RK, White SD, Caddell KE. Effect of cobedding twins on coregulation, infant state, and twin safety. J Obstet Gynecol Neonatal Nurs. 2015;44:193-202.
43. Loewy J, Stewart K, Dassler AM, Telsey A, Homel P. The effects of music therapy on vital signs, feeding, and sleep in premature infants. Pediatrics. 2013;131:902-18.
44. Gelfer P, Cameron R, Masters K, Kennedy KA. Integrating "Back to Sleep" recommendations into neonatal ICU practice. Pediatrics. 2013;131(4):e1264-70.
45. Peng NH, Chen LL, Li TC, Smith M, Chang YS, Huang LC. The effect of positioning on preterm infants' sleep-wake states and stress behaviours during exposure to environmental stressors. J Child Health Care. 2014; 18:314-25.
46. Lester BM, Miller RJ, Hawes K, Salisbury A, Bigsby R, Sullivan MC, Padbury JF. Infant neurobehavioral development. Semin Perinatol. 2011;35:8-19.

8

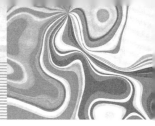

capítulo 2

Sono e Comportamento na Infância

Maria Cecilia Lopes
Márcia Pradella-Halliman

Este capítulo terá como objetivo descrever os aspectos ontogenéticos do sono, desde o período fetal até a adolescência, com foco na infância. Serão discutidos fatores ambientais que interferem no sono (sono em família/aspectos culturais/geográficos).

Sono e comportamento na infância

As queixas relacionadas ao sono são comuns na prática pediátrica. A pergunta mais comum para os pediatras que avaliam o sono: quanto tempo meu filho deveria dormir? Quando uma criança apresenta alterações no início do sono, os pais costumam procurar livros de autoajuda e ouvir conselhos de amigos. Muitas vezes, há opiniões conflitantes. Acredita-se que o estudo do ritmo cronobiológico através de diários sobre o ritmo sono/vigília, a avaliação dos movimentos por instrumentos, como actígrafos, em conjunto com a indicação de rotinas regulares, podem trazer uma resposta clínica surpreendente, sem a interferência de medicações psicotrópicas. No entanto, torna-se necessário, por vezes, o uso de medicamentos, de acordo com a avaliação de cada caso. Em adultos, a associação da psicofarmacologia a mudanças cognitivas e comportamentais tem sido eficaz no tratamento de transtornos de sono graves[1]. Diante da alta prevalência dos transtornos de sono, tornam-se imprescindíveis os esforços para ampliar a literatura médica sobre a medicina do sono focada na população pediátrica[2].

Estima-se que 25% dos pais têm queixas sobre o sono dos seus filhos e, dentre as mais frequentes, 38% são parassonias do tipo sonambulismo ou terror noturno, 14%, sonolência excessiva e 11%, transtorno respiratório de sono[3]. Muitas vezes, as alterações de sono na população infantojuvenil são interpostas, e o tratamento, por conseguinte, deverá englobar diferentes abordagens. Embora os transtornos do sono na infância sejam considerados comuns, eles são pouco diagnosticados na população em geral. Crianças na Filadélfia foram estudadas através de revisão de 154.957 prontuários revelando que apenas 3,7% deles continham menção de qualquer tipo de alteração orgânica relacionada ao sono, porém com evidências associando transtornos do sono a doença física e alterações comportamentais e cognitivas, e comprometimento do desenvolvimento[4].

Para determinar se a quantidade e a qualidade de sono estão satisfatórias são necessários estudos metodológicos do sono, que podem ser divididos em: estudos subjetivos e objetivos do sono. Em 2016, foi publicado um consenso de necessidade de tempo de sono para a população pediátrica, sendo definido que o sono das crianças de 6-10 anos deveria ser em torno de 8-10 horas diárias. Pela primeira vez, a Academia Americana de Medicina do Sono divulgou recomendações oficiais nesse consenso para a quantidade de sono necessária para promover a saúde em crianças e adolescentes. De acordo com as recomendações contidas no consenso, os bebês de 4 a 12 meses devem dormir 12 a 16 horas por 24 horas (incluindo cochilos) de forma regular para promover a saúde. As crianças de 1 a 2 anos de idade devem dormir 11 a 14 horas por 24 horas (incluindo cochilos). As crianças de 3 a 5 anos de idade devem dormir de 10 a 13 horas por 24 horas (incluindo cochilos). A crianças de 6 a 12 anos de idade devem dormir de 9 a 12 horas por 24 horas regularmente e adolescentes de 13 a 18 anos de idade devem dormir de 8 a 10 horas por 24 horas (AASM, 2016)[5].

Aspectos ontogenéticos e neurofisiológicos do sono

O sono pode ser avaliado de acordo com sua arquitetura e pela expressão dos ritmos cerebrais. Há mudanças no padrão neurofisiológico do sono durante o desenvolvimento de crianças desde o nascimento até a puberdade[6]. Há uma modulação da expressão do sono ao longo do crescimento e desenvolvimento (Figura 2.1). O sono no período neonatal até 6 meses pode ser caracterizado como uma manifestação do desenvolvimento dos ritmos cerebrais. A partir dos 6 meses, os padrões de ondas permanecem com mudanças de acordo com a maturação cerebral, que está intimamente ligada ao desenvolvimento do sono de ondas lentas (sono delta). O sono delta está associado a expressão sináptica. O pico de expressão do sono delta é relacionado com a idade de 10 anos[7], momento em que há a manifestação do início do estirão puberal, assim como espera-se uma diminuição neuronal e consequente redução da interação sináptica. Ocorrem mudanças no padrão neurofisiológico durante o desenvolvimento de crianças e adolescentes saudáveis[6]. Esse achado pode estar associado a mudanças na rede neuronal e reprogramação sináptica ao longo do desenvolvimento. Na adolescência, há uma reorganização neuronal com eliminação sináptica que provavelmente está relacionada com o declínio de atividade delta[6]. Essas mudanças estruturais estão associadas a mudanças da taxa metabólica, redução da plasticidade e aumento da capacidade cognitiva adulta. O sono REM, por sua vez, não apresenta mudanças quantitativas na adolescência.

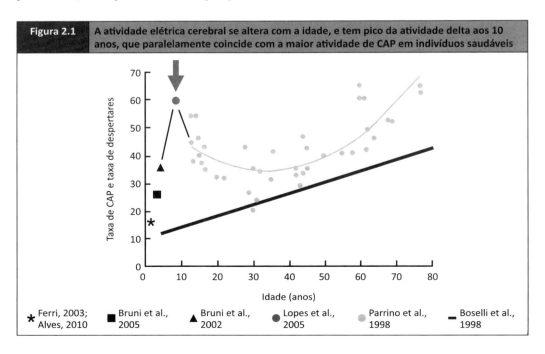

Figura 2.1 A atividade elétrica cerebral se altera com a idade, e tem pico da atividade delta aos 10 anos, que paralelamente coincide com a maior atividade de CAP em indivíduos saudáveis

Mudanças neurocomportamentais do sono

É fundamental diferenciarmos o sono normal de queixas neurocomportamentais associadas ao sono na população pediátrica[15]. São esperadas mudanças fisiológicas durante o crescimento e desenvolvimento das crianças, e os pais devem estar preparados para isso. A sociedade moderna com o advento das tecnologias que favorecem as atividades noturnas aumentou a possibilidade de queixas relacionadas com o sono em todas as idades[15]. Depois da Revolução Industrial e do desenvolvimento tecnológico, a relação entre atividades trabalho-casa sofreu importantes mudanças comportamentais associadas a dificuldade de iniciar o sono precocemente por parte dos pais, e, em consequência disso, os filhos também muitas vezes apresentam manifestações comportamentais.

Sono e comportamento nos transtornos respiratórios obstrutivos do sono

Os transtornos respiratórios do sono (TRS) podem incluir desde ronco habitual, até a síndrome de apneia e hipopneia obstrutiva do sono (SAHOS). Vários estudos têm sugerido que o ronco habitual (quando ocorre em três ou mais noites por semana) pode afetar 10% a 25% das crianças entre 3 e 12 anos, e 10% dessas crianças têm SAHOS[15]. As implicações clínicas dos quadros de roncopatia (não necessariamente associados aos quadros de transtornos respiratórios do sono acentuados em crianças) têm sido descritas e incluem: alterações no desenvolvimento craniofacial[16] e no desenvolvimento neurocomportamental[17].

Os TRS em crianças têm sido associado aos problemas comportamentais, como hiperatividade, déficit de atenção e pobre socialização[18-21]. Além disso, funções neurocognitivas (como memória, aprendizagem e resolução de problemas) apresentam-se reduzidas em crianças com TRS[22]. A qualidade de vida em crianças com alteração adenotonsilar associada aos TRS ou infecções de garganta de repetição podem ser similares ou piores do que em crianças com asma ou artrite idiopática juvenil[23], e provavelmente isso decorre da síndrome neurocomportamental associada ao transtorno respiratório em crianças. Novos indicadores eletroencefalográficos de perturbações do sono em crianças têm sido explorados para os transtornos leves de sono[24]. O diagnóstico precoce de transtornos do sono, em crianças, pode prevenir tantos prejuízos na função neurocognitiva quanto no sistema cardiovascular.

A relação entre transtornos respiratórios do sono (TRS) em crianças e alterações neurocomportamentais está bem estabelecida. No entanto, um grande problema ao identificar fatores de risco para morbidades psiquiátricas na população pediátrica é o fato de que as medidas de TRS precisam ser otimizadas. Medidas polissonográficas convencionais, como índice de apneia e hipopneia (frequência por hora de sono), mesmo quando adaptadas para crianças, podem subestimar o diagnóstico de transtornos respiratórios do sono de grau leve em crianças com alterações comportamentais. Outras avaliações têm sido revistas, como o estagiamento especializado de despertares respiratórios ou não, bem como a quantificação de alterações eletroencefalográficas detectadas a cada evento respiratório anormal[24] e detecção de instabilidade do sono por meio do padrão alternante cíclico. Existe uma possibilidade de que obstruções parciais de vias aéreas superiores possam produzir despertares sutis, que, apesar de não visualizados no EEG, podem gerar impacto na atividade cortical e na evolução neurocomportamental. Há uma associação de síndrome das pernas inquietas com transtornos respiratórios do sono e hiperatividade. Provavelmente, a fragmentação do sono tem um padrão de expressão da sintomatologia variável, no caso da síndrome de transtorno de déficit de atenção e hiperatividade, sendo assim ainda não está bem estabelecido o que é causa ou consequência do TRS[25-27].

Os transtornos comportamentais em crianças têm implicações graves que podem perpetuar na adolescência e necessitam de intervenções precoces dos profissionais de saúde e da sociedade. O reconhecimento precoce de fatores de risco para esses transtornos pode favorecer medidas preventivas na promoção da saúde geral e da função cognitivo-comportamental em qualquer fase da vida da criança.

Referências bibliográficas

1. Morin CM. Cognitive-behavioral approaches to the treatment of insomnia. J Clin Psychiatry. 2005;65:33-40.
2. Ferber R, Kryger M. Principles and Practice of Sleep Medicine in the Child. 3rd ed. Philadelphia: WB Saunders; 1995. p.7-18.
3. Archbold KH, Pituch KJ, Panahi P, Chervin RD. Symptoms of sleep disturbances among children at two general pediatric clinics. J Pediatric. 2002;140:97-102.
4. Rosen D. A clinical guide to pediatric sleep: diagnosis and management of sleep problems. JAMA. 2010;303:1427-1431.
5. Paruthi S, Brooks LJ, D'Ambrosio C, Hall WA, Kotagal S, Lloyd RM, Malow BA, Maski K, Nichols C, Quan SF, Rosen CL, Troester MM, Wise MS. Recommended Amount of Sleep for Pediatric Populations: A Consensus Statement of the American Academy of Sleep Medicine. J Clin Sleep Med. 2016;12:785-6.
6. Feinberg I, Thode HCJr, Chugani HT, March JD. Gamma distribution model describes maturational curves for curve for delta wave amplitude, cortical, metabolic rate, and synaptic density. J Theory Biol. 1990;142:149-161.
7. Chokroverty S. Sleep Disorders Medicine, 2nd ed. Newton: Butterworth-Heinemann; 1999.
8. Ferri R, Chiaramonti R, Elia M, Musumeci SA, Ragazzoni A, Stam CJ. Nonlinear EEG analysis during sleep in premature and full-term newborns. Clin Neurophysiol. 2003;114:1176-80.
9. Alves GR, Rosa A, Brito M, Pradella-Hallinan M, Tufik S. Cyclic alternating pattern in normal children aged 12 to 24 months. Arq Neuropsiquiatr. 2010;68:689-93.
10. Bruni O, Ferri R, Miano S, Verrillo E, Vittori E, Farina B, Smerieri A, Terzano MG. Sleep cyclic alternating pattern in normal preschool-aged children. Sleep. 2005;28:220-30.
11. Bruni O, Ferri R, Miano S, Verrillo E, Vittori E, Della Marca G, Farina B, Mennuni G. Sleep cyclic alternating pattern in normal school-age children. Clin Neurophysiol. 2002;113:1806-14.
12. Lopes MC, Rosa A, Roizenblatt S, Guilleminault C, Passarelli C, Tufik S, Poyares D. Cyclic alternating pattern in peripubertal children. Sleep. 2005;28:215-9.
13. Parrino L, Boselli M, Spaggiari MC, Smerieri A, Terzano MG. Cyclic alternating pattern (CAP) in normal sleep: polysomnographic parameters in different age groups. Electroencephalogr Clin Neurophysiol. 1998;107:439-50.
14. Boselli M, Parrino L, Smerieri A, Terzano MG. Effect of age on EEG arousals in normal sleep. Sleep. 1998;21:351-7.
15. Carskadon MA. Sleep and circadian rhythms in children and adolescents: relevance for athletic performance of young people. Clin Sports Med. 2005;24:319-328.
16. O'Brien LM, Mervis CB, Holbrook CR, Bruner JL, Carrie J, Klaus CJ, et al. Neurobehavioral implications of habitual snoring in children. Pediatrics. 2004;114:44-9.
17. Arens R, Marcus CL. Pathophysiology of upper airway obstruction: a developmental perspective. Sleep. 2004;27:997-1019.
18. Guilleminault C, Eldridge F, Simmons FB. Sleep apnea in eight children. Pediatrics. 1976;58:23-30.
19. Guilleminault C, Korobkin R, Winkle R. A review of 50 children with obstructive sleep apnea syndrome. Lung. 1981;159:275-87.
20. Lopes MC, Guilleminault C. Chronic snoring and sleep in children: a demonstration of sleep disruption. Pediatrics. 2006;118(3):741-6.
21. Guilleminault C, Winkle R, Korobkin R, Simmons B. Children and nocturnal snoring: evaluation of the effects of sleep related respiratory resistive load and daytime functioning. Eur J Pediatr. 1982;139:165-71.
22. Gottlieb DJ, Vezina RM, Chase C, Lesko SM, Heeren TC, Weese-Mayer DE, et al. Symptoms of sleep-disordered breathing in 5-year-old children are associated with sleepiness and problem behaviors. Pediatrics. 2003;112:870-7.
23. Rosen, CL, Storfer-Isser A, Gerry Taylor G, Kirchner HL, Emancipator JL, Redline S. Increased behavioral morbidity in school-aged children with sleep-disordered breathing. Pediatrics. 2004;114;1640-8.
24. Stewart MG, Friedman EM, Sulek M, Hulka GF, Kuppersmith RB, Harril WC, Bautista MH. Quality of life and health status in pediatric tonsil and adenoid disease. Arch Otolaryngol Head Neck Surg. 2000;126:45-8.
25. Chervin RD, Burns JW, Subotic NS, Roussi C, Thelen B, Ruzicka DL. Correlates of respiratory cycle-related EEG changes in children with sleep-disordered breathing. Sleep. 2004;27:116-21.
26. Chervin RD, Ruzicka DL, Archbold KH, Dillon JE. Snoring predicts hyperactivity four years later. Sleep. 2005;28:885-90.
27. Samuele Cortese S, Faraone SV, Eric Konofal E, Lecendreux M. Sleep in children with attention-deficit/hyperactivity disorder: meta-analysis of subjective and objective studies. Journal of the American Academy of Child & Adolescent Psychiatry. 2009;48:(9) 894-908.
28. Wolfson Wolfson AR, Spaulding NL, Dandrow C, Baroni EM. Middle school start times: the importance of a good night's sleep for young adolescents. Behav Sleep Med. 2007;5:194-209.

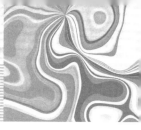

capítulo 3

Sono e Comportamento na Adolescência

Letícia Azevedo Soster
Maria Cecilia Lopes

Sono normal na adolescência

A adolescência é um período transicional, caracterizado por intensas modificações somáticas e comportamentais. As mudanças hormonais iniciam uma cadeia de alterações no ciclo sono/vigília. Essas alterações levam a atrasos de fase e privação de sono, com consequências importantes na vida do adolescente. Nessa fase do desenvolvimento, pode-se dizer que o padrão de sono é um resultado de uma "tempestade perfeita": a combinação de condições comportamentais (psicológicas, sociais e culturais) e biológicas que predispõem ao atraso de fase de sono e consequente privação de sono crônica. Neste capítulo, abordaremos a base dessas mudanças e os transtornos mais comuns do sono na adolescência.

Desenvolvimento puberal

A puberdade ocorre na adolescência, pela ativação do eixo hipófise-hipotálamo-gonadal[1], sendo o processo iniciado por volta dos 8-9 anos de idade. O início do desenvolvimento puberal ocorre com a liberação do hormônio liberador da gonadotrofina, o GnRH secretado pelo hipotálamo, ativando o eixo gonadal. Além disso, há liberação do hormônio do crescimento, com consequente aumento do crescimento somático. Uma maneira de avaliar o desenvolvimento sexual é aplicar a escala de estagiamento puberal de Tanner[2].

Além do desenvolvimento somático e puberal, nessa fase notam-se modificações nas esferas psicológicas e sociais, com aumento de demanda acadêmica, mais atividades extracurriculares e isso influencia o sono. Há mudanças no padrão neurofisiológico durante o desenvolvimento[3]. Esse achado pode estar correlacionado com mudanças na rede neuronal, e reprogramação sináptica com alterações no metabolismo. Essas mudanças podem influenciar o padrão neurofisiológico dos transtornos afetivos de acordo com idade, gênero e estágio puberal.

Modificações neuronais na adolescência

Estudos com ressonância magnética e a técnica DTI (do inglês *Diffusion Tensor Imaging*)[4,5], demonstraram que a atividade neuronal dos adolescentes passa por mudanças maturacionais sob influência das alterações hormonais: aumento de estradiol está relacionado com o desenvolvimento de substância cinzenta em meninas e outros hormônios sexuais

14 SONO E COMPORTAMENTO NA ADOLESCÊNCIA

influenciam a neurogênese, organização sináptica e expressão de receptores neurais[6-8]. Observa-se também redução no volume de substância cinzenta, iniciada na porção dorsoparietal, navegando para a região frontal, que se estabiliza no início da idade adulta, com grande variabilidade interindividual.

A substância branca cerebral, por sua vez, tem aumento de volume, uma vez que o processo de mielinização dos axônios continua ocorrendo[9-12]. A maturação cerebral observada na adolescência é região específica, isto é, ocorre de maneira diferente em cada região cerebral, de forma posteroanterior, a princípio em áreas motoras, e depois em áreas de associação[13].

Mudanças na arquitetura e homeostase do sono

O padrão de sono é composto por ciclos de sono NREM e REM apresentam alternâncias ao longo do período principal de sono, e na primeira metade da noite predominam as fases de sono NREM. O sono tem início na fase NREM, seguindo ciclos, em média, de 90 minutos, que se mantém relativamente constante durante a noite. Ela é iniciada pelo estágio N1, o qual persiste por poucos minutos, sendo apenas uma fase transicional. Habitualmente, segue-se ao sono fase dois (N2), já um pouco mais profundo. No primeiro ciclo da noite, o registro do sono N2 dura de 10 a 25 minutos e com o passar da noite a atividade elétrica cerebral vai ficando cada vez mais lenta, e ao atingir 20% de um período de 30 segundos inicia-se a fase N3 do sono – durando de 20 a 40 minutos no primeiro ciclo da noite. Depois desse primeiro ciclo, novas fases de N3 podem ocorrer, gradativamente menores, com duração de um a dois minutos, enquanto fases de N2 apresentam duração de cinco a dez minutos. Após esses períodos, iniciam-se os trechos de sono REM, que nesse momento duram de um a sete minutos e surgem de 70 a 120 minutos após o início do sono. Com o passar da noite, os ciclos NREM/REM continuam a se alternar, sendo menor a quantidade de sono N3 e maior a quantidade de sono REM[14,15].

O padrão de sono modifica-se na adolescência em relação à infância. O que há de mais marcante é a redução na quantidade do sono de ondas lentas, em até 40% na segunda década de vida[16], e do sono REM também tem seu tempo reduzido, porém mantém a mesma porcentagem que tem na infância, em decorrência da redução do tempo total de sono[15]. Além disso, estudos de análise espectral demonstraram que as ondas com frequências mais lentas vão reduzindo com o início da adolescência, tanto em sono quanto em vigília, para se aproximar do sono do adulto.

Regulação circadiana do sono

O padrão de sono humano é regulado também pela secreção de melatonina. No adolescente, quanto mais velho, mais tarde ocorre essa secreção, enquanto no adolescente mais novo isso acontece mais cedo[16]. Ainda não é claro se o período circadiano intrínseco se torna mais longo com o desenvolvimento, porém sabe-se que não se associa aos estados de maturação sexual de Tanner. Estudo de 2007 mostra que a sensibilidade do marcapasso circadiano também muda nessa fase: o aumento da sensibilidade à luz à noite auxilia no atraso de fase[17].

Modificações no comportamento em relação ao sono

Com relação à quantidade de sono, dos 12 aos 18 anos, o período noturno de sono passa a ser de nove horas, diferente do padrão da criança, que varia de 10 a 15 horas de sono. Contudo, sobretudo por influência ambiental, na prática esse período é mais curto variando de sete a sete horas e meia. Estudo com actigrafia mostram que este padrão resulta num débito de sono de cerca de duas horas a cada noite, que se acumula ao longo da semana escolar[18] e acaba por ser compensado durante o dia.

O padrão de sono do adolescente se caracteriza, portanto, por um atraso fisiológico de influência ambiental, de cerca de duas horas por noite, que associado às influências hormonais e puberais no ciclo circadiano já citadas, e na secreção de melatonina aumenta o alerta no período pré-sono, potencializando a tendência a atrasar ainda mais a fase do sono. Além disso, alguns adolescentes passam a ter um padrão de vespertinidade, a partir de cerca dos 13 anos de idade[19], independentemente de fatores ambientais, corroborando com o início do sono mais tarde. Por volta dos 20 anos, aumenta gradualmente a tendência à matutinidade, marcando o fim da adolescência[20].

O horário do início das aulas influencia diretamente na quantidade de sono do adolescente em diversas culturas, atuando como fator restritivo. A demanda e o volume de estudos, sonecas diurnas, atividades extracurriculares são também determinantes na quantidade de sono. Somando-se isso aos atuais maiores estímulos pelo uso de aparelhos eletrônicos, mídias sociais, conteúdos de internet, o atraso de fase no sono torna-se, inclusive, interessante ao adolescente. E como, não apenas ele, mas também os colegas estão acordados ao mesmo tempo e se comunicando, isso funciona como um fator perpetuador. O uso de telefones celulares e aplicativos de mensagens de texto está relacionado diretamente com o aumento da sensação de cansaço, não havendo quantidade de tempo segura tanto para falar ao telefone quanto para troca de mensagens de texto[21]. Recente estudo[22] revisou trabalhos sobre o impacto de mídias eletrônicas na saúde geral de crianças alemãs, revelando influências negativas no bem-estar somático e mental, incluindo padrão de sono, com desfechos também desfavoráveis e possivelmente irreversíveis.

Em 2005[23], realizou-se estudo sobre questionário aplicado aos pais de 2.068 crianças e evidenciou-se que o tempo de exposição a mídias eletrônicas influenciava na quantidade e qualidade do sono, bem como nas sonecas de seus filhos. Em adolescentes, o atraso do horário de deitar-se e menor tempo total de sono foram os fatores mais consistentemente influenciados pelo uso de eletrônicos[24], enquanto estudo em israelenses na adolescência revelou que além da desregulação de sono, problemas diurnos relacionados com o sono também foram observados, evidenciando uma preocupação de saúde pública relativo ao estilo de vida e funcionamento desses adolescentes[25].

Consequências da desregulação do sono na adolescência

Apesar das modificações neurocomportamentais citadas aqui serem parte do espectro normal do desenvolvimento na adolescência, elas podem levar aos prejuízos diurnos. A sonolência pela privação crônica de sono acarreta pior desempenho escolar, sensação de não estar bem, doenças mais frequentes, e irritabilidade[26]. O impacto da privação de sono na saúde mental e no bem-estar é importante: estudos que produzem privação parcial de sono em casa, e total em laboratório mostram que os adolescentes apresentaram maior impacto no que concerne a preocupações, sendo mais preocupados quando privados de sono, o que foi interpretado como aumento da vulnerabilidade e ansiedade[27].

Outro estudo com adolescentes americanos evidenciou que depressão e ideação suicida são mais comuns entre os que dormem menos. A presença de queixas de sono em pacientes com depressão grave está associada ao maior risco para ideação suicida. O desempenho escolar também pode sair prejudicada, uma vez que, em um estudo em que adolescentes que dormiram mais apresentaram menos erros em testes do que os privados de sono[28]. A privação de sono também está relacionada com obesidade, aumento da resistência insulínica, menores níveis de leptina, maior de cortisol e grelina, responsáveis pela sensação de saciedade, fome e apetite[29]. Acredita-se que sono insuficiente seja também fator de risco para uso de tabaco e substâncias ilícitas.

Ritmo circadiano na adolescência

A adolescência é foco de estudos dos ritmos biológicos circadianos[30]. O ritmo circadiano está alterado nessa faixa etária, em decorrência de mudanças hormonais, de grade horária escolar, assim como sintomas depressivos e uso e abuso de drogas[31].

16 SONO E COMPORTAMENTO NA ADOLESCÊNCIA

As intensas mudanças biológicas, psicológicas e sociais que ocorrem nessa fase da vida podem aumentar o risco para alterações dos ritmos e para os transtornos do humor[32]. Os ritmos biológicos são parte da cronobiologia, que consiste numa disciplina jovem estudada desde a década de 1960. Dentre as inúmeras aplicações da cronobiologia para diversas áreas do conhecimento, destaca-se sua contribuição para o estudo dos transtornos do humor; depressões sazonais e endógenas são reconhecidas como exemplos de "doenças temporais ou dos relógios biológicos"[33].

Um número crescente de estudos sobre as alterações dos ritmos biológicos em pacientes deprimidos e bipolares, inclusive em crianças e adolescentes, tem sido verificado na literatura nas últimas décadas. Sua importância abrange possíveis contribuições tanto para a compreensão de aspectos fisiopatológicos quanto para o âmbito clinico e terapêutico. Alguns aspectos clínicos, como ocorrência cíclica e sazonal de episódios, variações de sintomas (humor e atividade psicomotora) no decorrer do dia e alterações do sono reafirmam possíveis relações entre transtornos do humor e alterações dos ritmos biológicos. Terapias com base em manipulações do ciclo claro/escuro e do ritmo de vigília/sono demonstraram eficácia no tratamento de alguns subtipos de transtornos do humor.

Os ritmos endógenos são reconhecidos pela permanência de ritmicidade nos organismos vivos mantidos em condições constantes (isolados do meio ambiente), levando ao pressuposto da existência de um marcapasso interno. Diversas funções do organismo tendem a se encadear temporalmente, acoplando diferentes ritmos fisiológicos e comportamentais, caracterizando uma organização temporal interna. A endogenicidade dos ritmos proporciona aos organismos uma capacidade antecipatória, que lhe permite organizar recursos e atividades antes que sejam necessários.

Outra característica importante dos ritmos endógenos na espécie humana é a determinação de tendências individuais para a preferência por atividades cedo, pela manhã – uma tendência para a matutinidade – ou por atividades em horários mais tardios do dia – uma tendência para a vespertinidade. Essas tendências determinam os cronotipos matutinos ou vespertinos, embora uma grande parcela da população apresente-se entre esses dois extremos – os cronotipos intermediários ou indivíduos sem uma preferência determinada[34]. Tendências para a matutinidade ou para a vespertinidade têm sido associadas a alterações dos genes ligados ao funcionamento do sistema de temporização circadiano. Essas tendências podem ser também fortemente influenciadas por atividades sociais noturnas ou cedo, pela manhã, ao longo da vida. Adolescentes apresentam uma tendência para a vespertinidade que pode ser atribuída às modificações dos ritmos biológicos que ocorrem ao longo da vida em função do estágio de maturação do organismo.

Os ritmos circadianos do organismo com períodos de cerca de 24 horas (20 a 28 horas) se ajustam diariamente tanto ao seu meio ambiente interno como ao meio ambiente externo. O sinal do marcapasso central localizado no núcleo supraquiasmático do hipotálamo é traduzido para os órgãos periféricos por sinais autonômicos e hormonais. Por outro lado, o marcapasso central recebe informações viscerais e sensoriais periféricas, produzindo um ajuste fino entre os ritmos do organismo e as mudanças no ciclo ambiental. Os ritmos endógenos são sincronizados às mudanças ambientais por pistas temporais também denominadas *zeitgebers* (doadores de tempo)[35]. O ciclo claro-escuro e os horários de atividades sociais (horários de sono e de alimentação) têm sido considerados as principais pistas temporais para o ajuste dos ritmos do organismo frente às variações do meio ambiente.

A plasticidade do sistema temporal permite o ajuste dos ritmos internos aos momentos mais propícios do meio ambiente, isto é, uma adaptação temporal que consiste na harmonização entre a ritmicidade biológica e os ciclos ambientais. Essas descobertas fortemente indicam que redução do tempo total de sono na adolescência, com alteração da rotina sono-vigília, horário tarde de ir para cama, má qualidade de sono são associados a mau desempenho escolar para adolescentes de ensino médio.

Transtornos de sono na adolescência

Com relação aos transtornos do sono nessa faixa etária, além do já relatado atraso de fase, observa-se redução das parassonias, mais comuns na infância, e aumento da insônia, mais comum no adulto[36]. Parassonias são definidas como comportamentos episódicos, não desejáveis ou desagradáveis que ocorrem no início do sono, durante o sono ou no despertar. Podem ocorrer nos momentos de transição do sono e vigília, durante o período de sono REM ou NREM, sendo mais comuns nessa faixa etária os transtornos do sono NREM, classicamente observados durante o sono de ondas lentas (o qual apresenta decréscimo na adolescência, justificando a menor incidência desses fenômenos). Antigamente, eram reconhecidos como fenômenos únicos, que guardavam o mesmo mecanismo fisiopatológico, o qual era atribuído à doença psiquiátrica[37]. Hoje, sabe-se que os subtipos de parassonias têm diferentes causas, ocorrem em diferentes momentos e levam a consequências distintas. As mais comuns parassonias na adolescência são terror noturno, sonambulismo e despertar confusional.

O terror noturno consiste em episódios de despertar parcial do sono NREM. Esses episódios são caracterizados por despertar súbito e o paciente costuma gritar, sentando-se na cama com um fácies de pavor; há um predomínio de intensas manifestações autonômicas com taquicardia, taquipneia, rubor de pele, sudorese e midríase. Há usualmente amnésia total dos episódios. Em geral, o terror noturno ocorre do sono de ondas lentas. Os episódios duram de 3 a 5 minutos e o retorno ao sono é imediato.

O sonambulismo é caracterizado por episódios de despertar parcial do sono NREM com comportamentos motores estereotipados e automáticos, e amnésia total ao evento. O sonambulismo ocorre predominantemente no sono de ondas lentas com comportamentos de sentar na cama, levantar e deambular e dura de poucos minutos a meia hora. Os episódios têm uma tendência de ocorrer no terço inicial da noite, provavelmente por ser o momento em que ocorre maior porcentagem de sono de ondas lentas nessa ocasião. Os despertares confusionais consistem em despertares parciais, com fala arrastada, amnésia ao evento, sudorese, comportamento inadequado, como choro inconsolável ou agressividade. Em geral, duram de 5 a 15 minutos, mas podem durar até mais de uma hora.

A insônia pode ocorrer, porém é incomum, uma vez que a privação crônica de sono pode levar a uma pressão de sono, como um efeito protetor. Há, contudo, relatos de sintomas comuns em pacientes com insônia, que são também observados em relatos dos pacientes adolescentes privados de sono. A queixa de sonolência excessiva diurna é mais comum, devendo ser abordada com investigação diagnóstica diferencial com depressão na adolescência e tratada para não evoluir com quadro de fracasso escolar.

Conclusão

Os distúrbios de ritmos biológicos e transtornos do sono são frequentes na sociedade moderna em todas as idades, sobretudo na adolescência. Após a Revolução Industrial e desenvolvimento tecnológico, a relação entre atividades com exposição ao sol e domiciliares originou mudanças comportamentais, principalmente associadas aos hábitos de sono. O tempo noturno acordado tornou-se parte proeminente da vida social dos adolescentes, com a hora de ir para cama cada vez mais tarde, o que explica as queixas de sono insuficiente e graves alterações de ritmos cronobiológicos. Além disso, a grade horária obrigatória pela manhã para todos os adolescentes tem sido discutida. O desenvolvimento dos adolescentes é acompanhado por profundas alterações no tempo e na quantidade de sono e vigília. Os transtornos de sono em adolescentes são comuns e com condições satisfatórias de tratamento.

Referências bibliográficas

1. Sisk CL, Foster DL. The neural basis of puberty and adolescence. Nature Neuroscience. 2004;7(10),1040-7.
2. Tanner JM. Growth at Adolescence (2nd ed.). Oxford: Blackwell, 1962.

18 SONO E COMPORTAMENTO NA ADOLESCÊNCIA

3. Feinberg I, Thode HC Jr, Chugani HT, March JD. Gamma distribution model describes maturational curves for curve for delta wave amplitude, cortical, metabolic rate, and synaptic density. J Theory Biol. 1990;142:149-61.

4. Giedd JN, Stockman M, Weddle C, Liverpool M, Alexander-Bloch A, Wallace GL, et al. Anatomic magnetic resonance imaging of the developing child and adolescent brain and effects of genetic variation. Neuropsychology Review. 2010:20(4), 349-361.

5. Bava S, Tapert SF. Adolescent brain development and the risk for alcohol and other drug problems. Neuropsychology Review. 2010:20(4),398-413.

6. Peper JS, Brouwer RM, Schnack HG, van Baal GC, van Leeuwen M, van den Berg SM, et al. Sex steroids and brain structure in pubertal boys and girls. Psychoneuroendocrinology. 2009;34(3),332-42.

7. Romeo RD, Waters EM, McEwen BS. Steroidinduced hippocampal synaptic plasticity: sex differences and similarities. Neuron Glia Biology. 2004;1(3),219-29.

8. Paus T. Growth of white matter in the adolescent brain: myelin or axon? Brain and Cognition. 2010;172(1),26-35.

9. Courchesne E, Chisum HJ, Townsend J, Cowles A, Covington J, Egaas B, et al. Normal brain development and aging: quantitative analysis at in vivo MR imaging in healthy volunteers. Radiology. 200;216(3), 672-82.

10. Pfefferbaum A, Mathalon DH, Sullivan EV, Rawles JM, Zipursky RB, Lim KO. A quantitative magnetic resonance imaging study of changes in brain morphology from infancy to late adulthood. Archives of Neurology. 1994;51(9),874-87.

11. Sowell ER, Thompson PM, Toga AW. Mapping changes in the human cortex throughout the span of life. The Neuroscientist. 2004;10(4),372-92.

12. Reiss AL, Abrams MT, Singer H, Ross JL, Denckla MB. Brain development, gender and IQ in children. A volumetric imaging study. Brain. 1996;119(Pt 5),1763-74.

13. Shaw P, Kabani NJ, Lerch JP, Eckstrand K, Lenroot R, Gogtay N, et al. Neurodevelopmental trajectories of the human cerebral cortex. The Journal of Neuroscience. 2008;28(14),3586-94.

14. Carskadon MA, Dement WC. Normal human sleep: an overview. Principles and Practice of Sleep Medicine. 2000;4:13-23.

15. Ohayon MM, Carskadon MA, Guilleminault C, Vitiello MV. Meta-analysis of quantitative sleep parameters from childhood to old age in healthy individuals: developing normative sleep values across the human lifespan. Sleep-New York Then Westchester 2004;27:1255-74.

16. Carskadon MA. The second decade. In: Guilleminault C. (ed.), Sleeping and Waking Disorders: Indications and Techniques (pp. 99-125). Menlo Park: Addison Wesley, 1982.

17. Carskadon MA, Acebo C, Richardson GS, Tate BA, Seifer R. An approach to studying circadian rhythms of adolescent humans. Journal of Biological Rhythms. 1997;12(3),278-89.

18. Crowley SJ, Acebo C, Carskadon MA. (2007). Sleep, circadian rhythms, and delayed phase in adolescence. Sleep Medicine. 2007; 8(6), 602-12.

19. Sadeh A, Dahl RE, Shahar G, Rosenblat-Stein S. Sleep and the transition to adolescence: a longitudinal study. Sleep. 2009:32(12),1602-09.

20. Carskadon MA, Vieira C, Acebo C. Association between puberty and delayed phase preference. Sleep. 1993;16(3):258-62.

21. Roenneberg T, Kuehnle T, Pramstaller PP, Ricken J, Havel M, Guth A. A marker for the end of adolescence. Current Biology. 2004:14:1038-1039.

22. Van den Bulck, Jan. Adolescent use of mobile phones for calling and for sending text messages after lights out: results from a prospective cohort study with a one-year follow-up. Sleep-New York Then Westchester. 2007;30(9):1220.

23. Kappos Andreas D. The impact of electronic media on mental and somatic children's health. International Journal of Hygiene and Environmental Health. 2007;210(5):555-62.

24. Thompson DA, Christakis DA, 2005. The association between television viewing and irregular sleep schedules among children less than 3 years of age. Pediatrics. 2005;116, 851-856.

25. Cain N, Gradisar M. Electronic media use and sleep in school-aged children and adolescents: A review. Sleep Medicine. 2010;11(8) 735-42.

26. Shochat, Tamar, Ofra Flint☐Bretler, Orna Tzischinsky. Sleep patterns, electronic media exposure and daytime sleep☐related behaviours among Israeli adolescents. Acta Paediatrica. 2010:99(9) 1396-400.

27. Drake C, Nickel C, Burduvali E, Roth T, Jefferson C, Pietro B. The pediatric daytime sleepiness scale (PDSS): sleep habits and school outcomes in middle-school children. Sleep. 2003;26 (4),455-58.

28. Talbot L, McGlinchey EL, Kaplan KA, Dahl RE, Harvey AG. Sleep deprivation in adolescents and adults: changes in affect. Emotio. 2010 Dec;10(6):831-41.

29. Wolfson AR, Carskadon MA. Sleep schedules and daytime functioning in adolescents. Child Development. 1998;69(4), 875-87.

30. Van Cauter E, Knutson KL. Sleep and the epidemic of obesity in children and adults. European Journal of Endocrinology. 2008;159(Suppl 1), S59-66.

31. Louzada FM, Silva AGT, Peixoto CAT, Menna Barreto L. The adolescence sleep phase delay: causes and possible consequences. Sleep Science. 2008;1:49-53.
32. Moore M, Meltzer LJ. The sleepy adolescent: causes and consequences of sleepiness in teens. Paediatric Resp Rev. 2008; 9:114-21.
33. Rotenberg L, Marques N, Menna-Barreto L. Desenvolvimento da cronobiologia. In: Marques N, Menna--Barreto L. (orgs.) Cronobiologia: Princípios e Aplicações. São Paulo: Editora da Universidade de São Paulo; 2003. p. 17-98.
34. Andrade MMM, Benedito-Silva AA, Domenice S, Arnhold IJP, Menna-Barreto L. Sleep characteristics of adolescents: a longitudinal study. J. Marques MD, Golombeck D, Moreno C. Adaptação temporal. In: Marques N, Menna-Barreto L. (orgs.). Cronobiologia: Princípios e Aplicações. São Paulo: Editora da Universidade de São Paulo, 2003; p. 55-98.
35. Horne J, Ostberg O. A self-assessment questionnaire to determine morningess-eveningness in human circadian rhythms. Int J Chronobiol. 1976;(4): 97-110.
36. Colrain IM, Baker FC. Changes in sleep as a function of adolescent development. Neuropsychology Review. 2011:21(1),5-21.
37. Mindell J, Owens J. A Clinical Guide to Pediatric Sleep: Diagnosis and Management of Sleep Problems, 2nd ed. Lippincott Williams & Wilkins, 2010.

20

capítulo 4

Transtornos de Sono na População Pediátrica

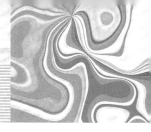

Maria Cecilia Lopes
Rosana S. Cardoso Alves
Letícia Azevedo Soster

Trataremos neste capítulo dos principais transtornos do sono que podem afetar o comportamento diurno na população pediátrica. Por exemplo, a apneia obstrutiva do sono pode levar a sonolência excessiva diurna e como consequência, a criança pode apresentar sono e apatia na sala de aula. Os transtornos do sono são classificados utilizando-se a Classificação Internacional de Distúrbios do Sono 3ª edição (ICSD-3)[1], que é a referência para o diagnóstico de transtornos do sono para adultos e crianças. Foi atualizado em 2014 e também apresenta os códigos de diagnóstico para os correspondentes CID-9 e CID-10 no início de cada seção da ICSD-3. Os transtornos são agrupados em seis categorias principais: insônia, distúrbios respiratórios do sono, hipersonias de origem central, transtornos do ritmo circadiano, parassonias e transtornos do movimento relacionados ao sono. Os tópicos principais da ICSD-3 são:

1- Insônia:
- Transtorno de insônia crônica;
- Insônia aguda;
- Outras insônias;
- Sintomas isolados e variantes da normalidade;
- Tempo excessivo na cama;
- Dormidor curto.

2- Distúrbios respiratórios do sono:
- Apneia obstrutiva do sono;
- Adulto;
- Criança;
- Síndromes da apneia central;
- Apneia central do sono com respiração de Cheyne-Stokes;
- Apneia central do sono decorrente de doença clínica sem respiração de Cheyne-Stokes;
- Apneia central do sono decorrente de alta altitude com respiração periódica;
- Apneia central do sono decorrente de medicação ou substância;
- Apneia central do sono primária;
- Apneia central do sono primária da infância;

- Apneia central do sono primária do prematuro;
- Apneia central do sono decorrente do tratamento (treatment-emerged);
- Transtornos da hipoventilação relacionada ao sono;
- Síndrome da obesidade-hipoventilação;
- Síndrome da hipoventilação alveolar congênita;
- Hipoventilação central de início tardio com disfunção hipotalâmica;
- Hipoventilação alveolar central idiopática;
- Hipoventilação decorrente de medicação ou substância;
- Hipoventilação decorrente de doença médica;
- Transtorno de hipoxemia relacionado ao sono;
- Hipoxemia relacionada ao sono;
- Sintomas isolados e variantes da normalidade;
- Ronco;
- Catatrenia.

3- Hipersonias de origem central:
- Narcolepsia tipo 1;
- Narcolepsia tipo 2;
- Hipersonia idiopática;
- Síndrome de Kleine-Levin;
- Hipersonia decorrente de doença médica;
- Hipersonia decorrente de uso de medicação ou substância;
- Hipersonia associada a transtorno psiquiátrico;
- Síndrome do sono insuficiente;
- Sintomas isolados e variantes da normalidade;
- Dormidor longo.

4- Transtornos do ritmo circadiano:
- Transtorno do atraso da fase de sono;
- Transtorno do avanço da fase de sono;
- Transtorno do ritmo sono-vigília irregular;
- Transtorno do ritmo sono-vigília não 24 horas;
- Transtorno do trabalho em turno;
- Transtorno do fuso horário (*jet lag*);
- Transtorno do ritmo circadiano sono-vigília não especificado.

5- Parassonias:
- Parassonias relacionadas ao sono NREM;
- Transtornos do despertar (de sono NREM);
- Despertares confusionais;
- Sonambulismo;
- Terror noturno;
- Transtorno alimentar relacionado ao sono;
- Parassonias relacionadas ao sono REM;
- Transtorno comportamental do sono REM;
- Paralisia do sono isolada recorrente;
- Transtorno do pesadelo;

- Outras parassonias;
- Síndrome da cabeça explodindo;
- Alucinações relacionadas ao sono;
- Enurese do sono;
- Parassonia decorrente de doença médica;
- Parassonia decorrente de medicação ou substância;
- Parassonia não especificada;
- Sintomas isolados e variantes da normalidade;
- Sonilóquio.

6- Transtornos do movimento relacionados ao sono:
- Síndrome das pernas inquietas;
- Transtorno dos movimentos periódicos dos membros;
- Câimbras das pernas relacionadas ao sono;
- Bruxismo relacionado ao sono;
- Transtorno do movimento rítmico relacionado ao sono;
- Mioclonia benigna do sono da infância;
- Transtorno do movimento relacionado ao sono decorrente de doença médica;
- Transtorno do movimento relacionado ao sono decorrente de medicação ou substância;
- Transtorno do movimento relacionado ao sono não especificado;
- Sintomas isolados e variantes da normalidade;
- Mioclonia fragmentar excessiva;
- Tremor hipnagógico do pé e ativação muscular alternante dos pés;
- Abalos hípnicos (sleep-starts).

7- Outros transtornos do sono:
- **Apêndice A:**
  - Insônia familiar fatal;
  - Epilepsia relacionada ao sono;
  - Cefaleias relacionadas ao sono;
  - Laringoespasmo relacionado ao sono;
  - Refluxo gastroesofágico relacionado ao sono;
  - Isquemia miocárdica relacionada ao sono.

- **Apêndice B**
  - Codificação do CID10 para transtornos do sono induzidos por substância.

Principais transtornos do sono na infância com efeitos no comportamento

Os transtornos noturnos e despertares frequentes são comuns na infância, podendo chegar à prevalência de 20% a 30%[2], podendo persistir até a fase de adolescência e permanecendo até a fase adulta[3]. Podem incluir lutas e recusas em ir para cama, com protestos verbais, choros, sair da cama, solicitações de atenção classificados de acordo com ICSD, como insônia comportamental da infância. Culturalmente aceita-se e acredita-se que a insônia na infância seja apenas uma fase que a criança está passando e logo isso se resolverá. Em parte, essa afirmação pode ser verdade, uma vez que fatores maturacionais e a dinâmica da família estão em constantes mudanças. O impacto que esses eventos cau-

24 TRANSTORNOS DE SONO NA POPULAÇÃO PEDIÁTRICA

sam, porém podem ser deletérios no desenvolvimento cognitivo (atenção, consolidação de memória, funcionamento executivo), humor (irritabilidade), atenção, comportamento (agressividade, impulsividade) e saúde (funções metabólicas e imunológicas), bem como, no funcionamento da família[4].

A combinação de fatores circadianos, biológicos e de neurodesenvolvimento está ligada ao desenvolvimento da insônia comportamental, com variáveis comportamentais (crenças, culturas e estilos dos pais) e ambientais[5]. Assim, a insônia comportamental pode ser vista sob um paradigma semelhante ao da insônia do adulto, na qual há envolvimento de fatores predisponentes, precipitantes e perpetuantes. Fatores predisponentes incluem perturbações homeostáticas e circadianas: a inabilidade de dormir a noite toda em certa idade, por exemplo, pode representar atraso na aquisição de comportamento adequado para a idade (ou regressão do mesmo), seja de consolidação ou de regulação do sono. Obviamente, os aspectos maturacionais que permeiam o desenvolvimento do padrão de sono estão ligados também à aquisição de habilidades motoras e cognitivas, controles vesical e intestinal e ao ambiente e contexto em que ocorrem. Assim, considerar o que já é observado como normal em cada faixa etária é importante, pois, pode-se estar diante de comportamentos aprendidos os quais são sensíveis a abordagens comportamentais.

Os fatores precipitantes e perpetuantes associados com a resistência em ir para a cama envolvem fatores extrínsecos (questões dos pais, situações ambientais) e intrínsecos (questões médicas, personalidade da criança)[6]. A própria criança pode ter um perfil mais requisitante e o cuidador pode ter suas questões internas[7], como culpa por longas horas de trabalho (e consequentemente longe da criança), depressão, ansiedade. Isso torna o estabelecimento de limites uma ação mais laboriosa e muitas vezes difícil de ser abordada[8]. Em alguns casos, há discrepância entre a expectativa dos pais com relação ao comportamento do sono e a trajetória de desenvolvimento da criança. Além disso, o ambiente (dormir em quarto, dividir quarto, dormir só) e a presença de outras pessoas na vida da criança (avós, irmãos) podem contribuir para a dificuldade em estabelecimento de limites ou dificuldade em estabelecer associações benéficas para o início do sono[9].

A insônia na infância é caracterizada pela dificuldade apresentada pela criança em iniciar ou manter o sono, semelhante a insônia no adulto. A principal forma de insônia na criança é a "insônia comportamental", e pode ser dividida em distúrbio de associação, distúrbio da falta de limites ou se apresentar como uma associação destes dois tipos[10,11]. No entanto, a insônia comportamental é um diagnóstico de exclusão que necessita avaliação extensa para afastar causas clínicas ou outros distúrbios do sono (Tabela 4.1).

Na avaliação clínica dos distúrbios do sono na infância algumas questões são fundamentais para o melhor entendimento do quadro, como: horário do sono, rotinas para dormir, eventos associados ao sono, comportamento diurno e funções cognitivas. É importante lembrar que a mistura de elementos próprios da IC, como, por exemplo, a recusa em ir para a cama, pode estar presente em associação a outros transtornos primários do sono, como síndrome das pernas inquietas, parassonias e dores; e tanto o tratamento do transtorno associado, quanto o uso de técnicas cognitivo comportamentais, precisam ser associados para melhor resolução do quadro.

Na faixa etária infantil, as queixas de insônia se traduzem em aumento da latência ao sono, a qual é superior a 30-60 minutos, presença de mais que três despertares por noite em mais de quatro dias da semana, com duração dos despertares superior a 20 minutos, ou necessidade da presença dos cuidadores para que a criança reconcilie o sono após despertar. Mais raramente, a criança pode apresentar insônia terminal associada a distúrbios psiquiátricos, como depressão (Nível de Evidência V).

O diagnóstico de insônia na infância é clínico e geralmente é realizado a partir da queixa dos cuidadores. Assim, a definição de insônia nessa faixa etária é influenciada por aspectos do desenvolvimento da criança, e aspectos ambientais e culturais envolvendo a criança e os próprios cuidadores.

Tabela 4.1	Diagnósticos diferenciais e condições associadas à insônia na infância
Transtornos do sono	
Atraso de fase do sono	
Distúrbio respiratório do sono	
Síndrome das pernas inquietas	
Parassonias do despertar (sonambulismo, terror noturno, despertar confusional)	
Condições clínicas	
Doença do refluxo gastroesofágico	
Cólica	
Otite	
Intolerância à lactose	
Asma	
Obesidade	
Dores musculares e articulares	
Uso de medicações com efeito psicoestimulante	
Condições neurológicas/psiquiátricas	
Atraso do desenvolvimento neuropsicomotor	
Autismo	
Transtorno de déficit de atenção e hiperatividade	
Transtornos alimentares	
Enurese noturna	
Pesadelos	
Transtornos de humor	
Transtornos de ansiedade (incluindo ansiedade de separação, transtorno de ansiedade generalizada, síndrome do pânico, fobias, transtorno do estresse pós-traumático, abuso de álcool, nicotina, drogas ilícitas)	

A ICSD-3[1] estabelece os critérios diagnósticos para a ICI. Segundo tais critérios, assim como em adultos, para o diagnóstico de insônia na infância deve estar presente a queixa de dificuldade de início ou consolidação do sono, apesar de oportunidade, horário, e ambiente adequados, e de forma a resultar em algum grau de comprometimento funcional diurno – para a criança e/ou para a própria família e estar presente por pelo menos três semanas.

Tipos de insônia na faixa etária pediátrica

Insônia comportamental da infância

Uma vez que se descarte causas clínicas, a primeira hipótese a ser aventada é a insônia comportamental, que ocorre em 10% a 30% das crianças pré-escolares. A ICSD define como a característica essencial da insônia comportamental a dificuldade de uma criança em adormecer e/ou manter o sono[12]. Esses problemas estão associados a determinadas atitudes da criança ou dos pais, e podem ser classificados em dois tipos: distúrbio de associação ou distúrbio de falta de limites.

Distúrbio de associação

Existem certas condições associadas com o início do sono que são necessárias para a criança adormecer e voltar a dormir após cada despertar no decorrer da noite. Associações positivas são condições que a criança pode prover para si mesma (chupeta, bicho de pelúcia), enquanto associações negativas necessitam de assistência de outra pessoa (mamadeira, embalar). As associações negativas também incluem estímulos externos (TV, carrinho, cadeirinha de carro) ou situações diferentes (cama dos pais, andar de carro). Quando a condição associada ao sono está presente, a criança adormece rapidamente. Se a condição associada ao sono não está presente, a criança apresenta despertares noturnos longos e frequentes.

O distúrbio de associação acomete principalmente crianças entre 6 meses e 3 anos de idade. O diagnóstico de insônia comportamental antes dos seis meses de idade não é apropriado, pois a capacidade de dormir ininterruptamente toda a noite é uma aptidão que se desenvolve entre o 3° e o 6° mês de vida. Em lactentes e pré-escolares, os despertares noturnos frequentes e persistentes irão continuar se não houver intervenção. Em geral, a prevalência dos despertares noturnos se reduz após os 3 anos de idade, porém, o distúrbio de associação pode perdurar até a vida adulta como observado em crianças com problemas de desenvolvimento neuropsicomotor, deficiência mental e algumas síndromes genéticas.

Distúrbio da falta de limites

Apresenta-se como recusa ou retardo para ir para a cama no horário estabelecido. Quando os limites são determinados, as crianças tendem a adormecer com mais facilidade. A recusa caracteriza-se por não ficar pronto para dormir, não ir para a cama, ou não ficar na cama. Por outro lado, prorrogar o horário de dormir pode incluir diversos pedidos (sede, banheiro, mais um beijo de boa noite) ou atividades adicionais no horário de dormir (ver TV, ler mais uma história). Uma vez que a criança adormece, a qualidade do sono é normal e eles tendem a ter poucos despertares. No entanto, crianças com o distúrbio da falta de limites costumam ter um tempo de sono mais curto (30 a 60 minutos).

O distúrbio da falta de limites está associado ao desenvolvimento da criança. As crianças pré-escolares, que estão aprendendo a se tornar mais independentes durante o dia, frequentemente irão testar essa nova independência no horário de dormir. Além disso, o distúrbio da falta de limites pode ocorrer durante a soneca diurna.

No distúrbio da falta de limites existem dois padrões de comportamento problemático. Há pais que colocam pouco ou nenhum limite no comportamento de seus filhos. Por exemplo, os pais podem deixar que a criança determine o horário de dormir ou permitem que durmam assistindo TV no quarto dos pais, prolongando o tempo para o início do sono. Há pais que estabelecem limites imprevisíveis e irregulares, enviando mensagens confusas para a criança. Isso resulta na manutenção ou aumento dos comportamentos indesejáveis. Uma forma de descobrir se o comportamento dos pais está contribuindo para a dificuldade da criança dormir é perguntar se a criança tem dificuldade de adormecer na presença de outros cuidadores (escola, creche, casa da avó) ou se a criança dorme espontaneamente no horário de dormir, mas em local indesejado (no quarto dos pais ou em frente à TV).

Insônia em crianças com quadros neurológicos e/ou psiquiátricos

A maioria das síndromes, que cursam com disfunção do sistema nervoso central, apresenta em seu quadro clínico algum tipo de alteração do sono. Em crianças que têm síndromes neurológicas, como, por exemplo, a síndrome de Angelman, síndrome de Rett e várias síndromes heredodegenerativas, frequentemente se observa dificuldade para iniciar e manter o sono. As crianças com autismo em geral, apresentam uma redução do tempo total de sono e um padrão irregular de ritmo-vigília.

A insônia é prevalente em crianças com depressão e pode ser um dos primeiros sintomas do quadro. No transtorno bipolar, há uma redução importante da necessidade de sono. Nos casos de estresse pós-traumático, há dificuldade para iniciar e manter o sono, além de apresentarem frequentemente pesadelos.

Há uma forte associação entre alterações do sono e o transtorno do déficit de atenção-hiperatividade (TDAH). Em geral, as crianças com TDAH apresentam fragmentação do sono e dificuldade para iniciar o sono.

A compreensão sobre os padrões de sono normal em cada faixa etária é fundamental na identificação de uma possível insônia. Quando o sono é anormal, suas características, determinantes e diagnósticos diferenciais também variam conforme a idade. Em neonatos e lactentes até 2 anos de idade, os despertares ainda podem ser recorrentes. Horários variáveis de iniciar o sono, associações inadequadas, doenças comuns da infância, refluxo gastroesofágico e otites podem ser fatores associados. Na faixa etária pré-escolar (3-5 anos), as queixas estão mais relacionadas com a resistência em ir para a cama. Em crianças em idade escolar, são mais frequentes os medos, pesadelos, e a ansiedade relacionada com o sono. Em adolescentes, são mais característicos o atraso de fase, o abuso de meios eletrônicos de comunicação e o abuso de nicotina e cafeína.

Tratamento da insônia na infância

O tratamento adequado da insônia em crianças requer uma avaliação detalhada das causas e dos fatores predisponentes. Assim, uma estratégia adequada de tratamento pode ser estabelecida[11,12]. Durante a consulta, é importante saber os horários de dormir e acordar, duração do sono, horário das sonecas, número de despertares noturnos, hábitos de sono, socialização, doenças médicas e uso de estimulantes. Uma avaliação mais detalhada do padrão do sono pode ser feita com diário do sono ou actígrafo. Essas estratégias também são importantes no acompanhamento do tratamento. Não há indicação de polissonografia em crianças menores de 5 anos de idade que não tenham suspeita de um distúrbio intrínseco do sono.

Na insônia secundária, as doenças clínicas (refluxo gastroesofágico, otite média aguda de repetição, alergia ao leite de vaca, asma brônquica não controlada, doenças neurológicas e psiquiátricas), o tratamento da doença de base e o controle dos sintomas são fundamentais. No entanto, algumas das estratégias para o tratamento da insônia primária podem ser benéficas.

Após a realização de diários e definição do padrão do sono, mostrar para os cuidadores os fatores precipitantes (principalmente explicando a influência e definição dos processos homeostáticos e circadianos), predisponentes e perpetuantes são fundamentais. Essa abordagem promove aos pais um entendimento e consequentemente melhor aderência às estratégias terapêuticas que serão propostas.

As estratégias mais utilizadas para tratamento da ICI são: higiene de sono, terapia comportamental e, ocasionalmente, medicações.

A higiene de sono é um grupo de medidas importantes, tanto no tratamento como na prevenção de dificuldades de iniciar o sono e despertares frequentes. Como são estratégias benignas e sem efeitos colaterais, devem ser instituídas de forma universal. No momento, há poucas evidências que essas medidas de higiene do sono, isoladamente, são eficazes no tratamento de crianças com problemas para iniciar o sono e despertares frequentes:

- **Higiene do sono:**
  - Horário de sono regular e apropriado;
  - Evitar cafeína (chá, café, energéticos, refrigerante);
  - Evitar atividades físicas após o anoitecer;
  - Ambiente calmo e pouco iluminado que conduza ao sono;

28 TRANSTORNOS DE SONO NA POPULAÇÃO PEDIÁTRICA

- Evitar o uso de equipamentos eletrônicos (televisão, rádio, computador, *tablet*, celular);
- Estabelecer uma rotina da hora de ir para cama;
- Horários regulares de acordar pela manhã, independentemente do que aconteceu na noite anterior, de modo a regular o relógio interno e sincronizar o ciclo vigília-sono.

A terapia comportamental é a modalidade mais bem estabelecida e a que leva a resultados efetivos e duradouros. Revisões de literatura recente mostraram que as terapias comportamentais produzem, em lactentes e crianças pré-escolares, mudanças duradouras tanto na resistência de iniciar o sono, como nos despertares noturnos[13-15]. Em 94% dos estudos, demonstrou-se a eficácia das terapias comportamentais, sendo que 80% das crianças mostraram melhora clínica por até três a seis meses. Alguns dos estudos também demonstraram efeitos positivos dessas medidas comportamentais em desfechos secundários, tais como comportamentos diurnos (choro, irritabilidade, separação, autoestima, estado emocional). O alívio dos problemas de sono com as medidas comportamentais também levou a melhoras no bem-estar dos pais (efeitos no humor, estresse e satisfação conjugal).

O mais complicado, contudo, é conseguir a adesão dos pais para algumas das modalidades de tratamento sugeridas no rol da Terapia Comportamental. Pelos fatores expostos (crenças dos pais, diferentes opiniões sobre a criança), a execução dessas técnicas pode ser conflitante para o casal ou membros da família. Um estudo randomizado e controlado por placebo abordando efeito a longo prazo na dinâmica familiar, materna e benefícios da TCC para a ICI mostra que não há danos futuros para criança, os benefícios também de longo prazo podem ser restritos, mas que, se necessárias, essas técnicas podem ser utilizadas sem prejudicar a criança[16].

Segundo a Academia Americana de Medicina do Sono, são definidos níveis de recomendação para as abordagens terapêuticas, sendo padrão (do inglês *standand*) aquelas abordagens com alto grau de certeza e resposta clínica, consenso (do inglês *guideline*), as com moderado grau de certeza clínica e opcional (do inglês *option*) as estratégias com duvidoso benefício clínico[17]. Utilizaremos essa hierarquização de recomendações para demonstrar as técnicas adequadas para abordagem infantil:

- Técnicas com nível de evidência padrão:
  - Extinção isolada;
  - Extinção com presença paterna;
  - Educação paterna.
- Técnicas com nível de evidência de consenso:
  - Extinção gradativa;
  - Rotinas positivas;
  - Despertares programados.

Existem evidências, de estudos nível I e II, demonstrando que extinção isolada, extinção com presença paterna e educação paterna produzem melhoras significativas nos sintomas de sono crianças de 6 meses a 5 anos de idade. Com isso, define-se essas estratégias como recomendação padrão no tratamento de crianças com problemas de iniciar o sono e despertares noturnos frequentes[14].

Extinção gradativa, declínio do horário de dormir, rotinas positivas e despertares programados isoladamente são efetivos no tratamento da insônia comportamental, mas com poucos estudos nível I e II. Com isso, recomenda-se essas estratégias como guias de tratamento de crianças com problemas de iniciar o sono e despertares noturnos frequentes.

No momento, há evidências insuficientes para recomendar rotinas padronizada no horário de dormir e reforço positivo (elogio verbal, prêmio simbólico) como terapia isoladas. Em geral, a terapia comportamental é composta por uma combinação de estratégias, e não há evidências que suportem a recomendação de uma estratégia isoladamente e melhor do que outro plano estratégico[17].

Transtornos respiratórios de sono na infância e adolescência

Continuaremos com transtornos respiratórios do sono, sendo o principal a síndrome da apneia-hipopneia obstrutiva do sono (SAOS), que tem definição semelhante à SAOS em adultos. A SAOS pode ocorrer desde recém-nascidos até adolescentes. Acredita-se que é mais frequente na idade pré-escolar quando o crescimento do tecido linfoide (adenoide e tonsilas palatinas) é maior em relação ao tamanho da via aérea superior.

Os principais sintomas da SAOS são ronco e respiração oral. Nesse grupo, é comum a ocorrência de alterações no desenvolvimento craniofacial e até deformidades torácicas. O padrão ouro para diagnóstico de SAOS em crianças é a polissonografia (PSG) noturna. A PSG pode ser realizada adequadamente em crianças de qualquer idade, desde que se utilize equipamento adequado e profissionais treinados. A PSG deve ser estagiada e interpretada utilizando-se critério específico para idade. Considera-se anormal um evento respiratório com duração de dois ou mais ciclos respiratórios. O diagnóstico de SAOS é feito quando o índice de apneia obstrutiva for maior do que 1 evento/hora associado à dessaturação da oxiemoglobina ($< 92\%$) ou a retenção de gás carbônico (pico CO_2 exalado > 53 mmHg ou $CO_2 > 50$ mmHg por mais que 10% do tempo total de sono). As hipopneias não foram adequadamente validadas no diagnóstico da SAOS em crianças. Não há estudos suficientes para determinar o critério polissonográfico de SAOS em adolescentes. Geralmente, se estabelece o critério com base no conjunto de achados clínicos e polissonográficos.

Em geral, na SAOS, ocorre hipoxemia noturna intermitente e fragmentação do sono, que são atualmente apontados como prováveis fatores etiológicos envolvidos nas alterações cognitivo-comportamentais e na sonolência excessiva diurna. Estudos recentes têm sugerido que crianças com SAOS podem apresentar déficits neurocognitivos, tais como dificuldade no aprendizado, alteração no comportamento, déficit de atenção e hiperatividade. Existem evidências de redução no desempenho em testes de inteligência entre crianças com SAOS, sobretudo em pré-escolares; além de uma associação entre SAOS e tarefas que necessitem de atenção mantida, inibição, testes de cancelamento (que necessitam de velocidade), visão do macro e atenção seletiva. Os critérios para avaliação de sonolência diurna nas crianças ainda não estão bem estabelecidos, porém, frente à percepção desse sintoma recomenda-se investigação para SAOS[18].

Sonolência excessiva diurna na infância e adolescência

Como diagnóstico diferencial para sonolência excessiva na criança temos a narcolepsia e a síndrome de Kleine-Levin. A narcolepsia sempre deve ser lembrada frente a uma criança com sonolência importante. Apesar da narcolepsia não ser frequente na faixa etária pediátrica, pode iniciar-se em 20% dos casos antes dos 10 anos de idade. Admite-se que 30% dos casos de narcolepsia apresentavam sintomas iniciais na infância. A expressão clínica da narcolepsia na infância é variável. Durante os primeiros estágios da narcolepsia, é comum as crianças terem grande dificuldade em acordar cedo e apresentarem dificuldade no desempenho escolar. O diagnóstico diferencial é realizado com os vários transtornos do sono que originam sonolência excessiva na criança e no adolescente. No início da doença, os pacientes podem ser equivocadamente reconhecidos como preguiçosos ou com alteração do comportamento. O atraso no diagnóstico da doença pode levar a problemas graves na alfabetização, problemas psicossociais, ganho de peso, tratamento incorreto com outras drogas (por exemplo: antiepilépticos, antipsicóticos, antidepressivos), dentre outras[18].

Em nosso meio, a expressão clínica da narcolepsia em adolescentes e crianças é distinta. O estudo realizado na Unifesp demonstrou que é pouco frequente o número de crianças e/ou adolescentes que procuram ajuda médica por sonolência excessiva, sendo observado em somente 34 de 290 pacientes (11,7%) num período de 4 anos. Neste estudo, a média de idade foi de $13,5\pm4,1$ anos, variando de 5 a 17 anos, sem distinção de sexo. O início dos sintomas foi em média $3,0\pm3,5$ anos antes da consulta. A narcolepsia foi confirmada em 13

30 TRANSTORNOS DE SONO NA POPULAÇÃO PEDIÁTRICA

dos 34 jovens (38%). Somente um jovem procurou o serviço devido a paralisia do sono, enquanto os demais tinham SED importante, com latência para o sono de 1,5±2,8 minutos no teste de múltiplas latências do sono. Nesse grupo de pacientes, encontrou-se queixa de cataplexia em 92%, paralisia do sono em 23% e alucinações hipnagógicas em 46%. A dosagem do HLA DQ0602 foi positiva somente em 29%. A alta detecção de sintomas catapléticos ocorreu, provavelmente, pelo fato do Instituto do Sono ter um ambulatório de referência para estudos de hipersonia crônica[19]. Neste mesmo estudo, a cataplexia foi o sintoma inicial isolado em cerca de 5% dos pacientes e associado com outros sintomas em 39% dos casos. Em geral, surge após o início da SED. Challamel e cols. observaram a presença de cataplexia em 80,5% dos pacientes portadores de narcolepsia idiopática. Pode ser confundida com síncope ou sintomas psicológicos. As alucinações hipnagógicas e hipnopômpicas ocorrem em dois terços dos indivíduos portadores de narcolepsia. Geralmente se apresentam como manifestações de caráter visual e, mais raramente, tátil, auditivo ou somatossensitivas. Podem ser cenas cotidianas, animais e muitas vezes associadas à paralisia do sono, dão à criança a sensação de medo ou terror. Esses episódios, se mal diagnosticados, podem ser confundidos com sintomas psicóticos, terror noturno, pesadelos ou ataques de pânico.

Os episódios de paralisia do sono ocorrem em 60% dos portadores de narcolepsia, com frequência variável, podendo ser diária. Os eventos podem durar de poucos segundos a minutos. A sensação de palpitação, sudorese, piscamento dos olhos, gemidos, dificuldade para respirar, sensação de opressão torácica, parestesias tipo formigamento ou anestesia em membros pode ocorrer concomitantemente à paralisia. Hoje, sabemos que existem outras particularidades associadas à narcolepsia, como a fragmentação do sono com múltiplos despertares, que ocorre em até um terço dos pacientes. Vários outros distúrbios do sono podem coexistir com a narcolepsia na infância: terror noturno, pesadelos, síndrome da apneia obstrutiva do sono, movimentos periódicos dos membros, síndrome das pernas inquietas, desordem do comportamento do sono REM.

O diagnóstico é estabelecido pelos elementos clínicos, quando característicos. Porém, no início do quadro e nos pacientes com episódios de sonolência de curta duração, o diagnóstico pode ser difícil. Nesses casos, a comprovação depende do acompanhamento do caso por um período mais prolongado e da realização do teste de latências múltiplas de sono, precedido por uma polissonografia no dia anterior. A polissonografia é indicada na suspeita de narcolepsia, até para excluir outras causas de sonolência excessiva ou outros distúrbios do sono que podem coexistir com a narcolepsia, como a síndrome da apneia do sono e a dos movimentos periódicos de membros. Pelo menos, em crianças com oito anos de idade ou mais, o teste das latências múltiplas do sono é apropriado. Abaixo dessa idade, o diagnóstico deve se basear principalmente na história clínica, excluindo outras possibilidades diagnósticas, desde que possível.

Pacientes com narcolepsia podem apresentar sono REM dentro de 15 minutos após o início do exame. A eficiência de sono é geralmente elevada (acima de 90%), mas pode ocorrer fragmentação do sono devido ao aumento do número de despertares ou movimentos periódicos de membros. Não costuma haver distúrbio respiratório ou de dessaturação de oxigênio. A redução da latência de sono REM em adolescentes pode ser uma indicação para o diagnóstico de narcolepsia. Existe uma progressiva redução do número de sono REM e aumento da latência do sono em função da idade nos pacientes narcolépticos. Na narcolepsia, observamos a transição de vigília diretamente para o sono REM (SOREMP). A ocorrência de dois ou mais SOREMPs pode não estar presente nos estágios iniciais da doença em crianças ou adolescentes, sendo às vezes, necessários vários estudos para estabelecer o diagnóstico definitivo. Gozal e cols. em 2001[20], e Palm e cols., em 1989[21], observaram latências médias no TLMS de crianças pré-púberes normais de 23,7 e 26,4 minutos, respectivamente.

Já a síndrome de Kleine-Levin é uma hipersonia recorrente rara, separada por períodos de comportamento normal. A sonolência é profunda e acompanhada por pelo menos um dos

TRANSTORNOS DE SONO NA POPULAÇÃO PEDIÁTRICA **31**

seguintes sintomas: alterações cognitivas ou de humor, hiperfagia compulsiva e hipersexualidade. O comportamento anormal se manifesta por irritabilidade, agressão e alterações de personalidade. Os episódios duram alguns dias, podendo ocorrer em intervalos irregulares durante anos. No período intercrítico, o paciente apresenta um comportamento normal e se mantém alerta. A síndrome de Kleine-Levin se manifesta de modo intermitente e episódico, caracterizada por sonolência grave, associada a distúrbios cognitivos, psiquiátricos e comportamentais. Um episódio dura em média de dois dias e meio até 80 dias e pode recorrer em média cada três meses, durante anos. O primeiro episódio pode ser desencadeado por uma infecção ou ingestão de álcool. Nos episódios, o paciente pode dormir de 16 a 20 horas, só se levantando para comer ou para higiene. Ele pode comer compulsivamente. A sexualidade está exacerbada, principalmente nos homens. Quando o paciente desperta se torna confuso, apático, irritado e agressivo. Pode apresentar alucinações, dificuldade de comunicação, de percepção visuoespacial e déficit de memória. Entre os episódios, o paciente se encontra com sono normal, sem problemas cognitivos, de humor e alimentação. Em geral, a doença tem resolução após os 14 anos.

Parassonias

As parassonias são definidas como comportamentos episódicos, não desejáveis ou desagradáveis, que ocorrem no início do sono, durante o sono ou ao despertar. Podem ocorrer nos momentos de transição do sono e vigília, durante o período de sono REM ou NREM[1,2]. Hoje, sabe-se que há subtipos de parassonias, que possuem causas diferentes e levam a consequências distintas.

Recentemente, as parassonias foram reclassificadas no Manual de Classificação de Transtornos do Sono de 2013[1] e subdivididas em três tipos, o que facilita o entendimento e o manejo clínico (Tabela 4.2).

Tabela 4.2	Classificação das parassonias
Do sono NREM (transtornos do despertar) Sonambulismo • Terror noturno • Despertar confusional Transtorno alimentar relacionado ao sono	
Do sono REM Transtorno comportamental do sono REM • Pesadelos • Paralisia do sono	
Outros Alucinações • Enurese do sono *Exploding head syndrome* Parassonias decorrentes de desordens médicas, medicações/substâncias ou não especificadas	

Fonte: ICSD, 2013.

Estudos com crianças com parassonias relatou que elas têm maior taxa de resistência a ir para a cama, demoram mais para iniciar o sono, apresentam despertares mais frequentes e tempo de sono mais reduzido. Crianças com sonambulismo tiveram mais problemas no início do sono do que crianças com terror noturno[4].

Na maioria das vezes, o diagnóstico das parassonias pode ser obtido com uma boa história clínica. O momento do aparecimento, as características do evento, idade do paciente são informações cruciais para o raciocínio clínico. No entanto, alguns casos requerem o

32 TRANSTORNOS DE SONO NA POPULAÇÃO PEDIÁTRICA

exame de polissonografia (PSG) com vídeo para mais adequada avaliação. As principais indicações de PSG nas parassonias são:

- Riscos de lesões ou violência;
- Diagnóstico diferencial com crises epilépticas;
- Presença de sonolência excessiva diurna;
- Ausência de resposta terapêutica;
- Associação com outros distúrbios neurológicos, médicos ou psiquiátricos.

Na infância, as mais comuns são as parassonias do sono REM, as quais aprofundaremos mais neste capítulo.

Parassonias do sono NREM

Também conhecidos como distúrbios do despertar, geralmente ocorrem no início do sono, são comuns na infância e diminuem com a idade. Acredita-se que o maior predomínio destas parassonias na infância deva-se à maior quantidade de sono N3 que as mesmas apresentam, uma vez que é nesta fase em que predominam os transtornos do despertar. Com o passar dos anos a quantidade de sono N3 vai diminuindo, bem como a incidência destas parassonias.

Na grande maioria apresenta histórico familiar positivo, com predisposição genética[22], calcularam a variação fenotípica do sonambulismo atribuível a fatores genéticos em 65% das crianças, e acredita-se que seja resultado de vários genes, dados esses consistentes com os resultados de HLA realizados por Lecendreux e cols.[23].

As parassonias do sono NREM podem ser consideradas parte de um *continuum*, pois há muitos aspectos em comum, como relatado acima e é frequente a sobreposição de quadros clínicos. Ocorrem mais frequentemente na fase N3 do sono NREM, podendo eventualmente ocorrer em fase N1 ou N2. Alguns aspectos em comum entre os distúrbios do despertar incluem uma transição incompleta do sono de ondas lentas, comportamentos automáticos, percepção alterada do ambiente e níveis variáveis de amnésia ao evento.

Os distúrbios do despertar podem ser compreendidos como sendo uma mudança imperfeita que interrompe a progressão normal da ciclagem do sono. Assim, há momentos em que criança não está totalmente acordada nem totalmente dormindo e o EEG revela uma mistura de diferentes frequências: nessa situação, pode-se observar características de ambas as fases sejam elas de sono ou de vigília.

Existem vários fatores que podem influenciar os distúrbios do despertar. A idade é importante, uma vez que predominam na infância e muitas vezes desaparecem na adolescência. A privação de sono e um dia mais agitado parecem aumentar a complexidade e frequência dos eventos.

Os critérios diagnósticos determinados pelo ICSD de 2013[1] incluem (Tabela 4.3).

Tabela 4.3	Critérios diagnósticos gerais para os transtornos do despertar
Critérios obrigatórios	
A. Episódios recorrentes de despertares do sono;	
B. Ausência de resposta ou resposta inapropriada às tentativas de redirecionamento ou intervenção de outras pessoas ao episódio;	
C. Imagem de sonho limitada ou não associada à cognição;	
D. Amnésia total ou parcial do episódio;	
E. O distúrbio não é melhor explicado por outro transtorno do sono, mental condição médica, medicação ou uso de substância.	

Notas: 1. Os eventos ocorrem no primeiro terço da noite; 2. O indivíduo pode permanecer confuso, desorientado por vários minutos ou mais após o episódio.
Fonte: ICSD, 2013.

TRANSTORNOS DE SONO NA POPULAÇÃO PEDIÁTRICA **33**

Os três tipos que abordaremos a seguir são os mais comuns na infância.

Sonambulismo

É caracterizado por episódios de despertar parcial do sono NREM com comportamentos motores estereotipados e automáticos, e amnésia total ao evento. O sonambulismo ocorre predominantemente no sono de ondas lentas com comportamentos de sentar na cama, levantar e deambular e dura de poucos minutos a meia hora. Os episódios apresentam uma tendência de ocorrer no terço inicial da noite, provavelmente por ser o momento em que há maior porcentagem de sono de ondas lentas nesta ocasião.

Etiologia e fatores de risco

Apresenta uma prevalência na população de 1% a 17% e é mais comum em crianças entre 8 e 12 anos, sendo uma desordem autolimitada desaparecendo ao redor de 10 anos. Em 10% a 25% dos casos é possível identificar história familiar de sonambulismo, enurese, terror noturno e sonilóquio. Vários fatores, como febre, privação de sono, medicamentos, atividade física, estresse, ansiedade, álcool e apneia do sono, podem aumentar a frequência dos episódios.

Avaliação clínica

História clínica bem detalhada, incluindo momento do aparecimento e característica dos eventos é necessária para o diagnóstico.

O diagnóstico diferencial deve ser feito com transtorno comportamental de sono REM e crises parciais complexas (crises epilépticas do lobo frontal ou temporal) durante o sono.

Tratamento

O tratamento do sonambulismo inclui o aconselhamento familiar a respeito do caráter benigno da doença e adoção de medidas de segurança para evitar acidentes. As crianças que apresentam sonambulismo podem precisar de proteção para evitar que se machuquem, como trancar as janelas e portas que possam dar em escadas, ou instalar um alarme na porta da criança para alertar os familiares se ele sair do quarto. Deve-se orientar que se evite o uso de cafeína e a privação de sono, bem como, as medidas de higiene do sono. Quando os episódios são frequentes, ou potencialmente perigosos, uso de benzodiazepínicos em baixas doses por três a seis meses (clonazepam) ou antidepressivos tricíclicos (imipramina) antes de dormir pode estar indicado.

Terror noturno

Consiste em episódios de despertar parcial do sono NREM. Esses episódios são caracterizados por despertar súbito e o paciente em geral grita, sentando-se na cama com um fácies de pavor; há um predomínio de intensas manifestações autonômicas com taquicardia, taquipneia, rubor de pele, sudorese e midríase. Há usualmente amnésia total dos episódios. O terror noturno em geral ocorre do sono de ondas lentas. Os episódios duram de 3 a 5 minutos e o retorno ao sono é imediato.

Etiologia e fatores de risco

Há uma incidência maior entre 4 e 12 anos de idade. Em um estudo feito com crianças de 1 a 14 anos, foi relatada uma incidência de 2,9% de terror noturno, com ou sem episódios de sonambulismo. Beltramini & Hertzig[24] encontraram uma incidência de terror noturno de 6% em pré-escolares. O terror noturno é mais comum no sexo masculino e tem caráter autolimitado.

34 TRANSTORNOS DE SONO NA POPULAÇÃO PEDIÁTRICA

A persistência ou aparecimento na idade adulta tem as mesmas implicações fisiopatológicas que o sonambulismo já descrito antes. Aqui também fatores, como febre, privação de sono e apneia do sono, podem aumentar a frequência dos episódios.

Avaliação

A história é benigna, porém é importante avaliar a presença de eventos que possam estar interrompendo ou fragmentando o sono, como apneia do sono, sono insuficiente ou movimentos periódicos dos membros.

O exame físico é normal, com desenvolvimento neuropsicomotor dentro do esperado para a faixa etária. O diagnóstico diferencial inclui pesadelos e epilepsia.

Tratamento

O tratamento é semelhante ao do sonambulismo, realizado apenas se há risco de lesões ou se o impacto dos eventos é muito grande. Há relatos de uso de L – 5 OH triptofano em alguns países europeus, porém como seu uso não é aprovado no Brasil, não há experiência clínica com este medicamento em nosso país.

Despertar confusional

Os despertares confusionais consistem de despertares parciais, com fala arrastada, amnésia ao evento, sudorese, comportamento inadequado como choro inconsolável ou agressividade. Em geral duram de 5-15 minutos, mas podem durar até mais de uma hora.

Etiologia e fatores de risco

Os episódios podem ser precipitados por drogas com ação no SNC, atividade física e privação de sono. A prevalência é de 17% entre 3 e 13 anos, geralmente desaparecendo após os 10 anos. A associação com sonambulismo é frequente, e um estudo revelou que 36% das crianças com sonambulismo haviam apresentado despertares confusionais na fase de pré-escolar.

Avaliação

Assim como nas outras parassonias do sono NREM, a história clínica detalhada é capaz de fechar o diagnóstico. Importante é perguntar aos pais ou cuidadores não apenas sobre o horário de aparecimento dos sintomas, mas também sobre como são os mesmos: a busca por movimentos estereotipados pode auxiliar no diagnóstico diferencial de despertar confusional de crises epilépticas noturnas, principalmente as do lobo frontal. Um recurso cada vez mais utilizado e que ajuda muito no tratamento.

Tratamento

Assim como no sonambulismo, o tratamento apenas é indicado nos casos mais complicados e de maior prejuízo diurno. A medicação mais utilizada é o clonazepam e deve-se evitar o uso prolongado, devido aos efeitos colaterais.

Parassonias do sono REM

As parassonias do sono REM são menos comuns na infância, sendo o transtorno comportamental do sono REM (TCREM) ainda mais raro nessa faixa etária, predominado acima dos 50 anos de idade. Abordaremos de forma mais superficial o TCREM, e com mais detalhes os pesadelos e as alucinações do sono.

Transtorno comportamental do sono REM

O transtorno comportamental de sono REM foi inicialmente descrito em 1986 e caracteriza-se pela ausência da atonia muscular durante o sono REM. No RBD, o paciente literalmente "vivencia" os sonhos, gerando os mais variados comportamentos motores, violentos, podendo se ferir.

Etiologia e fatores de risco

A fisiopatologia do RBD está relacionada com a disfunção de núcleos pontinos colinérgicos responsáveis pela geração de sonhos e pela inibição multissináptica glicinérgica do neurônio motor do corno anterior espinal. A desinibição deste último circuito gera ausência de atonia durante o sono REM. O quadro clínico é caracterizado por uma história de anos de duração (10-20 anos) de sono agitado, com movimentos de membros, vocalizações durante o sono. O paciente, se acordado, está orientado e lembra do sonho. O RBD é mais comum em idosos, no sexo masculino e em cerca de 30% a 40% dos casos associa-se a distúrbios neurológicos (demência, esclerose múltipla, AVC, cerebral) ou doenças tóxico-metabólicas. A suspensão abrupta de algumas medicações tanto em adultos como em crianças pode desencadear os episódios (benzodiazepínicos, IMAO, antidepressivos, estimulantes do SNC). Há variantes como a desordem associada de parassonia (tanto a presença de TCREM quanto de transtorno alimentar, movimentos rítmicos) ou o *status dissociatus* (mistura das características de vários estágios do sono).

Avaliação

Na investigação neurológica deve-se fazer uma TC ou RNM de crânio, dependendo do quadro clínico do paciente. Investigação com objetivo de identificar doenças neurodegenerativas. A polissonografia pode identificar os episódios, além da perda da atonia muscular no sono REM.

Diagnóstico diferencial

Por manifestar-se por movimentos complexos, o diagnóstico diferencial se faz através das parassonias do sono NREM, crises convulsivas, SAOS, alucinações hipnagógicas e síndrome do estresse pós-traumático.

Tratamento

Uma vez que a causa de base for identificada, tratá-la pode melhorar os sintomas. A medicação mais utilizada é o clonazepam, e há alguns estudos com o uso de antidepressivos.

Pesadelos

O pesadelo é um episódio em que a criança acorda assustada e a seguir relata histórias de conteúdo desagradável. Ao contrário do terror noturno, os pesadelos geralmente ocorrem durante o sono REM, ou seja, predominam na segunda metade da noite. Os pesadelos raramente incluem fala, gritos ou andar durante o sono. Os pesadelos são mais frequentes entre as idades 3 e 6 anos e então se tornam mais raros.

Etiologia e fatores de risco

Pesadelos são muito comuns na infância, ocorrendo em 60% a 75% das mesmas, se iniciando por volta dos 2,5 anos[1]. A ocorrência de pesadelos ocasionais não caracteriza a desordem do pesadelo. Pesadelos frequentes ocorrem, no entanto, em 1% a 5% de crian-

36 TRANSTORNOS DE SONO NA POPULAÇÃO PEDIÁTRICA

ças na fase pré-adolescente. Estima-se que cerca de 10% a 50% das crianças de 3 a 5 anos de idade apresentem pesadelos ocasionais graves o suficiente para pedir ajuda noturna a seus pais.

Pesadelos frequentes estão associados a características de personalidade e psicopatologia, inversamente proporcional ao bem-estar da criança. A frequência dos pesadelos é a medida que mais se associa à gravidade do mesmo. O uso de agentes que interfiram na transmissão da noradrenalina, serotonina e dopamina pode se associar a maior frequência de pesadelos, bem como a retirada de inibidores de receptação de serotonina.

Critérios diagnósticos

Segundo o ICSD 2013[1], os critérios para diagnosticar-se transtornos/desordem do pesadelo incluem (Tabela 4.4).

Tabela 4.4	Critérios diagnósticos gerais para os transtornos do pesadelo
Critérios obrigatórios	
A. Ocorrências repetidas de sonhos disfóricos, que em geral envolvem ameaças à sobrevivência, a segurança ou a integridade física.	
B. Ao despertar dos sonhos disfóricos, a pessoa rapidamente retorna ao habitual, orientado e alerta.	
C. A experiência onírica ou o distúrbio do sono produzido pelo despertar a partir dele, causa sofrimento clinicamente significativo ou prejuízo nas áreas social, ocupacional ou outras áreas importantes de funcionamento conforme indicado pelo relatório do paciente com pelo menos um dos seguintes: 1. Perturbação do humor (por exemplo, a persistência do pesadelo, ansiedade, disforia). 2. Resistência ao dormir (ansiedade de dormir, medo de sono, pesadelos subsequentes). 3. Deficiências cognitivas (imagens intrusivas de pesadelos, incapacidade de concentração ou memória). 4. Impacto negativo sobre o cuidador ou o funcionamento familiar. 5. Problemas comportamentais (evitar dormir, medo do escuro). 6. Sonolência excessiva diurna. 7. Fadiga ou baixa energia. 8. Função ocupacional ou educacional prejudicada. 9. Função interpessoal/social prejudicadas.	

Notas: Transtorno de pesadelo em crianças é mais provável de ocorrer em pessoas expostas a estressores psicossociais graves. Os pesadelos de infância muitas vezes se resolvem espontaneamente e o diagnóstico deve ser dado somente se há sofrimento persistente.
Fonte: ICSD, 2013.

Avaliação

História clínica completa e detalhada, envolvendo hábitos diurnos e do momento do sono. Em raros casos, se faz necessária a polissonografia com vídeo: reserva-se esses exames para quando há dúvidas diagnósticas.

Diagnostico diferencial

Síndrome do estresse pós-traumático, crises convulsivas focais são possíveis diagnósticos diferencias de pesadelos.

Tratamento

O tratamento na maioria dos casos se restringe à orientação familiar a respeito do caráter benigno dos episódios.

Alucinações do sono

Paralisia do sono isolada e recorrente é caracterizada por inabilidade de movimentar-se voluntariamente ao início do sono ou no despertar, na ausência do diagnóstico de narcolepsia. Pode caracterizar-se por inabilidade de falar, mover os membros, tronco e cabeça. Habitualmente a respiração não é afetada e a consciência é preservada. Pode ser abolida pela estimulação sensorial.

Etiologia e fatores de risco

Estima-se que 15% a 40% das pessoas apresentem pelo menos um episódio de paralisia do sono na vida. Privação de sono e hábitos irregulares de horários de sono podem precipitar episódios de Alucinações. Alguns estudos referem que estresse mental e psicológico também pode ser fator predisponente.

Critérios diagnósticos

Segundo o ISCD de 2013, para o diagnóstico de alucinações do sono é necessário observar-se (Tabela 4.5).

Tabela 4.5	Critérios diagnósticos gerais para alucinações do sono
A. Incapacidade recorrente para mover o tronco e todos os membros no início do sono ou ao acordar do sono.	
B. Cada episódio dura segundos a alguns minutos.	
C. Os episódios causam sofrimento clinicamente significativo, incluindo ansiedade ou medo de dormir ou de ter sono.	
D. A perturbação não é melhor explicada por outro transtorno do sono (especialmente narcolepsia), transtorno mental, condição médica, medicação ou uso de substâncias.	

Fonte: ICSD, 2013.

Avaliação

História clínica pode ser conclusiva, porém, na dúvida diagnóstica, a persistência da atonia do sono REM em episódios de vigília, durante a polissonografia, pode auxiliar no diagnóstico.

Diagnostico diferencial

Cataplexia, crises atônicas, pânico noturno e paralisia periódica familiar (sobretudo a forma hipocalêmica) podem simular quadros de paralisia periódica.

Tratamento

Não há opção terapêutica para paralisia isolada do sono. Habitualmente isso não é uma queixa clínica que leve a pessoa a buscar auxílio dos profissionais de saúde. Ela pode surgir em conjunto a outras, dificilmente como o motivo das consultas.

Enurese noturna

A enurese noturna (EN) é considerada a eliminação de urina no período noturno, de maneira involuntária, em indivíduos a partir dos 5 anos de idade[25]. O episódio de enurese deve acontecer pelo menos em duas noites na semana e pode ocorrer mais de uma vez por noite e até todas as noites.

Etiologia e fatores de risco

Uma em cada três crianças de 4 anos ainda urina na cama. Assim, a enurese noturna é vista com um distúrbio somente após os cinco anos de vida. A prevalência de enurese é cerca de 10% em crianças de 6 anos e diminui progressivamente com a idade. Alguns estudos sugerem uma incidência de 44% a 77% quando um ou os dois pais apresentam uma história positiva de enurese. Enurese é mais prevalente em grupos socioeconômicos mais baixos e em membros da mesma família. Se ambos os pais têm história pregressa de enurese, há risco de 77% de seus filhos também desenvolverem enurese. Se um dos pais teve enurese, o risco é reduzido para 43%.

EN pode ser do tipo monossintomática (ENM), quando ocorre na ausência de outros sintomas, ou polissintomática (ENP), na presença de sintomas de perdas noturnas e diurnas, infecção urinária associada ou não a encoprese.

A enurese noturna considerada primária, quando a criança nunca tiver conseguido obter controle esfincteriano noturno[26]. A enurese noturna secundária normalmente se associa a eventos psicológicos, como separação dos pais, troca de escola, nascimento de irmãos e/ou outros. Para melhor caracterização clínica, prefere-se adotar no momento a denominação *incontinência urinária* para outras situações clínicas de perda urinária diurna e/ou noturna não definida como enurese noturna monossintomática (ENM). Buttler & Holland (2000) propuseram um modelo de três sistemas postulando que um ou mais dos três mecanismos estão envolvidos na fisiopatologia da ENM: primeiro a produção excessiva de urina, segundo a hiperatividade vesical durante a noite e, por fim, falha em acordar como resposta ao enchimento vesical.

Várias condições clínicas que interfiram na qualidade e quantidade do sono, apresentam potencial para determinar sintomas diurnos, como a síndrome da apneia obstrutiva do sono (SAOS), movimentos periódicos dos membros durante a noite e enurese noturna. Em um estudo de 2008, verificou-se que os enuréticos noturnos consideram seu sono ruim, comparado aos controles, pois são ansiosos com relação ao risco de urinarem durante o sono e de ter seu sono interrompido pelo evento urinário.

Historicamente conhecida como um fenômeno psiquiátrico, nos últimos 15 anos, a enurese noturna vem ganhando espaço de estudo na tentativa de se entender a diferença do sono das crianças e adolescentes com e sem EN. Muitos estudos com questionários tentaram acessar subjetivamente os limiares de despertar desses indivíduos, que por observação parecem ser mais elevados que os dos controles, quando, por exemplo, comparados com outras pessoas da mesma família que acordam ao som do alarme noturno de enurese sem que o indivíduo estudado acorde. Entretanto, os estudos que contêm dados mais objetivos, como os polissonográficos, falharam em demonstrar diferenças entre os parâmetros de sono habitualmente estudados no exame (latências de sono, porcentagem de estágios do sono, número de despertares), tendo os indivíduos enuréticos, por muitas vezes, o estudo do sono normal na polissonografia, quando comparados com crianças não enuréticas. Não são, portanto, sonos mais profundos, como poderia se esperar a partir das observações clínicas e de familiares[25].

Alguns relatos mostraram atraso maturacional do sistema nervoso central em pacientes com ENM observados em estudos neurofisiológicos, como alteração na resposta à hiperventilação no eletroencefalograma de repouso, aumento da latência do P300 no estudo de potencial evocado somatossensitivo e aumento da latência interpico das ondas I-III e I-V nos estudos de potenciais evocados auditivos. Além dos estudos neurofisiológicos, tem-se tentado demonstrar esse atraso do desenvolvimento maturacional do cérebro por meio de estudos de ressonância magnética funcional. Também foram observadas alterações no córtex pré-frontal, que podem influenciar a transmissão do sinal interno para controle vesical[25].

Os episódios de enurese ocorrem em todos os estágios do sono. A fisiopatologia da enurese parece estar relacionada com um atraso na maturação do controle vesical na enu-

TRANSTORNOS DE SONO NA POPULAÇÃO PEDIÁTRICA **39**

rese primária. Fatores orgânicos como malformações geniturinárias, bexiga neurogênica, patologias psiquiátricas ou endócrinas podem causar enurese secundária (Tabela 4.6).

Tabela 4.6	Critérios diagnósticos gerais para enurese noturna
Critérios diagnósticos obrigatórios: enurese primária do sono A. O paciente tem mais de 5 anos. B. O paciente apresenta micção involuntária recorrente durante o sono, que ocorre pelo menos duas vezes por semana. C. A condição está presente há pelo menos três meses. D. O paciente nunca foi consistentemente seco durante o sono.	
Critérios diagnósticos obrigatórios: enurese secundária do sono A. O paciente tem mais de 5 anos. B. O paciente apresenta micção involuntária recorrente durante o sono, que ocorre pelo menos duas vezes por semana. C. A condição está presente há pelo menos três meses. D. O paciente foi previamente consistentemente seco durante o sono por pelo menos seis meses.	

Fonte: ICSD, 2013.

Avaliação

História clínica detalhada e avaliação de fatores associados, como constipação, são necessárias.

Investigação de fatores nefrológicos.

Diagnostico diferencial

Crises convulsivas noturnas que culminem com diurese, além de quadros nefrológicos que impeçam a criança de realizar controle da urina. Nos casos de anormalidades urinárias e/ou nefrológicas, considerar na história que perdas urinárias diurnas não fazem parte do diagnóstico do sono, devendo assim ser investigadas por nefrologista pediátrico.

Tratamento

O tratamento da constipação em alguns casos pode resolver o quadro enurético. Crianças refratárias a primeira tentativa de higiene de sono, controle da ingesta hídrica noturna e tratamento da constipação podem se beneficiar do uso de DDAVP (acetato de desmopressina) e/ou alarme. Não há, contudo, uma única modalidade terapêutica eficaz para a enurese do sono e, por isso, recomenda-se avaliação multidisciplinar com psicologia e pediatra para determinar as mais adequadas opções terapêuticas.

A ENM tem características peculiares com fisiopatologia e comorbidades singulares. É um problema comum na infância, com predominância do sexo masculino, e afeta em torno de 5% a 10% das crianças de 7 anos de idade, e 1% a 2% dos adolescentes. É comum afetar vários membros de uma família. Sugere-se que a EN se constitua em entidade geneticamente heterogênea com influências de fatores ambientais, somáticos e psicossociais.

Os fatores de risco para EM também incluem a associação com estresse psicológico, como baixo nível socioeconômico, desemprego, famílias numerosas, separação dos pais, troca de escola, nascimento de irmãos. Esses fatores, quando incidentes no período de aquisição do controle esfincteriano, podem interferir na regulação central sobre o funcionamento vesical. O conjunto de eventos promotores do episódio da enurese pode ter associação a baixa capacidade funcional vesical e/ou instabilidade da musculatura detrusora da bexiga durante o sono.

40 TRANSTORNOS DE SONO NA POPULAÇÃO PEDIÁTRICA

A dificuldade da criança enurética para acordar está relacionada com a ocorrência dos episódios de perda urinária predominantemente durante o sono não REM. A influência fisiopatológica do distúrbio do despertar no fenômeno enurético tem sido motivo de muitos estudos, não se encontrando associação do episódio enurético com alteração os exames de polissonografia comum. Os primeiros estudos com o sono desses pacientes demonstraram maior número de ciclos de sono e despertar, sono mais fragmentado e estado de privação de sono com aumento no limiar de despertar, justificando a dificuldade para acordar frente ao estímulo do enchimento vesical[25]. Novos estudos analisando microarquitetura do sono através da análise do padrão alternante cíclico (CAP), evidenciaram uma diferença nos subtipos de ativação cerebral, sendo os enuréticos com menor despertabilidade, representada por menor taxa do subtipo CAP A2 quando comparado a controles normais[25].

A falta de liberação de hormônio antidiurético durante o sono, instabilidade e/ou diminuição da capacidade da bexiga e da incapacidade de despertar do sono pela sensação da bexiga cheia integram a tríade patogênica da enurese. A essa tríade, somam-se observações que demonstram que muitos pacientes não respondedores às terapias existentes apresentam sintomas de incoordenação motora com dificuldades nas atividades diárias e escolares que foram atribuídos à imaturidade dos núcleos do tronco cerebral, *locus coeruleus* e região lateral do centro pontino da micção. Os fatores mais associados a essa aquisição tardia do controle central sobre o funcionamento vesical são: baixo peso ao nascer, baixa estatura, atraso no desenvolvimento motor e de coordenação motora fina, atraso na fala e desenvolvimento da linguagem, e deficiência na percepção espacial e visuomotora. Não se observou, no entanto, associação entre a maturação funcional desses centros, e a cura da enurese independe da aquisição maturacional[25].

O déficit no desenvolvimento dessas áreas corticais pode interferir diretamente no controle postural, visto que o mesmo emerge da interação dinâmica entre os sistemas musculoesquelético, neural e sensorial, e envolve controlar a posição do corpo no espaço para manter a estabilidade e orientação.

A enurese é, portanto, uma entidade multifatorial cujo curso pode ser afetado por outros fatores, como a presença de hipercalciúria, irritabilidade e transtornos do déficit de atenção e hiperatividade (TDAH), apneia do sono, obesidade, constipação e incontinência fecal. No aspecto do sono, há uma conhecida correlação entre EN e ronco. Eventos respiratórios obstrutivos associam-se às oscilações de depressão intratorácica negativa e pressão abdominal positiva. Elevações da pressão abdominal afetam diretamente a função da bexiga por compressão abdominal, a negativação da pressão intratorácica promove distensão atrial e com secreção aumentada de peptídeo natriurético atrial, aumentando a excreção urinária de sódio. A inter-relação da EN com um distúrbio no mecanismo do despertar leva a sua inclusão no grupo das parassonias, juntamente com despertar confusional, terror noturno e sonambulismo.

Em geral, o prognóstico da ENM é bom, com taxa de cura espontânea de 10% a 15% ao ano.

A recomendação é que se inicie o tratamento da ENM, entre 6 e 8 anos de idade, quando o problema começa a interferir nas atividades sociais da criança e esta tem interesse em solucioná-lo. A análise individualizada, de acordo com a avaliação de cada paciente, facilita a escolha do tratamento mais eficiente e depende da motivação da família e do paciente. A abordagem das comorbidades e o controle da postura, previamente à terapia escolhida, podem levar à cura da ENM, antes da instituição terapêutica específica.

As propostas terapêuticas existentes para a ENM englobam o uso da terapia comportamental, pela uroterapia e alarme, e o tratamento medicamentoso, com a desmopressina, como análogo do HAD. Considerar, portanto, a enurese apenas como um fenômeno do desenvolvimento da criança pode ser minimizar problemas e perder a oportunidade de tratamento precoce, que diminuiria os danos emocionais à criança.

Conclusão

Os transtornos do sono na infância e adolescência podem ser considerados perturbações intrínsecas que ocorrem no período em que dormirmos, decorrentes de processos externos ou internos, e por sua vez podem ser fisiológicos ou patológicos. Alguns distúrbios do sono que são devidos a processos que possam surgir no corpo como parassonias, distúrbios do sono associados a alterações da saúde mental/emocional, neurológica, ou outras desordens médicas. Narcolepsia, hipersonia recorrente, hipersonia idiopática e hipersonia pós-traumática são transtornos de sonolência excessiva que devem ser devidamente diagnosticados e tratados, síndrome de apneia obstrutiva do sono, síndrome de apneia do sono central, alveolar central, síndrome de hipoventilação e transtorno de movimentos periódicos dos membros são distúrbios que podem produzir uma queixa de qualquer insônia ou sonolência excessiva. A indicação do estudo do sono vendo sendo amplamente estudada e estimulada.

Referências bibliográficas

1. American Academy of Sleep Medicine. International classification of sleep disorders, 3rd ed. Darien, IL: American Academy of Sleep Medicine, 2014.
2. Mindell JA, Kuhn B, Lewin DS, Meltzer LJ, Sadeh A. AASM. Behavioral treatment of bedtime problems and night wakings in infants and young children. Sleep. 2006;29(10):1263.
3. Zuckerman B, Stevenson J, Bailey V. Sleep problems in early childhood: continuities, predictive factors, and behavioral correlates. Pediatrics. 1987;80(5):664-71.
4. Sadeh A, Gruber R, Raviv A. Sleep, neurobehavioral functioning, and behavior problems in school-age children. Child Development. 2002:405-17.
5. Blampied NM, France KG. A behavioral model of infant sleep disturbance. Journal of applied behavior analysis. J Appl Behav Annal. 1993;26(4):477-92.
6. Keener MA, Zeanah CH, Anders TF. Infant temperament, sleep organization, and nighttime parental interventions. Pediatrics. 1988;81(6):762-71.
7. Owens-Stively J, Frank N, Smith A, Hagino O, Spirito A, Arrigan M, et al. Child temperament, parenting discipline style, and daytime behavior in childhood sleep disorders. Journal of Developmental & Behavioral Pediatrics. 1997;18(5):314-21.
8. Sadeh A, Lavie P, Scher A. Sleep and temperament: Maternal perceptions of temperament of sleep-disturbed toddlers. Early Education and Development. 1994;5(4):311-22.
9. Van Tassel EB. The relative influence of child and environmental characteristics on sleep disturbances in the first and second years of life. Journal of Developmental & Behavioral Pediatrics. 1985;6(2):81-6.
10. Owens JA, Mindell JA. Pediatric insomnia. Pediatric Clinics of North America. 2011;58(3):555-69.
11. Mindell JA, Owens JA. A clinical guide to pediatric sleep: diagnosis and management of sleep problems: Lippincott Williams & Wilkins; 2009.
12. Meltzer LJ, Mindell JA. Behavioral sleep disorders in children and adolescents. Sleep Medicine Clinics. 2008;3(2):269-79.
13. Nunes ML, Cavalcante V. Clinical evaluation and treatment of insomnia in childhood. Jornal de Pediatria. 2005;81(4):277-86.
14. Meltzer LJ, Mindell JA. Systematic review and meta-analysis of behavioral interventions for pediatric insomnia. Journal of Pediatric Psychology. 2014;39(8):932-48.
15. Price AM, Wake M, Ukoumunne OC, Hiscock H. Five-year follow-up of harms and benefits of behavioral infant sleep intervention: randomized trial. Pediatrics. 2012;130(4):643-51.
16. Morgenthaler T, Owens J, Alessi C, Boehlecke B, Brown T, Coleman J, et al. Practice parameters for behavioral treatment of bedtime problems and night wakings in infants and young children. Sleep -New York Then Westchester. 2006;29(10):1277.
17. Mindell JA, Meltzer LJ, Carskadon MA, Chervin RD. Developmental aspects of sleep hygiene: Findings from the 2004 National Sleep Foundation Sleep in America Poll. Sleep Medicine. 2009;10(7):771-9.
18. Pessoa JHLP, Pereira Jr JC, Alves RSC. Distúrbios do sono na criança e no adolescente: uma abordagem para pediatras - 2°Edição. São Paulo: Atheneu, 2015.
19. Coelho FM, Pradella-Hallinan M, Predazzoli Neto M, Bittencourt LR, Tufik S. Prevalence of the HLA-DQB1*0602 allele in narcolepsy and idiopathic hypersomnia patients seen at a sleep disorders outpatient unit in Sao Paulo. Revista Bras Psiquiatr. 2009;31:10-4.
20. Gozal D, Wang M, Pope DW Jr. Objective sleepiness measures in pediatric obstructive sleep apnea. Pediatrics. 2001;108:693-7.

TRANSTORNOS DE SONO NA POPULAÇÃO PEDIÁTRICA

21. Palm L, Persson E, Elmqvist D, Blennow G. Sleep and wakefulness in normal preadolescent children. Sleep. 1989;12:299-308.
22. Hublin C, Kaprio J. Genetic aspects and genetic epidemiology of parasomnias.Sleep Med Rev. 2003;7:413-21.
23. Lecendreux M, Bassetti C, Dauvilliers Y, Mayer G, Neidhart E, Tafti M. HLA and genetic susceptibility to sleepwalking. Mol Psychiatry. 2003;8:114-7.
24. Beltramini AU, Hertzig ME. Sleep and bedtime behavior in preschool-aged children.Pediatrics. 1983;71:153-8.
25. Azevedo Soster LMSF Análise da microarquitetura do sono (Padrão Alternante Cíclico) em crianças com enurese noturna monossintomática. Tese. Universidade de São Paulo, 2015.
26. Neveus T. Enuretic sleep: deep, disturbed or just wet? Pediatric Nephrology. 2008;23(8):1201-2
27. Butler RJ, Holland P. The three systems: a conceptual way of understanding nocturnal enuresis. Scandinavian Journal of Urology and Nephrology. 2000;34(4):270-7.
28. Gozmen S, Keskin S, Akil I. Enuresis nocturna and sleep quality. Pediatric Nephrology. 2008;23:1293-6.

capítulo 5

Sono e Psiquiatria

Maria Cecilia Lopes
Cristiana Castanho de Almeida Rocca
Luciane Bizari Coin de Carvalho
Lucila Bizari Fernandes do Prado
Lee Fu I

Existe uma relação entre as alterações de sono e sintomatologia comportamental em todas as faixas etárias. Tal interação pode ser considerada bidirecional[1], e ambas são fatores desencadeantes de quadros patológicos entre si. Os transtornos de sono afetam todos os transtornos psiquiátricos e essa interação fica evidente, por exemplo, no transtorno bipolar, no qual a fragmentação do sono tem uma relação direta com a virada no episódio de mania. Hipócrates (460–377 a.C.), considerado o pai da medicina, definiu que os quadros patológicos, em sua maioria, poderiam ser tratados com uma boa alimentação, atividade física regular e uma ótima noite de sono[2]. Esse conceito pode ser também aplicado aos outros transtornos psiquiátricos e em todas as idades.

A psiquiatria infantil tem subdividido os transtornos psiquiátricos na infância e adolescência como transtornos psiquiátricos característicos da infância e em transtornos característicos da fase adulta, com possível início precoce na infância e adolescência. Um estudo epidemiológico longitudinal demonstrou que pacientes com transtornos de sono apresentam mais risco para depressão maior unipolar, transtornos de ansiedade, abuso de drogas e dependência de nicotina, sendo maior a relação entre transtornos de sono e depressão maior[3]. Há a hipótese de que o reconhecimento e intervenção precoce do transtorno de sono pode prevenir quadros depressivos recorrentes. Tal hipótese foi formulada devido aos resultados obtidos em um estudo prospectivo epidemiológico que demonstrou que a população com sintomas de insônia com seguimento em um ano apresentou maior risco para o desenvolvimento de um quadro depressivo[3]. Além disso, episódios de depressão recorrente e risco para suicídio podem ser precedidos de queixas subjetivas de alterações do sono em crianças e adolescentes[4]. Tais observações favorecem a teoria de que o transtorno da fisiologia do sono pode preceder o desenvolvimento do transtorno afetivo. Paralelamente, há evidência da importância do sono dentro dos critérios diagnósticos para depressão bipolar (de acordo com DSM IV) e torna-se imperativo o estudo da coexistência de transtorno afetivo e transtorno do sono.

Estima-se o porcentual de 90% dos pacientes adultos deprimidos com alterações neurofisiológicas no sono[5]. Depressão é uma condição patológica que se acredita estar presente em todas as faixas etárias com critérios diagnósticos específicos aplicados para crianças. A taxa de prevalência reportada nas pesquisas epidemiológicas aparece em proporções bastante variadas, de menos de 5% a mais de 60%[6]. Portanto, há indícios de que o transtorno bipolar pode estar sendo subdiagnosticado na infância e na adolescência. Existe a questão de que os critérios diagnósticos não são específicos para crianças e adolescentes e de que,

44 SONO E PSIQUIATRIA

portanto, os índices de prevalência são em geral diferentes dos encontrados em adultos. Mantêm-se, assim, as especulações variadas a respeito dos impactos da idade e do grau de desenvolvimento sobre a fenomenologia dos transtornos do humor.

Segundo o DSM-IV, a depressão maior na infância pode ter características como humor depressivo ou irritadiço, queixas somáticas sem causa detectável, agitação psicomotora, falhas em apresentar os ganhos de peso esperado para idade e é comum a presença de sintomas de ansiedade de separação e de evitamento, além de fobias. Apesar das alterações neurofisiológicas do sono dos adultos deprimidos serem bastante frequentes, os estudos desenvolvidos na faixa etária da infância têm sido controversos. Alguns autores têm descrito poucas alterações neurofisiológicas do sono em crianças em relação ao grupo-controle[5]. Apesar de tais resultados, há descrição de redução da latência do sono REM (*Rapid Eye Movement*) em crianças deprimidas. Embora consistentes, as alterações neurofisiológicas do sono do adulto deprimido não são patognomônicas da depressão maior unipolar em adultos.

O transtorno bipolar na infância tende a ser uma entidade de difícil acesso, pelo polimorfismo clínico. A identificação precoce tende a mudar o curso natural da doença. Queixas relacionadas com o sono não fazem parte dos sintomas entre 1 e 6 anos[7]. Pode haver uma mudança das características dos sintomas por meio da maturação cerebral, e têm-se abordado também os subtipos de transtornos afetivos que podem ter características específicas quanto ao padrão de sono. A avaliação do sono pode ser imprescindível no diagnóstico diferencial entre transtorno bipolar e transtorno déficit de atenção e hiperatividade (TDAH). Um dos diferenciais seria a ausência de queixa de diminuição do sono no TDAH[8]. Há, assim, a possibilidade de existir um marcador neurofisiológico para identificar o transtorno.

Ainda não está claro para o transtorno bipolar que alterações de sono podem ser preditores de recorrência de sintomas[9], ou para tentativa de suicídio[10], assim como questões hormonais têm sido também exploradas em adultos, como fatores de agudização de sintomas[11]. Por isso, há evidências de que alterações hormonais da puberdade possam também influenciar os sintomas de transtorno bipolar na adolescência.

Há mudanças no padrão neurofisiológico durante o desenvolvimento[12], e esse achado pode estar correlacionado com mudanças na rede neuronal, reprogramação sináptica e alterações no metabolismo ao longo do desenvolvimento. Essas mudanças podem influenciar o padrão neurofisiológico do transtorno bipolar de acordo com idade, gênero e estágio puberal. Existem alterações do ritmo circadiano no transtorno bipolar. Sobretudo nas crianças e nos adolescentes, essa característica é exacerbada e semelhante aos adultos em comparação com outros transtornos psiquiátricos na infância. Esse dado pode sugerir que o transtorno de sono seria um possível marcador precoce de transtorno bipolar na infância. São necessários mais estudos na área de sono relacionado com a ocorrência no transtorno bipolar na infância para esclarecer os achados neurofisiológicos. As queixas subjetivas têm sido abordadas como possíveis marcadores de gravidade e podem influenciar a fisiopatologia dos transtornos psiquiátricos, sendo possível subdividir as queixas de sono, tais como insônia, despertares noturnos, despertar precoce e sonolência excessiva de diurna.

Avaliação da insônia e despertar precoce

Queixas subjetivas do sono são um instrumento diagnóstico importante em todas as faixas etárias, sobretudo na presença de transtornos neurológicos e psiquiátricos. A queixa de insônia inicial está presente na maioria dos pacientes pediátricos com transtorno bipolar, seguidos de despertares noturnos, sonolência excessiva diurna e, por fim, presença de despertar precoce, que é frequente no transtorno bipolar na população adulta. A avaliação da insônia pode ser realizada por questionários específicos, assim como em entrevistas psiquiátricas semiestruturadas com DICA, CDRS ou K-SADS[13-15].

Avaliação da sonolência excessiva diurna e despertares noturnos

Sonolência é a tendência em dormir quando as condições são ideais para que se fique em vigília. Sonolência é o oposto de alerta e pode ser fisiológica, subjetiva ou comportamental[16].

Alerta é uma habilidade do cérebro em sustentar a vigília "atenta", com pouco ou nenhum estímulo externo. Quando há sonolência excessiva, o alerta e a vigília tornam-se instáveis ou prejudicados[17,18]. A capacidade cognitiva diminui e o risco de se cometer erros e acidentes aumenta. Indivíduos com SED iniciam as tarefas, mas a *performance* decai com o tempo. Com o aumento da sonolência, diminuem as atividades que são julgadas não necessárias. Altos níveis de sonolência prejudicam a *performance*, deixam lapsos de atenção, diminuem as atividades motora e cognitiva, trazendo como consequência erros mentais e erros de memória. O tempo de cumprir tarefas diminui e aumentam os "ataques" incontrolados de sono[19].

A sonolência é expressa como uma experiência psicológica, ou seja, sentir-se com sono, que, em crianças, pode ser referida de diferentes maneiras dependendo do nível de desenvolvimento. Sonolência, do ponto de vista comportamental, é encarada como um fenômeno observável, isto é, um indivíduo com sono ou dormindo, em geral se apresenta com olhos vermelhos, repousando a cabeça sobre a mesa, ou numa parede, além de ter bocejos e referir ou aparentar dificuldade de concentração e um modo peculiar de se posicionar numa cadeira[20].

Quanto de sono é necessário para se estar alerta durante o dia ou não ter SED, ainda é um campo de pesquisa em aberto. Alguns estudos usando os Múltiplos Testes de Latência do Sono (MTLS) demonstraram que crianças saudáveis de 5 a 16 anos de idade com esquemas regulares de se deitar e acordar necessitam de pelo menos 10 horas de sono por noite e cuja latência de sono, em média, é de 10 minutos[21].

Em crianças, o sono fragmentado ou inadequado em geral é resultado de higiene do sono inadequada, restrição voluntária de sono e desordens comportamentais do sono. Há certas doenças que provocam o aumento da latência do sono ou despertares frequentes ou microdespertares, tais como a síndrome do atraso de fase do sono, distúrbios respiratórios durante o sono (síndrome da apneia obstrutiva do sono – SAOS, síndrome do aumento da resistência da via aérea superior – SARVAS), síndrome das pernas inquietas (SPI), movimentos periódicos dos membros durante o sono (PLMS), epilepsia, dor crônica, narcolepsia, síndrome de Kleine-Levin, ingestão de drogas psicoativas e álcool[22]. Adolescentes, entre 13 e 18 anos até aos 22 anos, com frequência dormem mais tempo que crianças ou adultos. Mudanças no padrão de sono ocorrem durante essa fase, tanto em qualidade como em quantidade de sono. A SED nessa população é considerada um grande problema, pois pode trazer efeitos negativos em relação ao desempenho individual, saúde e segurança[23].

Avaliações laboratoriais, estudos de campo e questionários têm mostrado que, durante a segunda década de vida, ocorrem numerosas alterações na fisiologia do sono associadas ao desenvolvimento de padrões consistentes de sono, incluindo diminuição da duração do sono com o aumento da idade, atraso da hora de ir para a cama e no tempo de levantar-se, e uma alteração discrepante entre os padrões de sono em dias letivos e nos finais de semana[24-27].

Os adolescentes estendem seu sono em finais de semana, normalmente pela idade e na dependência de seu horário escolar, caso haja acúmulo significativo de débito de sono. Numerosos estudos desenvolvidos em laboratório tentam avaliar o tempo de dormir e acordar, com ou sem fixação de horários dos períodos de sono, sono REM, sono de ondas lentas e outros. Crianças acordam mais espontaneamente que adolescentes antes das 8 horas da manhã[28].

Com o crescimento da criança, os padrões de sono se alteram, sobretudo nos escolares em dias letivos. Os adolescentes requerem mais despertadores ou precisam da intervenção dos pais para acordá-los nas manhãs. A dificuldade aumenta com o passar dos anos e mais de 85% dos estudantes do segundo grau necessitam ser acordados de uma maneira ativa[29]. Horários matutinos muito cedo vão contra o ciclo sono/vigília dos adolescentes. Estudos em escolas e em laboratórios mostraram que estudantes que acordaram mais cedo para

46 SONO E PSIQUIATRIA

irem à escola tiveram latência curta de sono nos MTLS e, em consequência, pior desempenho nas primeiras aulas do período da manhã[30].

Outra grande influência no padrão de sono é o número de horas gastas em trabalhos. Estudantes que trabalham 20 horas ou mais por semana relataram ir para a cama mais tarde, dormir poucas horas por noite, dormir mais pela manhã e dormir em sala de aula[31,32]. Esse grupo também é mais propenso a fumar, usar cafeína, álcool e drogas.

A maior queixa sobre o sono em adolescentes é a dificuldade em iniciar o sono, que pode não representar insônia nessa faixa etária. Nesse grupo, a maior causa é uma doença com base circadiana em que o marca-passo circadiano interno não está sincronizado com o externo ou com o tempo do ambiente. Os adolescentes afetados experienciam dificuldade em iniciar e terminar o sono, preferindo iniciar o sono entre 2 e 6 horas da manhã e acordar entre 10 e 13 horas. Esse atraso de fase do sono foi demonstrado pela ritmicidade circadiana com secreção de melatonina, mudanças de temperatura corporal e do ciclo sono/vigília. A incidência não está clara, estimando-se estar presente em mais de 7% dos adolescentes. O diagnóstico é fundamentado na história clínica e o paciente clássico é aquele que sempre chega atrasado ou falta na escola pela sua inabilidade em se levantar da cama, apesar da intervenção dos pais. Em consequência, há perda de aulas, notas baixas, sono durante as aulas e, com frequência, "problemas de comportamento". Embora não seja uma opção prática para o tratamento, esses sintomas desaparecem se houver uma alteração do horário escolar, fazendo com que as aulas se iniciem mais tarde ou no período da tarde. Outra opção seria utilizar o tratamento do atraso de fase convencional, ou seja, atrasar o tempo de sono em 3 horas por dia, a cada cinco a seis dias até que a hora de sono desejada seja alcançada. Outra alternativa seria a fototerapia, na qual haveria uma exposição a altas intensidades de luz obtidas por uma "caixa de luz" durante 30 minutos logo após acordar, a fim de "re-setar" seu relógio biológico. A administração de melatonina que potencializa o sono, alterando o *timing* do sistema circadiano, assim como a luz, também poderia ser uma terapia utilizada, embora seja mais eficaz no tratamento do *jet lag* (alterações de fuso horário) e *shift work* (trabalho em turnos).

A síndrome da apneia obstrutiva do sono (SAOS) é uma doença em que há repetidos e intermitentes colapsos da faringe durante o sono. O nível de oxigênio arterial diminui e os níveis de dióxido de carbono aumentam até que microdespertares ocorram. Os músculos dilatadores da faringe se contraem e esta se abre para a passagem de ar, causando o ronco, melhorando a ventilação e corrigindo as anormalidades gasosas. Os transtornos respiratórios do sono (TRS) que levam à SED em crianças não são comuns. No entanto, os TRS em adolescentes causam sequelas diurnas relatadas como SED por sono insuficiente ou restrição de sono. A causa mais comum da SAOS é o aumento das tonsilas (palatais e/ou faríngeas). Entretanto, o aumento do peso em adolescentes (obesidade) tem se tornado uma importante causa de TRS, assim como já ocorre em adultos e está surgindo em crianças, por causa dos constantes "erros alimentares" da atualidade. Outros fatores conhecidos que contribuem para os TRS são retrognatia, obstrução nasal, ingestão noturna de álcool, história de chiado e tosse[33-43].

Ronco alto e frequente é observado após episódios de apneia durante o sono, abalos ou despertares e SED[42,44]. O exame físico que ajuda na suspeita de DRS inclui aumento de tonsilas, retrognatia, respiração oral e sobrepeso ou obesidade. O diagnóstico de apneia requer polissonografia (estudo de noite inteira em laboratório especializado em sono)[45,46]. O índice de apneia (número de episódios de apneia obstrutiva por hora de sono) deve ser maior ou igual a 1, para o diagnóstico ser feito em crianças e adolescentes até 18 anos de idade, embora haja outros trabalhos sugerindo um índice um pouco mais alto para os adolescentes maiores que 13 anos. Como consequência dos microdespertares e da dessaturação de oxigênio, há prejuízo escolar importante, tanto de comportamento como cognitivo, afetando as áreas de atenção, concentração e associação. O tratamento, quase sempre, inclui remoção cirúrgica das tonsilas, se estiverem aumentadas, redução de peso em obesos

SONO E PSIQUIATRIA **47**

e/ou CPAP (pressão positiva contínua da via aérea) para prevenir o colapso intermitente da via aérea superior.

A narcolepsia é um distúrbio neurológico do sono associado a um controle inadequado do sono REM, manifestando-se por crises rápidas e recorrentes de sono. Estima-se uma prevalência de 0,05% e não é conhecida na infância[47,48]. Na narcolepsia tipo I, há períodos de sono irresistível ou de adormecimento sem que a pessoa perceba durante o dia, os quais devem estar ocorrendo há pelo menos três meses. Dentre os próximos critérios, a presença de um ou ambos já pode fazer o diagnóstico:

- Cataplexia é a média das latências do sono menor ou igual a 8 minutos e dois ou mais períodos de sono REM nos múltiplos testes de latência do sono (MTLS) [um sono REM que ocorrer até 15 minutos do início do sono na polissonografia da noite que precede os MTLS pode ser usado, substituindo um dos testes de latência][49].
- Concentração de hipocretina de uma medida por radioimunoensaio menor que 100 pg/mL ou um terço da média dos valores obtidos em indivíduos normais com o mesmo tipo de medida[50,51].

Em crianças pequenas, suspeita-se de narcolepsia quando o sono noturno for excessivamente longo ou pelo retorno das sonecas diurnas quando a criança não mais as apresentava[52].

Já na narcolepsia tipo II, temos períodos de sono irresistível ou dormir sem perceber durante o dia, ocorrendo há pelo menos três meses. Segue-se, ainda, os seguintes sinais:

- Cataplexia ausente.
- Média das latências do sono menor ou igual a 8 minutos e dois ou mais períodos de sono REM nos MTLS (um sono REM que ocorrer até 15 minutos do início do sono na polissonografia da noite que precede os MTLS pode ser usado, substituindo um dos testes de latência).
- Hipocretina não medida ou a concentração de hipocretina de uma medida por radioimunoensaio maior que 100 pg/ml ou maior que um terço da média dos valores obtidos em indivíduos normais com o mesmo tipo de medida.

A sonolência diurna e/ou o resultado dos MTLS não são compatíveis com outras causas de sonolência como sono insuficiente, apneia obstrutiva do sono, transtornos do ritmo circadiano, uso ou retirada de medicamentos. Se a cataplexia ocorrer mais tardiamente, o diagnóstico deve ser modificado para narcolepsia tipo I, assim como se os níveis de hipocretina forem semelhantes aos níveis encontrados no tipo I. São sintomas característicos: sonolência excessiva diurna, cataplexia, paralisia do sono, alucinações hipnagógicas ou hipnopômpicas e fragmentação do sono (sintoma de igual importância).

Não há um mecanismo causal estabelecido. No tipo I, há relação com alelos do antígeno de histocompatibilidade HLA-DQB1*0602 em 95%[53]. Outro achado é o reduzido valor do neuropeptídeo hipocretina ou orexina produzido no hipotálamo lateral e com função reguladora do sono e homeostase. Pode haver também possível alteração imunológica nesses indivíduos, tais como diferenças no *locus* do receptor do linfócito T (TCR) alfa, presença de anticorpos específicos *tribbles homolog 2*, baixos níveis do linfócito CD40 L e linfopenia relativa.

Quanto ao tipo II, a doença tem uma origem mais heterogenia, podendo envolver alterações em diferentes sistemas associados com vigília ou doenças do sistema nervoso central, sendo denominada narcolepsia secundária. São frequentes as relações com tumores do sistema nervoso central (SNC), que acometem o hipotálamo, tais como craniofaringioma e doenças congênitas tipo Niemenn-Pick tipo C e a síndrome de Prader-Willi.

A Síndrome de Kleine-Levin é um distúrbio neurológico raro (2 a 6 em 10 mil), cujo principal sintoma é a hipersonia, que se apresenta de modo recorrente[54-56]. A sonolência é profunda e acompanhada por alterações cognitivas e de humor, hiperfagia compulsiva, hipersexualidade e sinais de disautonomia. Os episódios, que duram alguns dias, podem ocorrer em intervalos irregulares durante anos e, no período intercrítico, o paciente pode

48 SONO E PSIQUIATRIA

apresentar comportamento normal e se manter alerta[57]. Acomete mais o sexo masculino, adolescentes entre 10 e 25 anos e de caráter benigno, e, de modo geral, os episódios de sonolência vão progressivamente desaparecendo. Está provavelmente relacionada com disfunções hipotalâmicas e com alterações no metabolismo da serotonina e dopamina, podendo também ser um processo autoimune. O tratamento medicamentoso usado para reduzir a sonolência envolve anfetamina, metilfenidato e modafinil. Carbonato de lítio também pode ser útil para a redução dos episódios de recorrência[58].

Os movimentos periódicos de membros durante o sono (PLMS) são repetidas contrações dos músculos tibiais anteriores. Embora muito comum em adultos, os movimentos também podem ser vistos em crianças e adolescentes. Pode ser um achado incidental durante um exame de polissonografia ou ser uma causa de sono interrompido devido aos microdespertares, levando à SED ou funcionar como um gatilho para despertares e consequente insônia[46].

A síndrome das pernas inquietas ou doença de Willis-Ekbom (SPI/DWE) é caracterizada por uma sensação de desconforto em suas pernas ao repouso, seja quando deitados ou sentados[59]. O sofrimento pode-se tornar tão desconfortável que há uma necessidade de mover-se ou levantar-se ou andar para aliar seus sintomas, que desaparecerão com o início do movimento. Queixas de SPI/DWE são mais comuns com o aumento da idade, mas podem aparecer em pacientes jovens, como também em certas doenças tais como falência renal, diabete melito e especiais circunstâncias como gravidez.

Embora muitos pacientes com SPI/DWE apresentem PLMS, o inverso não é comum. SPI/DWE em muitos casos está associada a insônia e recentemente há descrição de associação com TDAH em crianças e adolescentes[60-63].

O tratamento se baseia no aumento das concentrações de dopamina no sistema nervoso central com agentes, tais como carbidopa, levodopa, pergolide, pramipexole, gabapentina e benzodiazepínicos. O uso de sulfato ferroso quase sempre se faz necessário já que há uma associação com baixos níveis de ferritina.

Muitos medicamentos podem afetar o sono ou o seu padrão. Os estimulantes de longa ação para o tratamento de TDAH podem paradoxalmente melhorar a sonolência e aumentar os problemas de concentração, atenção e humor durante o dia. Medicamentos para depressão podem afetar a qualidade do sono e os usados para alergia e descongestionantes podem ser estimulantes (pseudoepinefrina) ou sedativos (difenidramina).

Adolescentes podem usar drogas ilegais ou abusivas com grande efeito sobre o sono. O álcool é uma potente substância sedativa de curta duração, induzindo o sono, mas desenvolve insônia ao longo da noite. O álcool também tem efeito relaxante dos músculos da faringe, precipitando ronco e apneia do sono[64].

Xantinas encontradas no café, chá, chocolate e refrigerante podem causar insônia ou interrupção do sono e consequente sonolência diurna, sendo provável a necessidade de se aumentar, por exemplo, a cafeína no dia seguinte. Excessivo uso de cafeína, nicotina e estimulantes sob condições de sonolência podem aparentemente ter bom efeito a curto prazo, mas há consequências negativas sobre o sono e o ritmo circadiano a longo prazo.

O diagnóstico da SED (Figura 5.1) pode ser clínico, objetivo e subjetivo[27]. História clínica minuciosa, com hábitos de sono e horários, é útil e muitas vezes estabelece o diagnóstico sem necessidade de exames subsidiários. A Escala de Sonolência de Epworth modificada para crianças pode dar uma pista subjetiva de SED.

Do ponto de vista objetivo, fisiológico, a SED pode ser medida através dos Múltiplos Testes de Latência do Sono (MTLS). Este teste padronizado requer uma polissonografia com o objetivo de se ver o sono e que, no caso da sonolência, a latência do sono é analisada. Durante esse teste, em quarto escuro e silencioso, são oferecidas cinco oportunidades para o indivíduo dormir, deitado em cama e com roupas de passeio (isto é, sem pijamas), com duração de 20 minutos e a cada 2 horas. A mediana dessas latências menor que 8 minutos indica SED. Como consequências da SED, temos dificuldades no trabalho e no desempenho escolar, bem como prejuízo das atividades de vida diária.

SONO E PSIQUIATRIA **49**

Figura 5.1 Esquema de investigação da SED

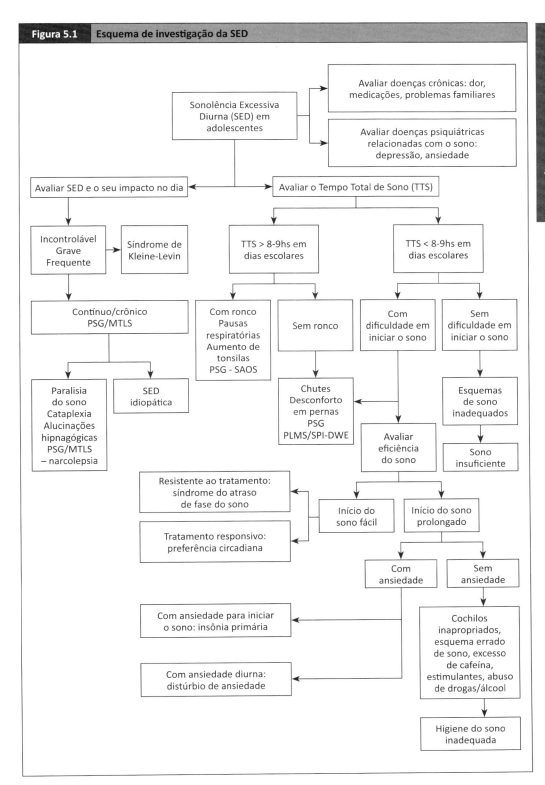

50 SONO E PSIQUIATRIA

Acidentes de trânsito causando morte ou invalidez em adolescentes por causa de sonolência têm sido bastante comuns, sobretudo entre americanos maiores que 16 anos de idade, época em que é permitida a habilitação. Há um risco de 1,8 vez maior para acidentes de trânsito em adolescentes que dormem entre 6 e 7 horas por noite, em relação aos que dormem 8 ou mais horas. Para quem dorme menos que 5 horas por noite, o risco aumenta para 4,5 vezes[65].

Avaliação neuropsicológica em crianças e adolescentes com transtornos psiquiátricos

Sono e interrupções do ritmo circadiano são características proeminentes do transtorno bipolar (TB) e costumam preceder os episódios de humor. A duração do sono foi associada a pior prognóstico e menor qualidade de vida. Pacientes com TB relataram sentir uma ansiedade significativa relacionada com o sono, e citaram a estabilidade circadiana como um importante objetivo do tratamento[66-68].

Além da qualidade do sono é importante considerar a presença de deficiências cognitivas, as quais ocorrem não apenas durante a fase aguda da doença, mas também durante a remissão. Russo e col.[69] examinaram a associação entre a disfunção do sono e neurocognição em TB, avaliando os pacientes com os seguintes instrumentos:

- Bateria Cognitiva MATRICS (MCCB).
- Escala de Sonolência de Epworth (ESS).
- Índice de Qualidade de Sono de Pittsburgh (PSQI).

Os autores descobriram que níveis mais altos de perturbações do sono estavam associados a um quadro clínico mais grave do transtorno e a pior desempenho em cognição social, aprendizagem visual e memória de trabalho, e as medidas de cognição social e de memória de trabalho foram diretamente relacionadas com as perturbações do sono. Essas funções cognitivas são extremamente importantes para um comportamento funcional, seja este acadêmico, profissional ou social.

Weis e col.[70] investigaram o efeito dos problemas de sono, a presença de sintomas depressivos e os processos cognitivos em 460 jovens com risco de suicídio. Eles completaram questionários de autorrelato, que avaliam o comportamento suicida, qualidade do sono, sintomas depressivos, regulação da emoção, ruminação e impulsividade. Os participantes com risco para suicídio apresentaram taxas mais elevadas de sintomas depressivos, problemas de sono, supressão expressiva, ruminação e impulsividade. No entanto, não houve uma relação direta entre suicídio e problemas do sono, pois o sono foi relacionado com o risco de suicídio por depressão e ruminação. Assim, os autores concluem que tais resultados sugerem que a resolução de problemas de sono será útil tanto no tratamento ou prevenção de sintomas depressivos e ruminação, além de reduzir o risco de suicídio.

A perturbação do sono é também prevalente e considerada um fator preditivo de declínio cognitivo leve (*mild cognitive impairment*) em idosos saudáveis e, sobretudo, naqueles com distúrbios neurodegenerativos, como a demência de Alzheimer. Os problemas do sono precisam ser identificados e tratados a fim de preservar a cognição desses sujeitos. Além disso, pacientes com declínio cognitivo leve e distúrbios de sono precisam ser seguidos com maior rigor, pois essa relação pode ser indicativa do início de um quadro demencial. A doença de Alzheimer (DA) está associada a múltiplas disfunções de sistemas de neurotransmissores: colinérgicos, noradrenérgicos e serotoninérgicos, os quais fazem parte do sistema de sono-vigília. O sistema colinérgico está envolvido com o funcionamento da atenção e da capacidade de aprendizagem e memória, bem como no ciclo sono-vigília[71].

Outra população que apresenta perturbações do sono é composta por adultos e crianças com transtornos do espectro ansioso. A perturbação do sono pode ainda prever o desenvolvimento de um transtorno de ansiedade[72]. Importante considerar que a ansiedade é

SONO E PSIQUIATRIA **51**

um fator modulador da atenção e da memória, interferindo sobremaneira nos estágios de registro e armazenamento da informação.

A sensibilidade a ansiedade, definida como a crença de que as sensações relacionadas com a ansiedade são prejudiciais e causam medo, foi associada ao aumento da latência do sono em pacientes com transtorno do pânico. Essa sensibilidade pode relacionar-se com a dificuldade cognitiva de inibição de estímulos irrelevantes e há algumas evidências de que a má inibição cognitiva pode levar a distúrbios do sono nessa patologia. A incapacidade dos pacientes com transtorno do pânico de ignorar as sensações fisiológicas internas pode explicar a evolução dos ataques de pânico[73].

Há evidências de que a desregulação emocional, também referida como labilidade do humor ou dificuldade de regular respostas emocionais, pode assumir um papel importante na relação distúrbios do sono e ansiedade, quando se trata do transtorno de ansiedade generalizada, porque essas pessoas experimentam descontinuidade do sono com mais frequência, sonolência diurna, dificuldade para acordar pela manhã e pesadelos. O distúrbio do sono no transtorno obsessivo compulsivo (TOC) é frequentemente caracterizado pelo aumento da latência do sono de início, reduzida duração total do sono e menor eficiência. O aumento dos sintomas do TOC tem sido associado à ocorrência de distúrbios do sono mais graves[73].

Adultos e adolescentes com problemas de sono podem ser submetidos a avaliação neuropsicológica para que se possa mapear problemas cognitivos, sobretudo de atenção e memória. No Brasil, há duas baterias para avaliar vários aspectos da cognição, quais sejam:

Escala Wechsler de Inteligência para crianças (WISC-IV): avalia a capacidade intelectual de crianças de 6 anos a 16 anos e 11 meses em várias habilidades cognitivas. Essa escala é composta por 15 subtestes, que são organizados em quatro índices: Compreensão Verbal, Organização Perceptual, Memória Operacional e Velocidade de Processamento. O tempo de aplicação da bateria é variável e em geral não pode ser finalizada em apenas uma sessão. Os subtestes que avaliam atenção e memória operativa áudio-verbal são Dígitos (ordem direta e inversa) e Sequência de Número e Letras. Os subtestes Código, Procurar Símbolos e Cancelamento avaliam atenção visual aliada à velocidade de processamento da informação[74].

Escala Wechsler de Inteligência para Adultos (WAIS III): avalia adolescentes e adultos (16 a 89 anos) quanto ao nível intelectual e como WISC IV é composto por 14 subtestes que também avaliam diferentes funções cognitivas. Os mesmos subtestes citados no item anterior existem nesta bateria. Os demais subtestes estão discriminados na Tabela 5.1, com a devida habilidade avaliada.

Tabela 5.1	
Subtestes das escalas Wechsler de inteligência	Função cognitiva avaliada (Cunha, 2002)
Vocabulário (WISC IV e WAIS III)	Conhecimento semântico pela definição de vocábulos e é um subteste considerado uma medida da inteligência pré-mórbida. Há interferência de fatores socioculturais na realização.
Semelhanças (WISC IV e WAIS III)	Raciocínio abstrato verbal pela categorização de pares de palavras.
Compreensão (WISC IV e WAIS III)	Capacidade de julgamento crítico, habilidade para distinguir o que é considerado certo ou errado.
Dígitos (ordem direta e inversa) e Sequência de números e letras (WISC IV e WAIS III)	Capacidade de atenção e concentração. A tarefa de repetição de dígitos na ordem direta avalia a capacidade do *span* atencional e a memória imediata. A repetição de dígitos inverso e a organização mental de séries de números e letras avaliavam a memória operativa.

Continua...

52 SONO E PSIQUIATRIA

Tabela 5.1	Continuação
Aritmética (WISC IV e WAIS III)	Raciocínio lógico matemático, atenção e memória operativa. Exige rapidez na realização de cálculos e há interferência de fatores educacionais.
Informação (WISC IV e WAIS III)	Memória remota ou memória para conhecimento gerais e também tem influência da educação formal, bem como da motivação ou curiosidade para conhecimentos gerais.
Cubos WISC IV e WAIS III) e armar objetos (WAIS III)	Habilidades de análise e síntese de dados visuais, bem como de planejamento para solucionar problemas de ordem prática.
Raciocínio matricial (WISC IV e WAIS III) e conceitos figurativos (WISC IV)	Raciocínio lógico – abstrato não verbal. O examinando deve identificar relações entre conjuntos de desenhos.
Completar figuras (WISC IV e WAIS III)	Atenção visual e capacidade para formular hipóteses sobre estímulos visuais. É solicitado que o examinando identifique detalhes que estejam faltando em figuras conhecidas.
Arranjo de figuras (WAIS III)	Compreensão da significação de uma situação interpessoal a partir da competência para identificar relação de causa e de consequência. O examinando deve organizar e integrar lógica e sequencialmente quadrinhos que compõe histórias.
Código e procurar símbolos (WISC IV e WAIS III), cancelamento (WISC IV)	Velocidade para processar informações visuais.

A partir de 9 anos, pode-se investigar a atenção visual pelo **Teste D2**, que fornece informações sobre a rapidez de resposta, a ocorrência de variações na velocidade de trabalho e a precisão de resposta[75].

O **Teste Wisconsin de Classificação de Cartas (WCST)** é utilizado para avaliar capacidade de raciocínio abstrato e flexibilidade mental para mudar uma forma de resposta em decorrência de *feedbacks* externos, mas pode também mostrar a presença de falhas atencionais durante a execução da prova, a qual é denominada *perdas de set*. Pode ser aplicado em pessoas de 6 anos e meio a 89 anos de idade[76].

Para adultos, os seguintes instrumentos estão disponíveis para uso de psicólogos, com a finalidade de avaliar diferentes processos atencionais. São estes:
- Teste de Atenção Concentrada – TEACO-FF[77].
- Teste de Atenção Dividida e Teste de Atenção Alternada – TEADI/TEALT[78].
- Teste de Atenção Seletiva – TAS[79].

Dentre outros, mas o importante é que o uso do instrumento seja feito da maneira adequada, seguindo os critérios de aplicação e correção dos manuais.

Para avaliar memória o arsenal é bem menor. O **Teste de Aprendizagem Auditivo Verbal de Rey (RAVLT)** avalia a memória e aprendizagem verbal[80], e o **Teste de Memória de Reconhecimento TEM-R** avalia a memória visual[81].

Para avaliar crianças não há muitos instrumentos validados e padronizados, mas é importante citar o livro *Teoria e Pesquisa em Avaliação Neuropsicológica*[82], e a coleção *Avaliação Neuropsicológica Cognitiva*, organizada em três volumes (*Atenção e Funções Executivas, Linguagem Oral; Leitura, Escrita e Aritmética*)[83,84].

A Bateria AWMA (*Automated Working Memory Assessment*) avalia memória Operacional e tem a tradução e adaptação brasileira por Santos e Engel[85].

Há escalas de comportamento que auxiliam na busca por sinais de problemas atencionais, como, por exemplo, a Escala de Transtorno do Déficit de Atenção/Hiperatividade – TDAH[86] e a ASRS 18 (*Adult Self-Report Scale*)[87] indicam sinais de desatenção e hiperatividade em crianças e adultos respectivamente.

A BRIEF (*Behavior Rating Inventory of Executive Functions*) é um breve inventário que avalia as funções executivas e foi traduzido e adaptado por Carim e col. (2012)[88]. Para uso em pesquisa existem muitos instrumentos, que não estão disponíveis em lojas nacionais porque não foram adaptados, validados e padronizados para população brasileira. Baterias como WMS III (*Wechsler Memory Scale*) e WRAML II (*Wide Range Assessment of Memory and Learning*) oferecem provas de atenção, memória imediata e tardia para adultos e crianças a partir dos cinco anos[89,90].

Não se pretende abarcar todo o arsenal de instrumentos psicológicos disponíveis no mercado ou citados na literatura científica, mas é importante que na avaliação psicológica ou neuropsicológica de indivíduos que apresentam problemas de sono, as funções atencionais e mnésticas, bem como a velocidade de processamento das informações sejam estudadas, uma vez que déficits ou fragilidades nessas funções cognitivas interferem no rendimento na vida prática, comprometendo a adaptação psicossocial e qualidade de vida.

Conclusão

Os transtornos de sono são muito comuns em crianças, bem como em todas as faixas etárias. Esses transtornos podem estar associados a problemas comportamentais. Os transtornos de sono, em sua maioria, podem melhorar quando corretamente tratados. A medicina do sono tem encorajado o reconhecimento do tempo de ir para cama das crianças e de todos familiares. Muitas vezes, queixas comportamentais diurnas podem ser uma consequência de transtornos do sono, assim como os transtornos de sono provavelmente exacerbam a sintomatologia psiquiátrica. O estudo de sono pode ser um marcador precoce de transtorno bipolar em crianças e adolescentes. Mais estudos poderão comprovar a importância da intersecção sono e psiquiatria.

Referências bibliográficas

1. ICSD - International Classification of Sleep Disorders: Diagnostic and coding manual. Diagnostic Classification Steering Committee, Thorpy MJ, Chairman. Rochester, Minnesota: American Sleep Disorders Association, 2005.
2. Hipócrates. Conhecer, cuidar e amar: o Juramento e outros textos. Jean Salem. São Paulo: Landy, 2002.
3. Kryger MH, Roth T, Dement WC. (Eds.) Principles and Practice of Sleep Medicine. 4. ed., WB Saunders, Philadelphia, pp. 1297-1311, 2005.
4. Lopes MC, Boronat AC, Wang YP, Fu-I L. Sleep complaints as risk factor for suicidal behavior in severely depressed children and adolescents. CNS Neurosci Ther. 2016;22:915-20.
5. Dahl RE, Ryan ND, Birmaher B, al-Shabbout M, Williamson DE, Neidig M, Nelson B, Puig-Antich J. Electroencephalographic sleep measures in prepubertal depression. Psychiatry Res. 1991;38:201-14.
6. Brumback RA, Jackoway MK, Weinberg WA. Relation of intelligence to childhood depression in children referred to an educational diagnostic center. Percept Mot Skills. 1980;50:11-7.
7. Fergus EL, Miller RB, Luckenbaugh DA, Leverich GS, Findling RL, Speer AM, Post RM. Is there progression from irritability/dyscontrol to major depressive and manic symptoms? A retrospective community survey of parents of bipolar children. J Affect Disord. 2003;77:71-8.
8. Geller B, Zimerman B, Williams M, Delbello MP, Frazier J, Beringer L. Phenomenology of prepubertal and early adolescent bipolar disorder: examples of elated mood, grandiose behaviors, decreased need for sleep, racing thoughts and hypersexuality. J Child Adolesc Psychopharmacol. 2002;12:3-9.
9. Birmaher B, Axelson D. Course and outcome of bipolar spectrum disorder in children and adolescents: a review of the existing literature. Dev Psychopathol. 2006;18:1023-35.
10. Goldstein TR, Birmaher B, Axelson D, Ryan ND, Strober MA, Gill MK, Valeri S, Chiappetta L, Leonard H, Hunt J, Bridge JA, Brent DA, Keller M. History of suicide attempts in pediatric bipolar disorder: factors associated with increased risk. Bipolar Disord. 2005;7:525-35.
11. Rasgon NL, Reynolds MF, Elman S, Saad M, Frye MA, Bauer M, Altshuler LL. Longitudinal evaluation of reproductive function in women treated for bipolar disorder. J Affect Disord. 2005;89:217-25.
12. Feinberg I, Thode HCJr, Chugani HT, March JD. Gamma distribution model describes maturational curves for curve for delta wave amplitude, cortical, metabolic rate, and synaptic density. J Theory Biol 1990;142:149-61.
13. Reich W, Welner. Diagnostic Interview for Children and Adolescents-DSMIII-R Version. Washington University. St. Louis, 1988.

14. Poznanski E, Mokros H. Children's Depression Rating Scale-Revised (CDRS-R). Los Angeles: WPS; 1996.
15. Geller B, Zimerman MA, Williams M, Bolhofner K, Craney J, DelBello M, Soutullo C. Reliability of the Washington University in St. Louis Kiddie Schedule for Affective Disorders and Schizophrenia (WASH-U-KSADS) Mania and Rapid Cycling Sections. J Am Acad Child Adolesc Psychiatry. 2001;40:4:450-5.
16. Millman RP. Working Group on Sleepiness in Adolescents/Young Adults; and AAP Committee on Adolescence. Excessive sleepiness in adolescents and young adults: causes, consequences, and treatment strategies. Pediatrics 2005;115:1774-86.
17. Killgore WD. Effects of sleep deprivation on cognition. Prog Brain Res. 2010;185:105-29.
18. Kotagal S, Chopra A. Pediatric sleep-wake disorders. Neurol Clin. 2012;30:1193-212.
19. 19.Liu J, Zhou G, Wang Y, Ai Y, Pinto-Martin J, Liu X. Sleep problems, fatigue, and cognitive performance in Chinese kindergarten children. J Pediatr 2012;161:520-5.
20. Prado LBF. Sonolência Excessiva Diurna. Distúrbios do Sono na Criança e no Adolescente. São Paulo: Atheneu, 2015, p. 53-62.
21. Steinsbekk S, Berg-Nielsen TS, Wichstrøm L. Sleep disorders in preschoolers: prevalence and comorbidity with psychiatric symptoms. J Dev Behav Pediatr. 2013;34:633-41.
22. American Academy of Sleep Medicine (AASM). International Classification of Sleep Disorders, 3rd ed. Darien: American Academy of Sleep Medicine, 2014.
23. Carvalho LBC. Higiene do sono. In: Distúrbios do Sono na Criança e no Adolescente. São Paulo: Atheneu, 2015, p. 45-52.
24. Ando K, Kripke DF, Ancoli-Israel S. Estimated prevalence of delayed and advanced sleep phase syndrome. Sleep Res 1995;24:509.
25. Carskadon MA, Vieira C, Acebo C. Association between puberty and delayed phase preference. Sleep. 1993;16:258-62.
26. Carskadon MA, Wolfson AR, Acebo C, Tzischinsky O, Seifer R. Adolescent sleep patterns, circadian timing, and sleepiness at a transition to early school days. Sleep. 1998;21:871-81.
27. Herman JH. Circadian rhythm disorders: diagnosis and treatment. In: Sheldon SH, Ferber R, Kryger MH (eds.). Principles and Practice of Pediatric Sleep Medicine. Philadelphia: Elsevier-Saunders, 2005, p. 101-12.
28. Adam EK, Snell EK, Pendry P. Sleep timing and quantity in ecological and family context: a nationally representative time-diary study. J Fam Psychol. 2007;21:4-19.
29. Urschitz MS, Heine K, Brockmann PE, Peters T, Durst W, Poets CF, et al. Subjective and objective daytime sleepiness in school children and adolescents: results of a community-based study. Sleep Med. 2013;14:1005-12.
30. Dagys N, McGlinchey EL, Talbot LS, Kaplan KA, Dahl RE, Harvey AG. Double trouble? The effects of sleep deprivation and chronotype on adolescent affect. J Child Psychol Psychiatr. 201
31. Teixeira LR, Fischer FM, Lowden A. Sleep deprivation of working adolescents – a hidden work hazard. Scand J Work Environ Health
32. Arman AR, Ay P, Fis NP, et al. Association of sleep duration with socioeconomic status and behavioural problems among school children. Acta Paediatr 2011;100:420-4.
33. Baldani APS, Weber SAT, Montovani JC. Atualização em síndrome da apneia obstrutiva na infância. Rev Bras Otorrinolaringol. 2005a;71:74-80.
34. Baldani APS, Weber SAT, Montovani JC, Carvalho LR. Pediatras e os distúrbios do sono na criança. Rev Assoc Med Bras. 2005b;51:80-6.
35. Beebe DW. Neurobehavioral morbidity associated with disordered breathing during sleep in children: a comprehensive review. Sleep. 2006a;29:1115-34.
36. Beebe DW. Neural and neurobehavioral dysfunction in children with obstructive sleep apnea. Plos Med. 2006b;3(8):1220-1.
37. Bruni O, Ferini-Strambi L, Russo PM, et al. Sleep disturbances and teacher ratings of school achievement and temperament in children. Sleep Med. 2006;7:43-8.
38. Carroll JL, Loughlin GM. Obstructive sleep apnea syndrome in infants and children: clinical features and pathophysiology. In: Ferber R, Kryger M (eds.) Principles and Practice of Sleep Medicine in the Child. Philadelphia: WB Saunders, 1995, 163-91.
39. Certal V, Catumbela E, Winck JC, et al. Clinical assessment of pediatric obstructive sleep apnea: a systematic review and meta-analysis. Laryngoscope. 2012;122:2105-14.
40. Marcus CL, Fernandes do Prado LB, Lutz J, et al. Developmental changes in upper airway dynamics. J Appl Physiol., 2004;97:98-108.
41. Marcus CL, Brooks LJ, Draper KA, et al. Diagnosis and management of childhood obstructive sleep apnea syndrome. Pediatrics 2012;130:e714-55.
42. Prado LBF, Cardeal JO, Cardeal M, Prado GF. Ronco em Crianças. Rev Neurocienc 2002;10:17-23.
43. Prado LBF, Li X, Thompson R, Marcus CL. Body position and obstructive sleep apnea in children. Sleep. 2002;25:66-71.

SONO E PSIQUIATRIA **55**

44. Moreira G, Haddad F, Bittencourt L (org.). Recomendações para o Diagnóstico e Tratamento da Síndrome da Apneia Obstrutiva do Sono na Criança e no Adolescente. São Paulo: Estação Brasil, 2013, 101p.
45. Aurora RN, Zak RS, Karippot A, et al. Practice parameters for the respiratory indications for polysomnography in children. Sleep. 2011;34:379-88.
46. Berry RB, Brooks R, Gamaldo CE, et al. The AASM Manual for the scoring of sleep and associated events – rules, terminology, and technical specifications. Darien: American Academy of Sleep Medicine, 2016, 63p.
47. Alóe F, Alves RC, Araújo JF, et al. Brazilian guidelines for the treatment of narcolepsy. Rev Bras Psiquiatr. 2010;32:294-304.
48. Billiard M, Bassetti C, Dauvilliers Y, et al. EFNS guidelines on management of narcolepsy. Eur J Neurol. 2006;13:1035-48.
49. Aurora RN, Lamm CI, Zak RS, et al. Practice parameters for the nonrespiratory indications for polysomnography and multiple sleep latency testing for children. Sleep 2012;35:1467-73.
50. Dauvilliers Y, Baumann CR, Carlander B, et al. CSF hypocretin-1 levels in narcolepsy, Kleine-Levin syndrome, and other hypersomnias and neurological conditions. J Neurol Neurosurg Psychiatry 2003;74:1667-73.
51. Mignot E. Sleep, sleep disorders and hypocretin. Sleep Med. 2004;(Suppl1):S2-8.
52. Guilleminault C, Pelayo R. Narcolepsy in prepubertal children. Ann Neurol. 1998:43:135-42.
53. Dauvilliers Y, Maret S, Tafti M. Genetics of normal and pathological sleep in humans. Sleep Med Rev. 2005;9:91-100.
54. Dauvilliers Y, Mayer G, Lecendraux M, et al. Kleine-Levin Syndrome An autoimmune hypothesis based on clinical and genetic analyses. Neurology. 2002;59:1739-45.
55. Huang Y-S, Guilleminault C, Kao P-F, Liu F-Y. Spect findings in Kleine-Levin Syndrome. Sleep. 2005;28:955-60.
56. Minvielle S. Le syndrome de Kleine-Levin: une affection neurologique à symptomatologie psychiatrique. L'Encéphale 2000; XXVI:71-4.
57. Landtblom A-M, Dige N, Schwerdt K, Safstrom P, Granérus G. A case of Kleine-Levin syndrome examined with SPECT and neuropsychological testing. Acta Neurol Scand. 2002;105:318-21.
58. Poppe M, Friebel D, Reuner U, Todt H, Koch R, Heubner G. The Kleine-Levin Syndrome – Effects of treatment with Lithium. Neuropediatrics. 2003;34:113-9.
59. Allen RA, Picchietti DL, Garcia-Borreguero D, et al. Restless legs syndrome/Willis-Ekbom disease diagnostic criteria: updated International Restless Legs Syndrome Study Group (IRLSSG) consensus criteria – history, rationale, description, and significance. Sleep Med. 2014;15:860-73.
60. Cortese S, Konofal E, Lecendreaux M, et al. Restless legs syndrome and attention-deficit/hyperactivity disorder: a review of the literature. Sleep. 2005:28:1007-13.
61. Pearson VE, Allen RP, Dean T, Gamado CE, Lesage SR, Earley CJ. Cognitive deficits associated with restless leg syndrome (RLS). Sleep Med. 2006;7:25-30.
62. Picchietti DL, Allen RP, Walters AS, Davidson JE, Myers A, Ferini-Strambi L. Restless legs syndrome: prevalence and impact in children and adolescents – the Peds REST study. Pediatrics. 2007;120:253-66.
63. Sander HH, Eckeli AL, Passos AFC, Fernandes RMF. Restless legs in school-aged children: prevalence study and investigation of sleep and quality of life in Brazil. Sleep Med 2009;10(Suppl 2):S25. http://dx.doi.org/10.1016/S1389-9457(09)70092-9
64. Bolla KI, Lesage SR, Gamaldo CE, et al. Sleep disturbance in heavy marijuana users. Sleep. 2008;31:901-8.
65. Maycock G. Sleepiness and driving: the experience of UK car drivers. J Sleep Res. 1996;5:229-37.
66. Gruber SA, Rogowska J, Yurgelun-Todd DA. Decreased activation of the anterior cingulate in bipolar patients: an fMRI study. J Affect Disord. 2004. 82: 191-201.
67. Ritter PS, Marx C, Lewtschenko N, Pfeiffer S, Leopold K, Bauer M, Pfennig A. The characteristics of sleep in patients with manifest bipolar disorder, subjects at high risk of developing the disease and healthy controls. J Neural Transm. 2012. 119: 1173–1184.
68. Suto M, Murray G, Hale S, Amari E, Michalak EE. What works for people with bipolar disorder? Tips from the experts. J Affect Disord. 2010;124:76-84.
69. Russo M, Mahon K, Shanahan M, Ramjas E, Solon C, Purcell SM, Burdick KE. The relationship between sleep quality and neurocognition in bipolar disorder. Journal of Affective Disorders 2015;187:156-162.
70. Weis D, Rothenberg L, Moshe L, Brent DA, Hamdan S. The effect of sleep problems on suicidal risk among young adults in the presence of depressive symptoms and cognitive processes. Journal Archives of Suicide Research. 2015. Volume 19, Issue 3: pages 321-334.
71. da Silva RAPC. Sleep disturbances and mild cognitive impairment: A review. Sleep Science. 2015. Volume 8, Issue 1:36-41.
72. Cox RC, Olatunji BO. A systematic review of sleep disturbance in anxiety and related disorders. Journal of Anxiety Disorders. 2016;37:104-129.

56 SONO E PSIQUIATRIA

73. Boland EM, Ross RJ. Recent advances in the study of sleep in the anxiety disorders, obsessive compulsive disorder, and posttraumatic stress disorder. Psychiatr Clin N Am. 2015;38:761-76.

74. Wechsler D. Escala Wechsler de Inteligência para Crianças (WISC IV): Manual de Instruções para Aplicação e Avaliação/David Wechsler [tradução do manual original: Maria de Lourdes Duprat]. 4 ed. São Paulo: Casa do Psicólogo, 2013.

75. Brickenkamp R. Teste D2: Atenção Concentrada. Manual: Instruções, Avaliação. Coordenação: Maria Silva Bolonhezi Bittencourt; tratamento estatístico: José Luciano M. Duarte (colaborador) [tradução: Giselle Muller Roger Welter]. São Paulo: Centro Editor de Testes e Pesquisas em Psicologia, 2000.

76. Heaton RK, et al. Teste Wisconsin de Classificação de Cartas: Manual. Adaptação e padronização brasileira: Jurema Alcides Cunha [et al.]. São Paulo: Casa do Psicólogo, 2005.

77. Rueda FJM, Sisto FF. TEACO-FF – Teste de Atenção Concentrada, 3ª edição. São Paulo: Casa do Psicólogo, 2009.

78. Rueda FJM. TEADI/TEALT – Teste de Atenção Dividida e Teste de Atenção Alternada, 2ª edição. São Paulo: Casa do Psicólogo, 2011.

79. Silva FC. Teste de Atenção Seletiva TAS. São Paulo: Vetor, 2011.

80. Malloy-Diniz LF, et al. The Rey Auditory-Verbal Learning Test: applicability for the Brazilian elderly population. Rev Bras Psiquiatr. [online]. 2007, vol. 29, n. 4, pp. 324-329.

81. Rueda FJM, Raad AJ. TEM-R – Teste de Memória de Reconhecimento. São Paulo: Casa do Psicólogo, São Paulo, 2013.

82. Seabra AG, Capovilla FC. Teoria e Pesquisa em Avaliação Neuropsicológica. São Paulo: Mennon Edições Científicas; 2009.

83. Seabra AG, Dias NM (organizadoras). Avaliação Neuropsicológica Cognitiva. Atenção e Funções Executivas. São Paulo: Mennon Edições Científicas; 2012.

84. Seabra AG, Dias NM, Capovilla FC (org.). Avaliação Neuropsicológica Cognitiva. Leitura, Escrita e Aritmética. São Paulo: Mennon Edições Científicas; 2013.

85. Santos FH, Engel PMJ. (2008) Adaptação brasileira da AWMA: Automated Working Memory Assessment. In: Ortiz KZ, Mendonça L, Foz A, Santos CB, Fuentes D, Azambuja DA. (ed.). Avaliação Neuropsicológica. Panorama Interdisciplinar dos Estudos Atuais na Normatização e Validação de Instrumentos no Brasil (pp. 352-362). São Paulo: Vetor, 2008.

86. Benczik EBP. Escala de Transtorno do Déficit de Atenção/Hiperatividade – TDAH. São Paulo: Casa do Psicólogo, 2000.

87. Mattos P, Segenreich D, Saboya E, Louzã M, Dias G, Romano M. Adaptação transcultural para o português da escala Adult Self-Report Scale para avaliação do transtorno de déficit de atenção/hiperatividade (TDAH) em adultos. Rev Psiq Clín 2006;33(4);188-194.

88. Carim DB, Miranda MC, Bueno OFA. (2012) Tradução e adaptação para o português do Behavior Rating Inventory of Executive Function – BRIEF. Psicologia: Reflexão e Crítica. 2012;5:653-61.

89. Sheslow D, Adams W. Wide Range Assesment of Memory and Learning, Wilmington, Del: Wide Range, 1990.

90. Wechsler D. Escala de Inteligência Wechsler para Adultos (WAIS-III) – Manual David Wechsler. Adaptação e padronização de uma amostra brasileira: Elizabeth do Nascimento. São Paulo: Casa do Psicólogo; 1997.

capítulo 6

Sono ao Longo das Décadas

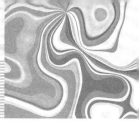

Alexandre Pinto de Azevedo
Rosa Hasan

Introdução

Com o passar dos anos, ao longo das décadas, e as exigências cada vez maiores de tempo dedicado ao trabalho, ao convívio social, ao acesso a novas tecnologias, entre outros, mais se negligencia o tempo dedicado ao sono[1]. Com a modernidade, disponibilizar horas para dormir torna-se inadequadamente considerado menos importante, reduzindo-se progressivamente o tempo total de sono[1,2]. Não raramente, pessoas que se mantêm regradas com sua hora de dormir e acordar, respeitando suas 6 a 8 horas de sono necessárias, são consideradas indevidamente preguiçosas e pouco produtivas[1,2].

A cultura do fazer muitas atividades ao longo do dia vem sendo cada vez mais valorizada e a consequência imediata é dormir cada vez menos[2]. Em estudo populacional clássico realizado na cidade de São Paulo[3], avaliando hábitos de sono em 1.000 voluntários nos anos de 1987 e 1995, verificou-se que houve uma redução do tempo total de sono, em especial aos finais de semana. Não há dúvidas sobre as consequências da privação prolongada de sono e os riscos de consequentes doenças associadas[1].

É natural, contudo, que em períodos específicos ao longo de nossas vidas, faça-se necessário a redução da disponibilidade para dormir por demandas específicas do cotidiano[4]. Contudo, passado esses períodos retomar o mesmo ritmo adequado prévio é necessário. Além disso, também em algumas fases de idade ao longo do desenvolvimento, as horas necessárias de sono podem variar para mais ou menos do que o habitualmente recomendado[4,5].

Além disso, nas últimas décadas, mais disponibilidade de serviços que funcionam 24 horas, exigiram profissionais que trabalhassem em turnos, modificando seu padrão ciclo-vigília original[6]. E há uma série de trabalhos que relatam as consequências que esse novo padrão de ritmo de trabalho pode levar à saúde, correlacionando ao diabetes mellitus, câncer e doenças cardiovasculares[7-9].

Neste capítulo analisaremos o impacto das décadas sobre o sono em duas perspectivas: o progresso da mudança da idade e as respectivas necessidades fisiológicas de dormir e as mudanças dos hábitos de sono e o progresso da modernidade ao longo das décadas.

O passar dos anos, a idade e o sono fisiológico

Em publicação de 2014, o NSF[4] apresentou valores sugeridos de tempo de sono adequado para cada faixa etária. Os resultados foram obtidos por consenso de especialistas baseado

58 SONO AO LONGO DAS DÉCADAS

em revisão sistemática de 312 artigos publicados entre 2004 e 2014 que preencheram os critérios mínimos de inclusão sobre o tema. As recomendações de número de horas apropriadas de sono estão expostas na Tabela 6.1.

Tabela 6.1	Recomendação de duração de sono[4]	
Idade	Recomendado (h)	Apropriado (h)
Recém-nascido (0 a 3 meses)	14-17	11-13 / 18-19
Infante (4 a 11 meses)	12-15	10-11 / 16-18
Criança pequena (1 a 2 anos)	11-14	09-10 / 15-16
Pré-escolar (3 a 5 anos)	10-13	08-09 / 14
Criança escolar (6 a 13 anos)	09-11	07-08 / 12
Adolescente (14 a 17 anos)	08-10	07 / 11
Adulto jovem (18 a 25 anos)	07-09	06 / 10-11
Adulto (26 a 64 anos)	07-09	06 / 10
Idoso (> 65 anos)	07-08	05-06 / 09

É preciso deixar claro que a duração do sono representa um fácil parâmetro para mensurar o sono, porém existem outros índices que não podem ser negligenciados[4]. As propriedades restauradoras do sono, sem dúvida, também dependem da qualidade do sono, da arquitetura do sono, dos horários de sono ao longo do dia, entre outros[4].

O primeiro estudo em larga escala para descrever as diferenças relacionadas com a idade e o sexo em cronótipos humanos foi conduzido por Roenneberg e col. em 2004[10]. Com base em uma pesquisa de cerca de 25 mil indivíduos em países predominantemente de língua alemã, eles descreveram padrões relacionados com idade e gênero distintos: as crianças apresentaram cronótipos de início de sono mais cedo, com o grupo de adolescentes sendo progressivamente iniciado mais tarde e mostrando um máximo de "atraso" em torno de 20 anos. Após 20, o cronótipo foi com início do sono mais cedo e progressivamente com o aumento da idade. Roenneberg e col.[10] também relataram que as mulheres apresentavam cronótipos de início de sono mais cedo, anteriores do que os homens durante a maior parte da idade adulta, sendo que essa diferença desapareceu após a idade de 50 anos[10].

Em um outro estudo, de 8.972 indivíduos conduzido do norte da Itália (faixa etária de 10 ± 85 anos), Tonetti e col.[11] relataram idades semelhantes para o pico de "atraso" de sono em homens (por volta dos 21 anos) e mulheres (por volta dos 17 anos), bem como a ausência de diferenças de cronótipo entre os sexos além dos 55 anos de idade[11]. Em 2011, Randler[12] obteve padrão semelhante de resultados para a faixa etária de 12 ± 23 anos em uma amostra de 7.480 participantes na Alemanha: a mudança de atraso de início do sono (cronótipo vespertino) para o avanço (cronótipo matutino) Foi aparente em ambos os sexos por volta dos 21 anos, porém essa mudança ocorreu mais precocemente em mulheres do que em homens[12]. Além disso, evidenciaram que, enquanto a instalação do atraso de fase era muito rápida e pronunciada, o retorno ao ritmo de avanço era mais suave[12].

Paine e col.[13] reportaram em uma amostra de 2.526 adultos da Nova Zelândia que os participantes com idade entre 30 e 34 anos eram mais propensos a serem cronótipos vespertinos em comparação com a faixa etária entre 45 e 49 anos (maior propensão à matutinidade)[13]. Duarte e col. avaliaram as preferências diurnas em uma amostra de 14.650 brasileiros[14]. Comparado com Roenneberg e col.[10]. E Tonetti e col.[11], eles observaram uma relação diferente entre idade e sexo: embora as mulheres também fossem cronótipos de avanço de fase comparadas aos homens até a idade de 30 anos, isso foi revertido em grupos etários com mais de 45 anos (não foram encontradas diferenças significativas entre 30 e 45

SONO AO LONGO DAS DÉCADAS **59**

anos de idade). As inconsistências encontradas em cronótipo, por idade e gênero, entre os estudos europeus *versus* brasileiros podem ser específicas de cada população, por exemplo, a localização geográfica e as variações associadas ao nascer e ao pôr do sol e a duração do dia e exposição solar, que são fatores importantes para a regulação do relógio circadiano e, portanto, para o cronótipo[14,15].

Um período de sono pós-aprendizagem beneficia a consolidação da memória em comparação com um intervalo de vigília de igual duração[16]. No entanto, se essa consolidação da memória baseada no sono muda como uma função da idade continua a ser controversa[16,17]. Gui e col.[18] relataram uma metanálise investigando as diferenças de idade na consolidação da memória baseada no sono. A metanálise incluiu 22 comparações do desempenho entre adultos jovens e adultos mais velhos em tarefas comportamentais que medem a consolidação da memória baseada no sono. Os resultados[18] mostraram um efeito benéfico geral significativo no sono em adultos jovens, mas não em adultos mais velhos. No entanto, análises adicionais sugeriram que as diferenças de idade se manifestavam principalmente na consolidação de memória declarativa baseada no sono, mas não na consolidação da memória processual[18].

O fato de que o envelhecimento é acompanhado por mudanças nas funções de sono e memória nos leva a um questionamento: se as mudanças relacionadas ao envelhecimento no sono contribuem para o declínio da consolidação da memória baseada no sono em adultos mais velhos[18-20]. Nas últimas décadas, uma série de estudos comportamentais investigaram a relação entre a consolidação da memória baseada no sono e o envelhecimento. No entanto, esses estudos mostraram resultados inconsistentes, especialmente quando se trata de diferentes tipos de memória (por exemplo, memória declarativa e memória processual)[19,20].

As mudanças do sono com a evolução das décadas

Parece que a disponibilidade de horas para dormir e a quantidade total de sono diminuiu durante as últimas décadas, juntamente com a transição para sociedades modernas que funcionam em um ritmo de 24 horas por 7 dias[21]. Isso provocou consequências do aparente abuso de privação de sono na população em geral[22].

Há evidências científicas crescentes de um encurtamento da duração do sono que se desvia do intervalo seguro (ou seja, 7-8 horas) com consequências ao estado de saúde, como obesidade, doença coronariana, diabetes, depressão e mortalidade por inúmeras as causas[23,24]. Uma metanálise de Cappuccio e col.[25] mostrou que em comparação com os adultos que dormiam de 7 a 8 horas por noite, os adultos que dormiam cada vez menos tempo tinham um risco 12% e 30% maior de morte prematura, respectivamente[25].

Um número crescente de pessoas está trabalhando horas incomuns. Atualmente, 30% dos trabalhadores dos EUA têm que alternar, trocar ou ampliar turnos, ou seguir o serviço de chamada de sobreaviso para qualquer ocorrência[6]. Esses horários de trabalho incomuns estão ligados ao aumento dos riscos de saúde e segurança[7-9]. Algumas propostas podem ser colocadas em prática para minimizar esse impacto. Vetter e col.[26] demonstraram que o sono e o alinhamento circadiano melhoraram em uma programação de turnos rotativos adaptada aos cronótipos individuais dos funcionários. Esses achados podem se traduzir em benefícios para a saúde a longo prazo[26]. Em outro estudo, Vetter e col.[27] mostraram em uma coorte de 64.615 enfermeiros que o desajuste entre o cronótipo e o tempo de trabalho aumentou significativamente o risco de diabetes tipo 2[27].

Contudo, parece não haver consenso científico sobre a evidência da redução progressiva do número de horas disponibilizada para dormir. A suposição comum de que a duração do sono da população diminuiu nas últimas décadas não foi apoiada por revisões recentes[21], que foram limitadas em sua maioria a dados autorrelatados. Ao contrário das crenças comuns, a quantidade de sono na era pré-industrial pode não ter sido muito mais longa do que hoje. Em 1574, um médico italiano indicou claramente um sono de duração de 8 horas de acordo com "costume comum" de um sono prolongado no tempo antigo como Hipócrates

60 SONO AO LONGO DAS DÉCADAS

havia aconselhado, citado em Ekirch (2001)[22,28]. Assim, durante séculos, dormir 7-8 horas parece ter sido considerado normativo. De acordo com Ekirch[28], até o fim da era moderna inicial, os europeus ocidentais experimentaram, na maioria das noites, dois grandes intervalos de sono, superados por uma hora ou mais de vigília silenciosa[28]. Também tirar cochilos ao longo do dia foi provavelmente mais comum do que hoje. Nos últimos dois séculos, o padrão de sono segmentado pré-industrial foi substituído por um sono noturno consolidado nas sociedades modernas[22]. Uma hipótese foi proposta que o padrão de sono nas sociedades modernas continua a evoluir na direção da redução gradual da quantidade de sono[22].

Segundo Kripke (2004), nos Estados Unidos, a duração do sono autorrelatado foi estimada em cerca de 8 horas, na década de 1960[29]. Outras pesquisas renderam estimativas de cerca de 7 horas ou mesmo menos de sono[30]. Em crianças, registros históricos sugeriram uma redução de 1,5 horas na duração média do sono entre os anos 1910 e 1963[31]. Embora a evidência científica que apoie a hipótese de redução de horas de sono com o passar das décadas seja insuficiente, esta crença se transformou em uma sabedoria convencional quase incontestável, afirmando que a sociedade moderna está severamente privada de sono e que esse estado de privação crônica tem consequências para as pessoas e a sociedade[22].

Além disso, esta questão carece de evidência empírica em uma extensão ainda maior do que a hipótese de redução. A evidência praticamente única existente vem dos EUA, sugerindo que, embora a fadiga e o cansaço nos homens tenham aumentado entre 1930 e 1980, não há aumento semelhante nos distúrbios do sono autorrelatados[32]. Em estudo publicado em 2007, Kronholm e col.[22] com o objetivo de obter um adequado levantamento das tendências de duração do sono autorrelatado na Finlândia nas últimas décadas, realizou análise de diferentes fontes de registros nacionais de avaliação de saúde contendo tal informação realizados na Finlândia entre os anos de 1972 e 2005. O principal resultado do estudo foi que, em termos de duração do sono autorrelatado em amostras populacionais adultas relativamente grandes nesses 33 anos avaliados na Finlândia, encontrou-se uma diminuição significativa, embora leve. A diminuição foi revelada mais claramente entre os homens do que entre as mulheres. No entanto, o tamanho da diminuição da duração do sono autodenominado foi relativamente pequeno, aproximadamente 5,5 minutos por cada intervalo de 10 anos[22].

Além dessa redução, observou-se uma troca entre as proporções de dormidores de 7 e 8 horas na população; a proporção de pessoas que dormem 7 horas por dia aumentou enquanto a proporção de dormidores de 8 horas diminuiu. Isto foi visto com maior clareza entre os homens em idade profissionalmente ativa. No entanto, um achado importante foi que as proporções dos extremos da distribuição da duração do sono – os dormidores curtos e longos – permaneceram inalteradas[22]. Consequentemente, esses resultados sugerem que na Finlândia nesses 33 anos avaliados, uma proporção significativa de dormidores de 8 horas pode ter reduzido o sono para que agora pertençam ao grupo de dormidores de 7 horas[22]. Os autores concluem que o estudo indica uma diminuição geral de aproximadamente 18 minutos na duração do sono autorrelatado, especialmente entre a população de adulta profissionalmente ativa[22]. A questão permanece se essas mudanças bastante moderadas na duração e na qualidade do sono representam uma ameaça de consequências adversas da sociedade em termos de riscos para a saúde, eficiência da produção, segurança ou mesmo mortalidade e esse estudo não permite tirar conclusões definitivas a este respeito[22].

Zomers e col.[1] em estudo publicado em 2017, realizou avaliação com o objetivo de descrever os padrões de duração do sono dos adultos em um período superior a 20 anos (de 1987 a 2012). A população estudada consistiu em 3.695 adultos (na cidade de Doetinchem, município no leste da Holanda) entre 20 e 59 anos e medidas da duração do sono autorrelatado. Cerca de 56% dos adultos apresentou duração de sono entre 7 e 8 horas (moderado) persistente em 20 anos e esse grupo teve uma melhor qualidade de sono do que os outros grupos. Dos adultos que mudaram ao longo desse período sua duração de sono (40%), 43% reduziram seu tempo de sono para menos de 6 horas (curto)[1]. Este estudo mostrou que quase metade dos adultos não apresentaram duração de sono persistente moderada ao longo do tempo e que mais de um sexto tornou-se dormidor curto. Uma vez que a duração do sono curto e longo foi associada a um estado de saúde adverso, os achados presentes implicam um potencial problema de saúde pública[1]. Várias características dos adultos foram associadas a padrões diferentes da duração do sono moderado persistente, dos quais a atividade física de lazer é um alvo importante potencial para prevenir mudanças desfavoráveis na duração do sono ao longo da vida[1].

Conclusões

O conceito de que diferentes idades necessitam de diferentes horas de sono já está bem estabelecido. Torna-se claro também que diferentes fases da vida exigirá uma redução momentânea das horas de sono em favor de atividades acadêmicas, profissionais ou mesmo pessoais, atrasando o início do sono. É sem dúvida, também igualmente sabido, que ao final da adolescência e início da vida adulta, torna-se esperado um padrão cronótipo de atraso de fase de sono com, também, encurtamento da disponibilidade de horas para dormir. Desde que ocorram adaptações nestas mudanças ao longo da vida e com o passar das idades, não se espera que ocorram consequências negativas comuns da privação crônica de sono.

Contudo, um questionamento ainda se mantém sem a adequada resposta. Estaremos de fato, nas últimas décadas reduzindo o tempo total de sono disponibilizado? Parece fácil acreditar que sim, quando identificamos uma progressiva consequência da modernidade que é o funcionamento 24/7 (24 horas – 7 dias por semana). Assim, pelo aumento da demanda horas de trabalho, pelo maior tempo de deslocamentos entre o trabalho e a residência, pelas exigências sociais de atividades de relacionamento, pelos dispositivos móveis de interação social-virtual, faz parecer que as 24 horas do dia de décadas atrás, onde nenhuma dessas situações estavam presentes, não serão mais suficientes. Imagina-se então que a consequência imediata será a redução das horas de sono.

Porém, para que se tenha valor estatístico de tal afirmação, esse impacto precisará ser relevante em uma população, para que se tenha poder de generalização dessa afirmação. E ainda, atualmente, esses resultados são conflitantes. Os estudos revelam, de fato, a tendência e redução progressiva de horas de sono, contudo, ainda, parece que essa redução não é significativa para se ter valor de afirmação. Acreditamos, infelizmente, que nas próximas décadas, esse impacto será facilmente percebido e identificado por estudos de boa qualidade metodológica.

Referências bibliográficas

1. Zomers ML, Hulsegge G, van Oostrom SH, Proper KI, Verschuren MWM, Picavet HSJ. Characterizing Adult Sleep Behavior Over 20 Years - The Population-Based Doetinchem Cohort Study. SLEEP. 2017 Jul 1;40(7).
2. Štefan L, Juranko D, Prosoli R, Barić R, Sporiš G. Self-Reported Sleep Duration and Self-Rated Health in Young Adults. J Clin Sleep Med. 2017 Jul 15;13(7):899-904.
3. Pires MLN, Benedito-Silva AA, Mello MT, Del Giglio S, Pompeia C, Tufik S. Sleep habits and complaints of adults in the city of São Paulo, Brazil, in 1987 and 1995. Braz J Med Biol Res 40(11) 2007.
4. Hirshkowitz M, Whiton K, Albert SM, Alessi C, Bruni O, DonCarlos L et al. National Sleep Foundation's sleep time duration recommendations: methodology and results summary. Sleep Health 1 (2015) 40-43.
5. McLaughlin Crabtree, Williams NA. Normal sleep in children and adolescents. Child Adolesc Psychiatr Clin N Am. 2009 Oct;18(4):799-811.
6. Alterman T, Luckhaupt SE, Dahlhamer JM, Ward BW, Calvert GM. Prevalence Rates of Work Organization Characteristics Among Workers in the U.S.: Data From the 2010 National Health Interview Survey. Am J Ind Med. 2013; 56: 647-659.
7. Gan Y, Yang C, Tong X, Sun H, Cong Y, Yin X, et al. Shift work and diabetes mellitus: a meta-analysis of observational studies. Occup Environ Med. 2015; 72: 72-78.
8. Megdal SP, Kroenke CH, Laden F, Pukkala E, Schernhammer ES. Night work and breast cancer risk: A systematic review and meta-analysis. Eur J Cancer. 2005; 41: 2023-2032.

9. Vetter C, Devore EE, Wegrzyn LR, Massa J, Speizer FE, Kawachi I, et al. Association Between Rotating Night Shift Work and Risk of Coronary Heart Disease Among Women. JAMA. 2016; 315: 1726-1734.
10. Roenneberg T, Kuehnle T, Pramstaller PP, Ricken J, Havel M, Guth A, et al. A marker for the end of adolescence. Curr Biol. 2004; 14: R1038-R1039.
11. Tonetti L, Fabbri M, Natale V. Sex difference in sleep-time preference and sleep need: a cross-sectional survey among Italian pre-adolescents, adolescents, and adults. Chronobiol Int. 2008; 25: 745-759.
12. Randler C. Age and Gender Differences in Morningness-Eveningness uring Adolescence. J Genet Psychol. 2011; 172: 302-308.
13. Paine S-J. The Epidemiology of Morningness/Eveningness: Influence of Age, Gender, Ethnicity, and Socioeconomic Factors in Adults (30±49 Years). J Biol Rhythms. 2006; 21: 68-76.
14. Duarte LL, Menna-Barreto L, Miguel MA, L, Louzada F, Araujo J, Alam M, et al. Chronotype ontogeny related to gender. Braz J Med Biol Res. 2014 Apr;47(4):316-20.
15. Roenneberg T, Kumar CJ, Merrow M. The human circadian clock entrains to sun time. Curr Biol. 2007; 17: R44-R45.
16. Diekelmann, S. Sleep for cognitive enhancement. Front. Syst. Neurosci. 8(2014), 46.
17. Diekelmann, S., Born, J. The memory function of sleep. Nat. Rev. Neurosci. 11 (2010) 114-126.
18. Gui WJ, Li HJ, Guo YH, Peng P, Lei X, Yu J. Age-related differences in sleep-based memory consolidation: A metanalysis. Neuropsychologia 97 (2017) 46-55.
19. Aly M, Moscovitch M. The effects of sleep on episodic memory in older and younger adults. Memory 18(2010), 327–334.
20. Baran B, Mantua J, Spencer RM. Age-related changes in the sleep-dependent reorganization of declarative memories. J Cogn Neurosci. 28 (2016), 792–802.
21. Youngstedt SD, Goff EE, Reynolds AM, et al. Has adult sleep duration declined over the last 50+ years? Sleep Med Rev. 2016; 28:69-85.
22. Kronholm E, Partonen T, Laatikainen T, et al. Trends in self-reported sleep duration and insomnia-related symptoms in Finland from 1972 to 2005: a comparative review and re-analysis of Finnish population samples. J Sleep Res. 2008; 17(1): 54–62.
23. Ferrie JE, Kumari M, Salo P, Singh-Manoux A, Kivimäki M. Sleep epidemiology—a rapidly growing field. Int J Epidemiol. 2011; 40(6): 1431-1437.
24. Buxton OM, Marcelli E. Short and long sleep are positively associated with obesity, diabetes, hypertension, and cardiovascular disease among adults in the United States. Soc Sci Med. 2010; 71(5): 1027–1036.
25. Cappuccio FP, Cooper D, D'Elia L, Strazzullo P, Miller MA. Sleep duration predicts cardiovascular outcomes: a systematic review and meta-analysis of prospective studies. Eur Heart J. 2011; 32(12): 1484–1492.
26. Vetter C, Fischer D, Matera JL, Roenneberg T. Aligning work and circadian time in shift workers improves sleep and reduces circadian disruption. Curr Biol CB. 2015; 25: 907-911.
27. Vetter C, Devore EE, Ramin CA, Speizer FE, Willett WC, Schernhammer ES. Mismatch of Sleep and Work Timing and Risk of Type 2 Diabetes. Diabetes Care. 2015; 38: 1707-1713.
28. Ekirch AR. Sleep we have lost: pre-industrial slumber in the British isles. Am. Hist. Rev., 2001, 106:343-386.
29. Kripke DF. Do we sleep too much? Comment on Tamakoshi A; Ohno Y. Self-reported sleep duration as a predictor of all-cause mortality: results from the JACC study, Japan. Sleep 2004; 27:13-14.
30. National Sleep Foundation. Sleep in America Poll. National Sleep Foundation, URL http://www.sleep-foundation.org, 2003.
31. Webb WB, Agnew HW. Are we chronically sleep deprived? Bull. Psychon. Soc., 1975, 6:47-48.
32. Bliwise DL, King AC, Harris RB, Haskell WL. Prevalence of self-reported poor sleep in a healthy population aged 50-65. Soc. Sci. Med., 1992, 34:49-55.

capítulo 7

Sono e Neurologia

Alan Luiz Eckeli

A presença de queixas relacionadas ao sono em pacientes com transtornos neurológicos é frequente[1]. E o funcionamento harmonioso do sistema nervoso central e periférico é uma condição necessária para um sono saudável. Assim, podemos entender que a presença de doenças neurológicas promove, em maior ou menor grau, consequências relacionadas ao nosso ciclo sono e vigília, produzindo impactos diversos na vida do ser humano.

Neste capítulo, iremos discutir aspectos atuais relacionados à interface entre o sono e a neurologia.

Doença de Parkinson

As queixas relacionadas ao sono ocorrem em 90% dos pacientes com Doença de Parkinson (DP). Elas são responsáveis por um importante impacto na qualidade de vida desses pacientes, sendo consequência do processo de neurodegeneração dos sistemas responsáveis pelo ciclo sono e vigília, controle motor e o uso de medicamentos[3].

A insônia na DP pode ser inicial, de manutenção ou terminal. Na insônia inicial, o uso de medicamentos para o tratamento da DP pode ser o agente causal (selegilina, pramipexol), bem como a presença de hábitos disfuncionais e a presença da Doença de Willis-Ekbom (WED). Na insônia de manutenção, devemos estar atentos à presença da Apneia Obstrutiva do Sono (AOS), parassonias, dor, noctúria, WED e dificuldade para se movimentar na cama associada à DP. Na insônia terminal, nossa atenção deve estar na presença de depressão. O tratamento da insônia deve abordar técnicas de terapia cognitiva comportamental e, quando necessário, o uso de medicações[2]. Os medicamentos devem ter uma indicação precisa. Por exemplo, naquele paciente com relato de dificuldade para se movimentar na cama, devemos otimizar o tratamento dos sintomas motores. No paciente com insônia terminal associado a queixas de humor, o uso de antidepressivos de ação sedativa (mirtazapina, trazodona e tricíclicos) está indicado. Na presença de Transtorno Comportamental do Sono REM (TCREM) o uso de melatonina é correto. O uso de neurolépticos atípicos está indicado em pacientes com DP associados a alucinações. Lembramos que o uso de benzodiazepínicos nesses pacientes pode promover uma piora da função cognitiva e aumento no risco de quedas.

A presença de sonolência na DP nos faz pensar num leque de possibilidades, como: 1) privação de sono; 2) presença de doenças do sono que possam comprometer a sua qualidade (AOS, TCREM, Movimentos Periódicos dos Membros, WED); 3) presença de outras condições clínicas que promovam redução da qualidade de sono (dor, dificuldade de mobilização, depressão); 4) uso de substâncias e medicamentos (benzodiazepínicos, antipsicóticos, agonistas dopaminérgicos); 5) relacionada à própria DP. O tratamento da sonolência está relacionado à causa específica, e quando é consequência da própria evolução da doença, podemos usar cafeína, metilfenidato e modafinil. A sonolência na DP pode se manifestar como ataques de sono, nesse caso, frequentemente está associada ao uso de agonistas dopaminérgicos.

O relato de movimentos noturnos complexos durante o sono associado a pesadelos nos remete a possibilidade de TCREM. O diagnóstico dessa condição é baseado na queixa de clínica de comportamentos durante o sono (como gritar, bater, socar, assoviar e chutar) associado à presença de sono REM sem atonia no exame de polissonografia. Essa condição frequentemente antecede a presença da DP, sendo considerado um sintoma precoce de neurodegeneração. Nesse sentido, o relato de TCREM isoladamente está ligado a um risco acima de 80% de evolução para uma doença neurodegenerativa associada ao depósito de alfasinucleína nos próximos 12 anos após o início dos sintomas. O tratamento dessa condição deve estar relacionado a medidas de proteção (como colocação de grades estofadas na cama, retirada de objetos cortantes do quarto, colocação do colchão no chão e orientação do acompanhante) e o tratamento medicamentoso com melatonina (3 a 15 mg ao deitar) e clonazepam (0,25 a 2 mg ao deitar), sendo preferível a primeira.

Doença cerebrovascular

Pacientes com Doença Cerebrovascular, em especial o Acidente Vascular Cerebral (AVC), possuem uma maior frequência de relatos de insônia, sonolência diurna, apneia do sono, alterações do ritmo circadiano e WED. Nesse sentido é importante uma avaliação especializada relacionada à medicina do sono nessa população.

A AOS é um fator de risco independente para AVC, sua presença dobra o risco para AVC e morte, e nos pacientes com AOS grave esse risco triplica[5]. A prevalência de AOS nessa população chega a 72%, sendo mais frequente em homens e no período agudo do AVC. Cronicamente, acredita-se que a hiperativação simpática, a hipóxia intermitente, o estresse oxidativo, o aumento de mediadores inflamatórios aumentem o processo de aterosclerose. Agudamente, a interrupção do fluxo respiratório pode promover uma redução do débito cardíaco, arritmias cardíacas, hipotensão ou hipertensão sistêmica, vasodilatação, hipóxia, hipercapnia e aumento da pressão intracraniana. Outro possível mecanismo seria a embolização paradoxal, devido a uma comunicação direito esquerda durante um episódio de apneia em um paciente com forame oval. Adicionalmente, pacientes detectados com AOS na primeira noite após o AVC apresentam declínio neurológico precoce e maior tempo de internação.

Não se sabe quando é o melhor momento para se fazer a detecção da AOS. Acreditamos que o diagnóstico e tratamento precoce possam estar associados a um desfecho mais favorável protegendo a zona de penumbra, que é um tecido cerebral funcionalmente comprometido pela isquemia. Para o diagnóstico, devemos fazer uma avaliação clínica, e existindo suspeita de AOS indicamos a realização da polissonografia ou equipamentos portáteis para detecção da apneia. O tratamento indicado mais eficaz para AOS é o aparelho de pressão positiva contínua (CPAP) nas vias aéreas. Estudos têm demonstrado que a adesão nesse grupo de pacientes pode chegar a 70%. O tratamento com CPAP esteve associado a uma redução do risco de AVC em 82%. Recentemente, o estudo SAVE não demonstrou benefício do CPAP na prevenção secundária de desfechos cerebrocardiovasculares[4]. Entretanto, esse estudo apresentou baixa taxa de adesão ao tratamento, exclusão de pacientes mais sintomáticos e heterogeneidade no diagnóstico. Assim, suas conclusões não são definitivas.

Doenças neuromusculares

Pacientes com doenças neuromusculares apresentam maior risco para transtornos do sono[6]. A presença de fraqueza, fadiga, dor, espasticidade, perda do controle de esfíncter, dificuldade para deglutição da saliva e câimbras podem levar a um sono de pior qualidade. Além disso, observamos frequentemente um comprometimento da função ventilatória nesses pacientes. Nesse sentido, observamos uma progressão do transtorno respiratório do sono inicial para uma hipoventilação noturna, seguido por uma hipoventilação diurna, cor pulmonale e falência respiratória.

A avaliação clínica deve buscar queixas relacionadas à fragmentação do sono, sono não restaurador, sonolência diurna e no exame físico devemos atentar para a presença de anormalidades físicas craniofaciais e torácicas. A avaliação da função pulmonar, gasometria e polissonografia devem ser realizadas na suspeita de um transtorno respiratório do sono. O risco de hipoventilação está aumentado naqueles com o volume expirado forçado em 1 segundo (FEV1) ou capacidade vital forçada (FCV) menor que 40% da esperada, um $PaCO_2$ maior que 45 mmHg, e um excesso de base maior que 4 mmol/L. Na suspeita de hipoventilação é mandatório a monitorização com CO_2 expirado ou transcutâneo na polissonografia.

O tratamento dos transtornos do sono nessa população tem como objetivo restaurar a arquitetura do sono, melhorar a função diurna e normalizar a troca gasosa durante o sono. Do ponto de vista medicamentoso, podemos usar para insônia medicações para consolidar o sono (antidepressivos sedativos), para sonolência usamos promotores de vigília (modafinil) e baclofeno para os espasmos. O uso de benzodiazepínicos e opioides deve ser cuidadoso, pois podem comprometer a função respiratória.

A pressão positiva não invasiva (PPNI) é a principal intervenção relacionada à melhora de qualidade de vida nesses pacientes. Estudos têm demonstrado que essa modalidade de tratamento promove um aumento da sobrevida. Como na distrofia miotônica, em que o aumento chega a quatro anos. A decisão do início da PPNI é definida pela presença de sintomas clínicos (sono fragmentado, ronco, sonolência, edema) e laboratoriais (policitemia, gasometria com aumento do dióxido de carbono e redução da pressão parcial de oxigênio, polissonografia com hipercapnia e dessaturação). A opção do modo ventilatório mais adequado pode ser feita durante uma polissonografia para ajuste de pressão positiva. Nesse exame será possível determinar o modo ventilatório, a programação do equipamento, a interface ideal e a suplementação, ou não, com oxigênio. Nesse grupo específico de pacientes, a pressão positiva em dois níveis, com ou sem frequência de *backup*, costuma ser a mais indicada. O uso de modos ventilatórios mais complexos, com garantia de volume minuto, tem sido utilizado e garantem uma melhor adaptação da ventilação não invasiva durante a progressão da doença para estágios mais graves.

Doença de Alzheimer e outras demências

Metade dos pacientes com Doença de Alzheimer (DA) podem ter queixas relacionadas ao sono. O relato de insônia, sonolência, sono agitado, roncos e alterações do ritmo circadiano são os mais predominantes e estão associados a hospitalização precoce. Um dos problemas mais importantes é o *sundowning*. Fenômeno caracterizado por confusão, agitação e ansiedade que ocorrem no início da noite. Esse transtorno está associado a um comprometimento do núcleo supraquiasmático, seja pela modulação inadequada pelo núcleo basal de Meynert, seja pela secreção inadequada de melatonina. A presença de AOS é maior em pacientes com Alzheimer que na população geral e a presença do alelo ApoE-E4 parece ser o elo comum entre as duas condições.

Na Demência com Corpos de Lewy observamos um declínio cognitivo progressivo, parkinsonismo, alucinações visuais e flutuação dos sintomas cognitivos. Em relação ao sono, a esses pacientes apresentam mais queixas quando comparados a Doença de Alzheimer. Sendo frequentemente observados o TCREM, o Movimento Periódicos dos Membros, AOS e WED.

66 SONO E NEUROLOGIA

A Demência Vascular é um termo utilizado para nomear pacientes com comprometimento cognitivo de etiologias vasculares diversas. Clinicamente, essa população costuma apresentar um ciclo sono-vigília com mais alterações que pacientes com DA. A AOS é um fator de risco para essa condição.

Na Demência Frontotemporal, se observa um comprometimento progressivo da linguagem. Em relação ao sono, observamos nessa condição um aumento da atividade durante o período noturno quando comparado com o período diurno.

O manejo dos transtornos do sono em pacientes com demência pode ser um desafio devido aos múltiplos fatores envolvidos. Na anamnese devemos questionar ativamente sobre hábitos de sono e vigília, medicações em uso, presença de sintomas psiquiátricos, condições clínicas associadas e doenças do sono[7].

A queixa de insônia ocorre em até 60% dos pacientes com demência. Seu manejo envolve medidas de higiene do sono, limitação de cafeína, redução de cochilos, aumento de atividade durante o dia e exposição à luz e, quando necessário, medicações hipnóticas. Lembramos que alguns anticolinesterásicos (donepezila) e medicações antidepressivas (fluoxetina, venlafaxina e bupropiona) podem promover efeitos estimulantes. Foi demonstrado em um ensaio clínico que o uso de melatonina foi ineficaz no tratamento de insônia em pacientes com DA.

A sonolência excessiva em pacientes com demência pode ser secundária a alterações específicas do sono (AOS e WED), hábitos disfuncionais, uso de medicações, depressão e presença de outras condições clínicas (desnutrição e anemia). O tratamento da condição de base é imperativo. E na presença de sonolência associado ao processo demencial, o uso de modafinil pode ser indicado. No tratamento da sonolência associada à AOS está indicado o CPAP. Alguns estudos indicam que o uso do CPAP pode reduzir a velocidade de progressão das queixas cognitivas.

Os transtornos do ritmo circadiano são mais frequentes em pacientes com DA e Demência Frontotemporal. A degeneração dos circuitos relacionados à promoção do sono, da vigília e do núcleo supraquiasmático são a justificativa desse aumento de prevalência. O tratamento é realizado com uso de melatonina e luz, em horários que variam de acordo com a fase do paciente.

No tratamento do TCREM realizamos orientações de segurança para o paciente e acompanhante, e indicamos o uso de medicamentos. A primeira escolha é a melatonina e, posteriormente, o clonazepam. Há relatos que os anticolinesterásicos possam promover uma melhora dos sintomas.

A agitação noturna em pacientes com demência é uma frequente causa de institucionalização[8]. No manejo dessa condição devemos avaliar a presença de inúmeros fatores, como: presença de constipação, dor, bexigoma, ambiente inadequado (luz, som e temperatura), uso de álcool, cafeína e medicações que fragmentam o sono. A tentativa inicial sempre está relacionada a intervenções comportamentais, num segundo momento o uso de medicações sedativas pode estar indicado.

Referências bibliográficas

1. Cipriani G, Lucetti C, Danti S, Nuti A. Sleep disturbances and dementia.Psychogeriatrics. 2015 Mar;15(1):65-74.
2. Sobreira-Neto MA, Pena-Pereira MA, Sobreira EST, Chagas MHN, Fernandes RMF,Tumas V, Eckeli AL. High Frequency of Sleep Disorders in Parkinson's Disease and Its Relationship with Quality of Life. Eur Neurol. 2017 Oct 30;78(5-6):330-337.
3. Forbes D, Blake CM, Thiessen EJ, Peacock S, Hawranik P. Light therapy for improving cognition, activities of daily living, sleep, challenging behaviour, and psychiatric disturbances in dementia. Cochrane Database Syst Rev. 2014 Feb 26;(2):CD003946.

SONO E NEUROLOGIA **67**

4. Camilo MR, Schnitman SV, Sander HH, Eckeli AL, Fernandes RM, Leite JP, Bassetti CL, Pontes-Neto OM. Sleep-disordered breathing among acute ischemic stroke patients in Brazil. Sleep Med. 2016 Mar;19:8-12.

5. McEvoy RD, Antic NA, Heeley E, Luo Y, Ou Q, Zhang X, Mediano O, Chen R, Drager LF, Liu Z, Chen G, Du B, McArdle N, Mukherjee S, Tripathi M, Billot L, Li Q, Lorenzi-Filho G, Barbe F, Redline S, Wang J, Arima H, Neal B, White DP, Grunstein RR, Zhong N, Anderson CS; SAVE Investigators and Coordinators. CPAP for Prevention of Cardiovascular Events in Obstructive Sleep Apnea. N Engl J Med. 2016 Sep 8;375(10):919-31.

6. Aboussouan LS. Sleep-disordered Breathing in Neuromuscular Disease. Am J Respir Crit Care Med. 2015 May 1;191(9):979-89.

7. Schrempf W, Brandt MD, Storch A, Reichmann H. Sleep disorders in Parkinson's disease. J Parkinsons Dis. 2014;4(2):211-21.

8. Raggi A, Bella R, Pennisi G, Neri W, Ferri R. Sleep disorders in Parkinson's disease: a narrative review of the literature. Rev Neurosci. 2013;24(3):279-91.

68

capítulo 8

Sono e Comportamento em Geriatria

Walter André dos Santos Moraes
Fernanda Maurer Balthazar

Introdução
Mudanças na estrutura do sono e no ciclo circadiano com o envelhecimento e suas consequências

Compreender as alterações do sono relacionadas ao envelhecimento é importante para se interpretar as condições clínicas do sono do idoso como normais ou patológicas[1,2]. A população de idosos no mundo está crescendo, tendo triplicado nos últimos 50 anos, o que tem impacto na prevalência de distúrbios do sono. As queixas de sono são muito frequentes nos idosos e estão associadas a vários fatores, incluindo alterações no ciclo circadiano, aumento da prevalência de doenças crônicas e mudanças psicossociais que acompanham o envelhecimento. Como consequência, a prevalência de insônia e de outros distúrbios do sono também tem aumentado na população geral[1].

O sono é um fenômeno complexo que se origina em diversas regiões do sistema nervoso[3]. Sua função não é completamente conhecida, mas várias evidências indicam que está relacionada à restauração celular, à eliminação de metabólitos tóxicos e ao anabolismo, que ocorre ciclicamente, conforme mostra a Figura 8.1. Por esse motivo, a redução voluntária ou não da duração do sono pode resultar em alterações em todos os sistemas orgânicos, tais como as indicadas na Figura 8.2. Pelo menos uma queixa de sono é registrada em mais de 50% da população com idade maior de 65 anos[3]. As principais queixas de sono são dificuldade para iniciar e manter o sono, sonolência excessiva diurna compensada por frequentes cochilos. O sono apresenta maior fragmentação caracterizada por um ou mais despertares. Os mecanismos homeostáticos e circadianos também se alteram com o envelhecimento normal. As principais alterações são a redução do sono de ondas lentas, redução do número e amplitude dos fusos de sono, redução do sono de ondas lentas, redução da amplitude do ciclo circadiano e avanço de fase do ciclo[3]. O acúmulo do sono atrasado (sleep debt) prejudica o bem-estar físico, mental e emocional levando a distúrbios comportamentais e de humor[3].

A etiologia dos distúrbios do sono no idoso pode ser de causa interna ou externa (ambiental). Fatores internos consistem em distúrbios primários do sono, como a apneia do sono, o distúrbio de movimentos periódicos de membros, a síndrome das pernas inquietas (doença de Willis Ekbom) e as parassonias. Distúrbios do sono podem ser ocasionados por diversas condições clínicas e psiquiátricas, ao uso inadequado de medicamentos e a fatores

70 SONO E COMPORTAMENTO EM GERIATRIA

Figura 8.1 — Sono e restauração celular

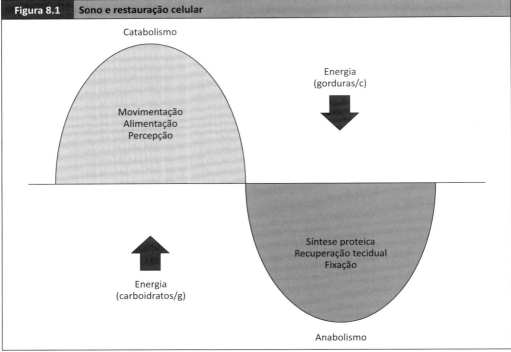

Fonte: *apud* Moraes, 2015.

Figura 8.2 — Efeitos da privação de sono nos idosos

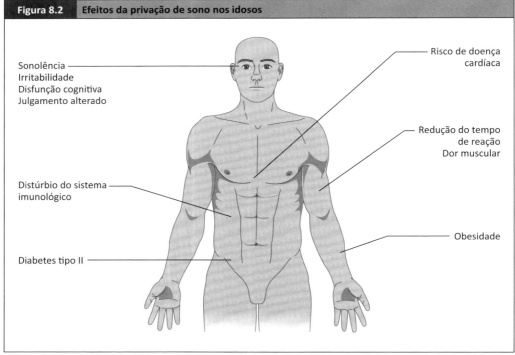

Fonte: *apud* Moraes, 2016.

psicossociais. Diversas doenças também podem ser agravadas pelos distúrbios do sono. Fatores externos incluem luminosidade aumentada durante a noite, ruído ambiental excessivo e temperaturas muito quentes ou muito frias. Além das mudanças na estrutura do sono, os idosos em geral apresentam mudanças nos ciclos circadianos, controladas centralmente pelo núcleo supraquiasmático do hipotálamo. Um desses ciclos é o da vigília-sono. O núcleo supraquiasmático responde a pistas ambientais (*zeitgebers*) que sincronizam os ciclos com o ambiente e a principal dessas é a luz. Nos idosos existe uma degeneração gradual do núcleo supraquiasmático que causa redução da amplitude dos ciclos e um adiantamento de fase do ciclo[1].

Existem algumas considerações que tornam mais complexa a interpretação dessas alterações da estrutura do sono com o envelhecimento. A primeira dela é que o envelhecimento não atinge uniformemente todos os indivíduos e as diferentes populações. Outra consideração, baseada em estudos epidemiológicos, é que muitas alterações do sono relacionadas ao envelhecimento, são, de fato, causadas por doenças prevalentes na faixa etária mais avançada[4,5]. Dentre as mudanças no padrão polissonográfico, observadas de maneira consistente em vários estudos, estão a redução no tempo total de sono, na eficiência do sono e na duração do sono de ondas lentas, assim como um aumento no tempo desperto após o início do sono[3,8]. Outras mudanças, como a latência para o sono, a latência para o sono REM e a duração dos estágios N1 e N2 não foram observadas de forma inequívoca nos diferentes estudos, possivelmente devido a limitações metodológicas e a fatores confundidores como doenças, uso de substâncias e distúrbios do sono[6-8] (Figura 8.3).

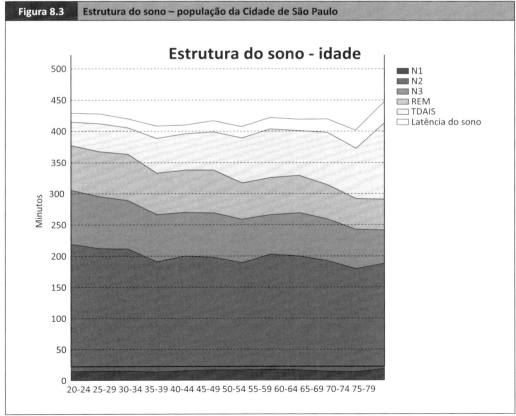

Figura 8.3 — Estrutura do sono – população da Cidade de São Paulo

Fonte: *apud* Moraes, 2014.

Mudanças cognitivas e comportamentais relacionadas ao envelhecimento e sua relação com o sono

A senescência é compreendida como um período marcado por mudanças no ciclo vital com significativa repercussão psíquica. Às transformações físicas, como perda neuronal e a depleção natural de sítios dopaminérgicos, dificuldade de locomoção, redução da acuidade visual e auditiva, entre outras, associam-se, frequentemente, a situações como o falecimento do cônjuge e de amigos coetâneos, a perda da autonomia e de funcionalidade, e a incapacidade de trabalhar. Mesmo a desejada aposentadoria, não raramente, pode levar à sensação de incapacidade, inutilidade e fracasso pessoal. A rápida transformação tecnológica e de valores sociais somada à dificuldade de acompanhá-la também estão relacionadas ao isolamento, ao sentimento de autodepreciação e desvalorização[9]. Se por um lado, temos a incidência expressiva de transtornos neuropsiquiátricos nessa população como depressão e demência, por outro lado, os aspectos socioculturais que contribuem para esse cenário não devem ser negligenciados. Assim, é imprescindível a reflexão acerca do lugar que a sociedade reserva ao idoso, evidenciando-se que a privação cultural, a escassez de recursos destinados à saúde, o rechaço social não são fatalidades inevitáveis. Em outra direção, cada vez mais, as pesquisas apontam o caráter neuroprotetor de práticas de saúde mental como a manutenção dos laços afetivos, a inserção social promovida em espaços de convivência, a realização de atividades físicas e a estimulação cognitiva[10,11].

Em vez de atribuir as queixas somente aos fatores neurobiológicos, o clínico não deve abster-se de investigar o impacto dos referidos aspectos psicossociais em uma queixa de má qualidade do sono. Um exemplo prático seria o caso típico de insônia com despertar antecipado nos quadros de depressão, transtorno com forte influência de estressores ambientais, que facilmente poderia ser confundido com adiantamento de fase ou redução de horas de sono característicos do envelhecimento. Outra queixa frequente é a de déficit de memória e de outras funções cognitivas. Sendo comum nos pacientes idosos, uma perda de memória sem estar associada a prejuízos relevantes, assim como um alentecimento do processamento de informações, torna-se imprescindível investigar o nível de comprometimento das funções cognitivas relatadas pelo paciente e seu acompanhante. Para elucidar se essas dificuldades representam um risco de degeneração cognitiva faz-se necessário o exame aprofundado do funcionamento neuropsicológico. Contudo, ainda que haja prejuízos importantes relatados, observados e já objetivamente avaliados deve-se levar em consideração que nem todo comprometimento de memória é demência e que os distúrbios do sono estão entre as condições clínicas mais fortemente associadas ao hipofuncionamento cognitivo global. Sabe-se, por exemplo, que a síndrome da apneia obstrutiva do sono (SAOS) associa-se a prejuízos cognitivos, como déficits de memória e funções executivas[12,13], e que quadros de insônia em idosos também estão correlacionados ao prejuízo do funcionamento executivo[12,13].

Configura-se, assim, um panorama em que verificamos na população idosa uma alta incidência de distúrbios do sono, declínio cognitivo e transtornos afetivos. Uma explicação plausível para essa associação expõe uma relação de causalidade entre a apneia do sono e alterações cognitivas devido à hipóxia intermitente, que no decorrer do tempo ocasiona o desenvolvimento progressivo da doença cerebral de pequenos vasos, resultando na perda de substância cinzenta e lesões de substância branca[14]. Outros estudos situam os distúrbios respiratórios do sono e os quadros de prejuízo cognitivo como partes de um mesmo endofenótipo que seria determinado por tipagens genéticas específicas. A apolipoproteína E (APOE), mapeada no cromossomo 19, em um de seus polimorfismos, quando identificado o alelo ε4, é um fator de risco para quadros de degeneração cognitiva, como Doença de Alzheimer, e também para a SAOS[15]. O fato é que, independentemente de haver uma relação de causalidade, ou de se tratar de aspectos distintos decorrentes de um mesmo determinante genético, a presença de distúrbios no sono piora quadros de transtornos afetivos como a

SONO E COMPORTAMENTO EM GERIATRIA **73**

depressão e intensifica alterações neuropsicológicas, sendo apontados como fator preditivo de demência[14], logo, se não forem tratados haverá uma sensível redução da ação terapêutica da abordagem isolada das mencionadas patologias intensificadas pelos transtornos do sono.

Distúrbios do sono e distúrbios comportamentais relacionados ao envelhecimento

Distúrbios cognitivos relacionados ao envelhecimento e sua relação com a estrutura do sono

Com o avanço da idade, ocorrem mudanças que causam interrupção e redução do sono, levando a fadiga, irritabilidade, dores de cabeça, depressão, sonolência excessiva diurna, mudanças na coordenação motora e na função cognitiva[3]. Os distúrbios do sono também são comuns nas doenças neurodegenerativas, que podem estar associadas a insônia, hipersonia, parassonias, atividade motora anormal durante o sono, ruptura do ciclo circadiano e desregulação respiratória. Existem também, alterações da arquitetura normal do sono que têm consequências na função cognitiva. Já citado anteriormente, há uma redução porcentual e absoluta do sono de ondas lentas que é crítica para a consolidação da memória de longo prazo. O envelhecimento também é associado com a atrofia do córtex pré-frontal medial que se correlaciona com o declínio cognitivo[3]. A atrofia do córtex pré-frontal está associada com uma redução da atividade de ondas lentas no sono não REM, que se correlaciona estatisticamente à consolidação da memória. Esses dados experimentais sugerem que as perturbações do sono acompanhadas de alterações estruturais no cérebro são um fator que contribui para o declínio cognitivo dos idosos[3]. Um estudo mostrou que idosas que dormiam menos que 5 ou mais que 9 horas apresentavam um escore cognitivo global pior que as outras[16].

Dentre as suas múltiplas funções o sono está relacionado ao clareamento de metabólitos cerebrais e à restauração dos neurônios. Recentemente, foi proposto um sistema **glinfático**[17] que associa as células da glia a um fluxo entre o líquido intersticial e o fluido cerebrospinal na remoção de metabólitos tóxicos do cérebro. O sistema glinfático é fortemente ativado pelo sono e serviria para clarear proteínas e peptídeos tóxicos que contribuem par a patologia da doença de Alzheimer tais como a proteína Aβ que forma o beta-amiloide. Estudos experimentais mostraram que a privação crônica de sono leva a um aumento da concentração de Aβ acelerando a deposição de beta-amiloide no cérebro, possivelmente devido a um prejuízo do mecanismo de clareamento. Estudos em humanos mostraram que o oposto também acontece, ou seja, o acúmulo de Aβ perturba a atividade de ondas lentas no sono não REM, que pode contribuir para o declínio cognitivo. Isso sugere um modelo interessante, no qual ambos processos se reforçam mutuamente acelerando a evolução do declínio cognitivo na doença de Alzheimer[3,18].

É notável o papel do sono na facilitação da função cognitiva, estabilização da memória, sua integração e consolidação. O sono inadequado, em duração ou qualidade, está associado ao prejuízo da atenção, das funções executivas, da memória de trabalho e da memória episódica.

Distúrbios do sono nas doenças neurodegenerativas

A doença de Alzheimer é a causa mais comum de demência, aproximadamente 70% de todas as causas. Os distúrbios do sono afetam cerca de 40% dos pacientes com doença de Alzheimer. No entanto, os distúrbios do sono são mais frequentes nos pacientes com demência de corpos de Lewy, doença de Parkinson afetando cerca de 90% dos pacientes com essas doenças. A insônia é mais frequente na demência vascular, na doença de corpos de Lewy e na doença de Parkinson, do que na doença de Alzheimer e na demência frontotemporal. O

74 SONO E COMPORTAMENTO EM GERIATRIA

distúrbio comportamental do sono REM é mais frequente na demência de corpos de Lewy. Os medicamentos usados para tratar essas doenças também podem ocasionar alterações do sono, que incluem sonolência, alteração da arquitetura do sono e inclusive distúrbio comportamental do sono REM[3].

Uma das alterações iniciais da doença de Alzheimer é a perda de memória de curto prazo. Com a piora da doença o paciente apresenta prejuízo da memória episódica, da função executiva, comprometimento da linguagem, que inclui dificuldade de nomeação e problemas semânticos, perda da orientação visual, alterações comportamentais, perda de motivação e piora do autocuidado. Os pacientes com doença de Alzheimer frequentemente têm disritmia do ciclo circadiano que se relaciona à insônia e à sonolência diurna[16].

Como foi mencionado anteriormente, o acúmulo de beta-amiloide é um evento primário na fisiopatologia da doença. Indivíduos com duplo alelo apolipoproteína E4 estão mais predispostos a acumular beta-amiloide e tem um risco aumentado da doença. Ao mesmo tempo esses indivíduos têm duas vezes mais chance de desenvolver apneia obstrutiva do sono. Os vários fatores de risco da doença, como o APOE-4, doença cardiovascular, diabete tipo 2, dieta inadequada, vida sedentária e má qualidade de sono podem levar a um estado pró-inflamatório, que desencadeia o processo degenerativo da doença. Um dos primeiros locais afetados são os neurônios colinérgicos do núcleo basal de Meynert. Essa perda pode estar relacionada à redução de sono REM nesses pacientes. O inibidor da colinesterase, donepezila, causa melhora do índice de apneia e hipopneia e da saturação de oxigênio nos pacientes com Alzheimer, sugerindo uma relação entre as estruturas colinérgicas e a apneia do sono na doença de Alzheimer. Outro local que sofre perda neuronal precocemente, nessa doença, é o núcleo supraquiasmático, o que ocasiona distúrbios do ciclo vigília-sono. Os distúrbios do ciclo vigília-sono como a sonolência excessiva diurna e a insônia afetam de 25% a 40% desses pacientes. A perda de neurônios do tronco cerebral e das vias respiratórias supramedulares pode contribuir para os distúrbios respiratórios do sono nessa doença. Os pacientes sofrem vários tipos de alteração do sono, como despertares frequentes, redução do tempo total de sono, redução da eficiência do sono, aumento de estágio N1, redução da frequência de complexos K e fusos, sonolência excessiva diurna, deambulação noturna e agitação vespertina. Alguns dos comportamentos que mais comprometem a funcionalidade desses pacientes estão ligados a alterações do ciclo circadiano. Se a má qualidade do sono é preditiva do declínio cognitivo, a boa qualidade do sono pode mitigar os efeitos de outros fatores de risco. O sono de má qualidade também pode acelerar processos pró-inflamatórios que aceleram a doença[3,18].

A demência com corpos de Lewy é a segunda causa mais frequente de demência responsável por 25% dos casos. É uma sinucleinopatia caracterizada pela inclusão neuronal chamada de corpos de Lewy que agregados de α-sinucleína. Diferentemente da doença de Parkinson, nessa doença, as inclusões são encontradas no tronco cerebral, no córtex cerebral e na substância branca subcortical. As características dessa doença são demência cortical e subcortical, flutuações de alerta, alucinações visuais, distúrbio comportamental do sono REM e sintomas motores parkinsonianos. Os fatores de risco são idade avançada, hipertensão, dislipidemia, alelo APOE-4, alelo CYP2D6B e mutações na glucocerebrosidase. Os distúrbios do sono são mais comuns na demência com corpos de Lewy, que na doença de Alzheimer. Esses distúrbios incluem distúrbio comportamental do sono REM, sonolência excessiva diurna e fragmentação do sono. As alterações do sono podem preceder as cognitivas em muitos anos. O distúrbio comportamental do sono REM é mais frequente em homens na sexta ou sétima década da vida e consistem na representação motora vívida de assustadora de sonhos durante o sono REM[19].

Os distúrbios do sono e o prejuízo cognitivo também são comuns na doença de Parkinson, que é o mais comum distúrbio do movimento de causa neurodegenerativa. Esses distúrbios incluem dificuldade em iniciar e manter o sono, síndrome das pernas inquietas, movimentos periódicos de membros aumentados durante o sono, sonolência excessiva diurna e distúrbio comportamental do sono REM. Os pacientes com doença de Parkinson podem vir a desenvolver demência. Alguns estudos encontraram uma associação entre o aparecimento de demência e o distúrbio comportamental do sono REM em pacientes com doença de Parkinson[20].

A doença cerebrovascular pode afetar áreas corticais relacionadas às funções executivas e à memória causando prejuízo das funções cognitivas. O acúmulo dessas lesões pode levar ao declínio cognitivo chamado de demência vascular. Os fatores de risco para essa doença incluem idade avançada, hipertensão, diabete, tabagismo, doença cardiovascular, fibrilação atrial, hipertrofia de ventrículo direito, aumento de homocisteína, hipotensão ortostática, hiperfibrinogenemia e apneia do sono. Os pacientes com demência de origem vascular apresentam perturbação do ciclo vigília sono e redução da eficiência do sono. Por outro lado, os distúrbios de sono também são preditivos de doença cerebrovascular[21].

A demência frontotemporal é caracterizada por atrofia focal dos lobos frontais e temporais resultando em alterações comportamentais, cognitivas e emocionais graves. Os dois principais subtipos são a variante comportamental e a demência semântica. Esses pacientes apresentam aumento da atividade noturna e matutina e sonolência excessiva diurna[22].

Insônia e distúrbios psiquiátricos nos idosos

Apesar de muitos idosos apresentarem queixas de sono inadequado, uma parcela menor deles cumpre os critérios de insônia. A insônia quando inicialmente ocorre associada a uma doença psiquiátrica, pode evoluir como um problema independente que tem uma relação bidirecional como o problema original, sendo por esse motivo é chamada comórbida. Se os sintomas de insônia persistem, adaptações cognitivas e comportamentais passam a ter um papel importante em sua perpetuação. A insônia que não ocorre associada a uma doença psiquiátrica ou clínica, antes chamada de insônia primária, é caracterizada por dificuldade em iniciar e manter o sono ou em sono não reparador, causando prejuízo no funcionamento diário. Em muitos casos, a etiologia desse tipo de insônia é pouco clara e mecanismos fisiológicos e psicológicos foram propostos incluindo o hiperalerta, aumento da resposta fisiológica ao estresse, características de personalidade, atitudes e concepções inadequadas sobre o sono e comportamentos compensatórios mal adaptativos como, por exemplo, estender o tempo na cama[23].

A insônia comórbida apresenta-se de maneira semelhante, porém ocorre conjuntamente com doenças psiquiátricas e interage com elas, com as substâncias usadas em seu tratamento e com fatores psicossociais associados como desemprego, inatividade, etc. A insônia crônica é frequente em idosos com distúrbios de humor e também está entre os critérios diagnósticos de várias doenças psiquiátricas. Associa-se particularmente com a depressão e a ansiedade generalizada a tal ponto que entre 40% e 60% dos idosos com insônia têm depressão ou ansiedade associada. Apesar de em alguns casos a insônia ser um sintoma dessas doenças psiquiátricas, ela pode exacerbar e perpetuar esses quadros exigindo um tratamento individualizado[24].

Em comparação com os adultos jovens, os idosos apresentam maior prevalência de outros distúrbios do sono, como a apneia do sono, a síndrome das pernas inquietas, o distúrbio de movimentos periódicos de membros, que podem coexistir e contribuir para a insônia própria ou do cônjuge. A maior frequência de doenças crônicas também contribui para o aumento da prevalência de insônia na população idosa. De fato, a maior parte dos casos de insônia nos idosos coexiste com outras condições crônicas, apesar de nem sempre serem atribuíveis a elas[1]. A dor crônica nos idosos é frequentemente acompanhada de insônia, havendo uma relação bidirecional entre ambas. A dor pode causar interrupção do sono, porém a privação de sono pode diminuir o limar de dor. A osteoartrite que é uma das causas mais importantes de dor nos idosos, afetando mais de 50% da população maior de 65 anos, é frequentemente associada a insônia[25].

Mudanças no estilo de vida são comuns com o envelhecimento, como a aposentadoria, a redução da mobilidade, a redução das interações sociais. Essas mudanças podem contribuir para a etiologia da insônia afetando a ritmicidade circadiana e contribuindo para problemas psiquiátricos. As atividades laborais e a interação social também servem como importantes *zeitgebers*. Em alguns casos, o idoso se torna o cuidador de um membro da família incapacitado funcionalmente ou demenciado. Em geral, o cuidador apresenta padrões de sono similares aos de indivíduos com insônia associada a depressão e a ansiedade. O cuidado de pacientes com demência é especialmente estressante[26].

O avanço de fase do sono, comum em idosos, pode levar a uma redução do tempo total de sono e a uma maior sonolência diurna, que leva a mais cochilos durante o dia, o que, por sua vez, piora ainda mais o sono noturno. As alterações de ciclo e de fase de sono podem decorrer da degeneração do núcleo supraquiasmático que ocorre com o envelhecimento. Além disso, doenças como a catarata e a degeneração retiniana podem prejudicar a realimentação do núcleo com informações sobre a luminosidade ambiental dificultando a sincronização[26].

Distúrbio respiratório do sono nos idosos e suas consequências comportamentais

A apneia do sono tem um impacto negativo no desempenho cognitivo dos idosos, afetando a atenção, a memória de curto prazo e as funções executivas. Existe também um risco aumentado de demência em pacientes com apneia obstrutiva do sono. Distúrbios do ciclo circadiano, que estão alterados no envelhecimento, também estão associados a doenças cardiovasculares, neurodegenerativas e psiquiátricas[18].

Os mecanismos que ligam a apneia do sono com a demência ainda não são de todo conhecidos. Alguns mecanismos propostos são que a hipóxia intermitente leva a um estado pró-inflamatório, à aterosclerose e à disfunção endotelial o que estaria associado à demência de causa vascular. Além disso, a hipoperfusão crônica pode levar à lesão de substância branca. A fragmentação do sono, que está associada à apneia do sono, leva a alterações estruturais nos neurônios e na glia do hipocampo, além de atrofia cortical. Estudos de neuroimagem e comportamentais mostraram a relação entre a aprendizagem espacial e a ativação do hipocampo durante o sono não REM, por sua vez, a hipóxia intermitente causaria um estado pró-inflamatório, que é um fator fundamental das doenças neurodegenerativas. Como foi citada acima, a interrupção do sono prejudicaria o sistema glinfático impedindo-o de fazer o clareamento de neurotoxinas relacionadas produzidas pelo processo neuroinflamatório crônico. A hipóxia também causa hiperexpressão da beta-secretase que cliva a proteína APP formando o beta-amiloide. A própria privação do sono ocasionada pela apneia tem efeitos diretos nos prejuízos cognitivos, uma vez que, o sono é necessário para a consolidação da memória. Estudos sugerem que o sono REM está relacionado à consolidação da memória declarativa enquanto o não REM está relacionado à memória implícita. Outro mecanismo seria que a fragmentação do sono na apneia do sono causaria uma ativação do eixo hipotáloamo-hipófise-adrenal levando ao aumento dos níveis de cortisol que prejudicaria a consolidação da memória na fase inicial do sono[18].

Avaliação da qualidade do sono e dos distúrbios cognitivos nos idosos

Para avaliar a qualidade do sono, além de se obter dados com a polissonografia, utiliza-se a escalas de sonolência como a de Stanford e a de Epworth. A escala Stanford mensura, com a pontuação de 1 a 7, o nível de sonolência no momento em que o indivíduo a responde e na escala de Epworth o indivíduo classifica, entre 0 e 3, o nível de sonolência que costuma sentir em oito situações de possível sonolência diurna. A escala de Pittsburgh é respondida com base no mês anterior e investiga a qualidade do sono com questões sobre o horário ha-

SONO E COMPORTAMENTO EM GERIATRIA **77**

bitual de deitar-se, a média da latência do sono, a frequência de despertares, o desconforto respiratório, presença de dor, de ronco. etc. Apesar de auxiliar no diagnóstico de distúrbios do sono, o uso dessas escalas não substitui exames como o teste de múltiplas latências do sono e a polissonografia, uma vez os achados objetivos dos referidos exames nem sempre corroboram a autopercepção do paciente. Entretanto, os resultados da polissonografia também podem ser complementados pelas escalas, já que aqueles costumam ser obtidos em um único dia, com o paciente dormindo fora de casa, configurando uma situação atípica[27].

Por sua vez, a avaliação neuropsicológica caracteriza-se por uma investigação clínica aprofundada das queixas cognitivas. É importante para detectar comprometimentos cognitivos e funcionais no momento em que é feita e, ao registrar objetivamente o funcionamento neuropsicológico do indivíduo, permite traçar uma linha de base para futuras comparações, permitindo ao clínico o acompanhamento longitudinal das queixas relatadas ou observadas. Para tanto o profissional recorre a entrevistas com o paciente e seu acompanhante, observação clínica, escalas, inventários e aplicação de testes que avaliam diferentes domínios cognitivos. O miniexame do estado mental, instrumento amplamente utilizado pela classe médica para investigar queixas cognitivas, muitas vezes é pouco sensível para identificar déficits menos evidentes, o que não raras vezes leva a falsos-negativos[28].

Uma avaliação neuropsicológica completa deve incluir testes que avaliam a memória verbal e visual, tanto de curto como de longo prazo, sendo úteis testes como o teste de memória lógica da escala de memória Wechsler, o subteste dígitos da escala de inteligência Wechsler para adultos , que além de avaliar atenção e memória operacional, avalia a memória verbal imediata; a lista de palavras e evocação de figuras da bateria CERAD (Consortium to Establish a Registry for Alzheimer's Disease) e o teste de aprendizagem auditivo-verbal de Rey. Testes de funções executivas também devem fazer parte da avaliação, como o teste Wisconsin de classificação de cartas, que avalia flexibilidade mental e categorização; o subteste Semelhanças da Escala de inteligência Wechsler para adultos, útil para avaliar a capacidade de abstração; o teste Stroop de cores e palavras, que avalia controle inibitório e o teste de trilhas coloridas ou o *trail making test*, que avaliam atenção dividida e sustentada além de flexibilidade cognitiva. É importante a inclusão de instrumentos que avaliem a praxia construtiva como o teste da figura complexa de Rey, o teste do desenho do relógio ou os subtestes de cópia de figuras das baterias CERAD ou ADAS-COG (Alzheimer's Disease Assessment Scale). Instrumentos que avaliem a linguagem também são necessários, como a Bateria Boston ou a Bateria Arizona, para avaliar funções como nomeação e fluência verbal[28].

Os testes mencionados acima não esgotam as possibilidades de recursos empregados na avaliação cognitiva. Outros testes podem ser utilizados, contudo, cabe ressaltar que o resultado dos testes deve ser interpretado como parte de um conjunto integrado pelas observações do clínico, o relato do paciente e seu acompanhante, os achados de outros exames e a avaliação da funcionalidade do paciente[28].

A funcionalidade apontará o nível de comprometimento sentido pelo paciente na sua vida diária, ou seja, a capacidade de realizar as demandas cotidianas com autonomia. A escala Katz permite avaliar dificuldades de Atividades Básicas de Vida Diária, como autocuidados e algumas escalas como a IQCODE (Informant Questionnaire on Cognitive Decline in the Elderly), DAFS-R (Direct Assessment of Functional Status-Revised), DAD (Disability Assessment for Dementia), ADL-Q (Activities of Daily Living Questionnaire) e B-ADL (Bayer Activities of Daily Living Scale) avaliam as Atividades Instrumentais de Vida Diária, como o manejo financeiro e o da medicação[28].

Observa-se, assim, que a Avaliação Neuropsicológica é um exame que demanda tempo e que deve ser preferencialmente realizado por profissional especialista, uma vez que o tempo de consulta médica costuma ser limitado para realizá-la. Atualmente, o Conselho Federal de Psicologia atribui o título de especialista em Neuropsicologia para profissionais capacitados. Muitos testes são de uso autorizado somente a psicólogos e outra restrição é o fato de que muitos testes amplamente usados internacionalmente ainda carecerem de adaptação

SONO E COMPORTAMENTO EM GERIATRIA

e validação para a população brasileira, que podem ser empregados, no momento, apenas para fins de pesquisa. O Conselho Federal de Psicologia, por meio do Sistema de Avaliação de Testes Psicológicos – SATEPSI, divulga a relação de testes com parecer favorável para aplicação na população brasileira, identificando os de uso restrito para psicólogos[28].

Tratamento dos distúrbios do sono e distúrbios comportamentais nos idosos

O tratamento não farmacológico da insônia

Na prática clínica os tratamentos não farmacológicos que incluem a terapia cogniti-vo-comportamental e as estratégias psicoeducacionais devem ser utilizados em primeiro lugar. As estratégias psicoeducacionais incluem o exercício físico regular, a exposição à luz natural sempre que possível, a redução do tempo acordado na cama, a regularidade dos horários de sono, a adequação do ambiente de sono com um mínimo de luz e ruído, evitar o uso de TV ou outros aparelhos eletrônicos no ambiente de sono, evitar o uso de estimulantes próximo ao horário de dormir. A terapia de fotoestimulação pode ser usada por no mínimo meia hora, diariamente, no período da manhã pode melhorar o padrão de sono e reduzir a confusão noturna na população com doença de Alzheimer. Muitos estudos sugerem que a fotoestimulação pode normalizar os ciclos circadianos, reduzindo a fragmentação do sono, aumentando a sua duração e melhorando alguns sintomas cognitivos da demência. Em ensaios randomizados comparando diversas terapias houve melhora no grupo tratado com terapia cognitivo-comportamental, no grupo tratado com medicamentos e no grupo tratado com medicamentos e terapia. No entanto o único grupo no qual a melhora se estendeu por 24 meses foi o grupo tratado apenas com terapia cognitivo-comportamental. A pesar de o custo inicial da terapia ser maior, estudos mostram que com o tempo ela é mais custo-efetiva que a farmacoterapia[3].

A terapia cognitivo-comportamental (TCC), elaborada pelo psiquiatra americano Aaron Beck na década de 1960, considera a tríade comportamento-pensamento-emoção como o pilar na compreensão dos quadros psicopatológicos e das demais circunstâncias associadas ao sofrimento ou desconforto de ordem psíquica. Com a insônia não é diferente e a TCC se destaca como o método padrão-ouro de intervenção não farmacológica nos quadros de insônia[29].

Assim, ao elaborar uma intervenção cognitiva e comportamental para a remissão de sintomas de insônia faz-se necessário conhecer os hábitos de sono do indivíduo. Para tanto, o diário do sono, que é um instrumento simples no qual o paciente anota diariamente os horários em que se deita, em que de fato dorme, os despertares após o início do sono e o horário em que se levanta, evidencia comportamentos associados à má higiene do sono. Dentre esses, por exemplo, permanecer na cama sem estar dormindo, cochilos diurnos e horário irregular de sono. Dessa maneira, após o registro de, minimamente, uma semana, o terapeuta tem um ponto de partida para definir um plano de ação personalizado para o paciente[29].

Uma das principais técnicas utilizadas na TCC é o controle de estímulos, que tem por objetivo, desfazer a associação do ambiente do sono, como a cama, o quarto e o horário de dormir, com a situação de permanecer acordado. Para praticá-la, o paciente é orientado a deitar-se somente quando estiver com sono e, em caso de despertares após o início do sono ou despertar precoce pela manhã, não permanecer deitado na cama. Assim, deverá levantar--se da cama, caso não volte a dormir logo após o despertar, para reverter o condicionamento feito com o pareamento entre cama e insônia[30].

Outra técnica utilizada é a privação de sono, que tem o objetivo de reduzir o tempo que o paciente permanece na cama, tomando-se por base, o tempo total de sono previamente verificado com o diário de sono em comparação ao tempo total na cama. Assim, desde que a eficiência do sono aumente, o que tende a acontecer com a privação, a cada semana pode-se aumentar até quinze minutos do tempo de sono diário[30].

SONO E COMPORTAMENTO EM GERIATRIA **79**

É importante ainda, analisar e reestruturar crenças cognitivas que o paciente tenha em relação ao sono que possam intensificar as queixas. Por exemplo, alguns pacientes idosos relatam medo de falecer dormindo, ou ainda, pensam que no dia seguinte terão muitos problemas ao perceberem a dificuldade que estão tendo para adormecer, o que gera um efeito retroativo de mantê-los despertos por ativação autonômica de ordem emocional. O terapeuta orienta o paciente para que observe os pensamentos e emoções que tem quando não consegue dormir para que sejam analisados e reformulados na terapia[30].

Tratamento farmacológico da insônia nos idosos

Hipnóticos agonistas de receptores GABAa (zolpidem, zopiclone) devem ser preferidos aos benzodiazepínicos pelo seu menor potencial de causar dependência e tolerância. Estudos mostraram que eles são eficientes no tratamento em curto prazo dos sintomas de insônia, como aumento da latência do sono, número de despertares noturnos, tempo total de sono e qualidade do sono, porém não existem evidências de sua eficácia em longo prazo. Os benzodiazepínicos também são eficientes, porém devem ser evitados devido ao seu potencial de causar dependência e tolerância. Existem riscos associados ao uso desses medicamentos em longo prazo e o seu uso não deve se estender por mais de 35 dias. Além da dependência e da tolerância os benzodiazepínicos podem causar rebote de insônia, sedação diurna, prejuízo cognitivo, incoordenação motora e maior risco de quedas e fraturas. Por esse motivo a Sociedade Americana de Geriatria não recomenda o uso de benzodiazepínicos em idosos e os hipnóticos não benzodiazepínicos não devem ser usados por mais de 90 dias. Existem poucas pesquisas sobre o uso de antidepressivos e antipsicóticos atípicos no tratamento da insônia em idosos. O antidepressivo trazodona pode ser utilizado com sucesso em muitos casos. Quando for indicado, podem ser utilizados os antipsicóticos de segunda geração. Os anticolinesterásicos utilizados no tratamento das demências podem melhorar o padrão de sono nesses pacientes. Os tratamentos farmacológicos da insônia de idosos com demência podem incluir a melatonina, que também é citoprotetora, antioxidante e antiamiloide, tendo, porém, modestos efeitos na melhora do ciclo circadiano dos pacientes com Alzheimer e doença de Parkinson. Novos medicamentos como agonistas de receptor da melatonina e antagonistas do receptor da orexina estão sendo testados com a esperança de serem mais específicos. A combinação adequada de estratégias farmacológicas e não farmacológicas na maioria dos casos melhora a qualidade de vida e a função diária dos pacientes. No caso dos idosos demenciados a adequação do ambiente é muito importante, incluindo a retirada de objetos perigosos e reduzindo o risco de quedas. O tratamento do distúrbio comportamental do sono REM com melatonina ou clonazepam é eficiente em 90% dos casos. Ainda não se sabe ao certo o mecanismo pelo qual a melatonina 6 a 12 mg antes de dormir, melhora o distúrbio comportamental do sono REM, mas parece que age diretamente aumentando a atonia durante o sono REM[1,3].

Quando bem indicado e acompanhado pelo médico existe pouca probabilidade de que o tratamento farmacológico cause dependência ou tolerância. No entanto deve-se ter cautela no tratamento de pacientes com doença respiratória ou renal crônica.

Tratamento dos distúrbios respiratórios do sono nos idosos

A pressão contínua positiva de via aérea (CPAP) é considerada o tratamento mais efetivo da apneia do sono. O CPAP provou ser também muito efetivo no tratamento da apneia do sono em idosos melhorando suas funções cognitivas. um estudo cego prospectivo de 3 anos de duração em pacientes idosos com doença de Alzheimer mostrou uma redução do declínio cognitivo e um aumento da profundidade do sono. Além disso, melhorou o humor desses pacientes[18].

Estudos de neuroimagem mostraram que o CPAP causava redução do estresse oxidativo e da inflamação em idosos com apneia do sono os quais se correlacionavam com uma me-

80 SONO E COMPORTAMENTO EM GERIATRIA

lhora nos testes neuropsicológicos. O CPAP, reduzindo a inflamação e o estresse oxidativo também ajuda na reparação do endotélio. Com a terapia de CPAP houve recuperação do pico noturno de melatonina[18].

O principal problema do tratamento com CPAP é a adesão e a tolerância ao tratamento, especialmente em pacientes demenciados. Muitos fatores afetam a tolerância ao CPAP. O perfil psicológico é um bom indicador, envolvendo a labilidade emocional, as crenças e expectativas sobre o tratamento e a resiliência. Fatores sociais como o local de sono, o apoio familiar, a institucionalização do paciente e a ajuda dos profissionais de saúde também são importantes. Outros fatores que dificultam a adaptação ao tratamento são o tabagismo, a noctúria e a hipertrofia prostática benigna. O uso de CPAP em pacientes demenciados é particularmente desafiador e requer monitoramento e apoio familiar. Comorbidades como a depressão também afetam a adesão[18].

O tratamento farmacológico ainda não está bem estabelecido. A donepezila melhorou o índice de apneia e a saturação de O_2 em pacientes com apneia do sono e doença de Alzheimer[18,31]. A modafinila melhora a sonolência diurna nesses pacientes. A armodafinila usada associada ao CPAP melhorou o alerta e a memória episódica. A fototerapia matutina, associada ou não à melatonina, ajudou a melhorar a tolerância ao tratamento. Existem evidências de que o tratamento da apneia do sono em pacientes idosos demenciados ou com distúrbio cognitivo leve é bastante benéfico na melhora cognitiva e da qualidade de vida devendo ser oferecido quando existe uma boa chance de que haja adesão[18].

Conclusão

É consenso que a qualidade do sono influencia o sistema nervoso afetando o comportamento em seus aspectos emocionais e cognitivos. O conhecimento das mudanças do sono normal que ocorrem durante o processo de envelhecimento assim como dos distúrbios do sono mais frequentes nessa população é muito importante para o correto diagnóstico e tratamento desses pacientes.

Referências bibliográficas

1. Wennberg AM, Canham SL, Smith MT, Spira AP. Optimizing sleep in older adults: treating insomnia. Maturitas. 2013;76(3):247-52.
2. Moraes W, Piovezan R, Poyares D, Bittencourt LR, Santos-Silva R, Tufik S. Effects of aging on sleep structure throughout adulthood: a population- based study. Sleep Med. 2014;15(4):401-9.
3. Porter VR, Buxton WG, Avidan AY. Sleep, Cognition and Dementia. Curr Psychiatry Rep. 2015;17(12):97.
4. Ohayon MM, Vechierrini MF. Daytime sleepiness is an independent predictive factor for cognitive impairment in the elderly population. Archs Intern Med 2002;162:201–8.
5. Vitiello MV, Moe KE, Prinz PN. Sleep complaints cosegregate with illness in older adults: clinical research informed by and informing epidemiological studies of sleep. J Psychosom Res 2002;53:555–9.
6. Ohayon MM, Carskadon MA, Guilleminault C, Vitiello MV. Meta-analysis of quantitative sleep parameters from childhood to old age in healthy individuals: developing normative sleep values across the human lifespan. Sleep 2004;27:1255–73.
7. Williams RL, Karacan I, Thornby JI, Salis PJ. The electroencephalogram sleep patterns of middle-aged males. J Nerv Ment Dis 1972;154:22–30.
8. Hoch CC, Dew MA, Reynolds 3rd CF, et al. A longitudinal study of laboratory and diary-based sleep measures in healthy "old old" and "young old" volunteers. Sleep 1994;17:489–96.
9. Podell JE, Sambataro F, Murty VP, Emery MR, Tong Y, Das S, Goldberg TE,Weinberger DR, Mattay VS. Neurophysiological correlates of age- related changes in working memory updating. Neuroimage. 2012; 62(3):2151-60.
10. Orrell M, Sahakian B. Education and dementia. BMJ. 1995; 310(6985):951-2.
11. Sadowsky CH, Galvin JE. Guidelines for the management of cognitive and behavioral problems in dementia. J Am Board Fam Med. 2012; 25(3):350-66
12. Zhou J, Camacho M, Tang X, Kushida CA. A review of neurocognitive function andobstructive sleep apnea with or without daytime sleepiness. Sleep Med. 2016, S1389-9457(16)00061-7 epub.
13. Ling A, Lim ML, Gwee X, Ho RC, Collinson SL, Ng TP. Insomnia and daytime neuropsychological test performance in older adults. Sleep Med. 2016;17:7-12 epub.

14. Kerner NA, Roose SP. Obstructive Sleep Apnea is Linked to Depression and Cognitive Impairment: Evidence and Potential Mechanisms. Am J Geriatr Psychiatry.2016. S1064-7481(16)00137-8 epub.
15. Nikodemova M, Finn L, Mignot E, Salzieder N, Peppard PE. Association of sleep disordered breathing and cognitive deficit in APOE ε4 carriers. Sleep. 2013; 36(6):873-80.
16. Devore EE, Grodstein F, Duffy JF, Stampfer MJ, Czeisler CA, Schernhammer ES. Sleep duration in midlife and later life in relation to cognition. J Am Geriatr Soc. 2014; 62(6):1073-81.
17. Jessen NA, Munk AS, Lundgaard I, Nedergaard M. The Glymphatic System: A Beginner's Guide.Neurochem Res. 2015; 40(12):2583-99.
18. Shastri A, Bangar S, Holmes J. Obstructive sleep apnoea and dementia: is there a link? Int J Geriatr Psychiatry. 2016;31(4):400-5
19. Zdanys KF, Steffens DC. Sleep Disturbances in the Elderly. Psychiatr Clin North Am. 2015;38(4):723-41.
20. French IT, Muthusamy KA. A Review of Sleep and Its Disorders in Patients with Parkinson's Disease in Relation to Various Brain Structures. Front Aging Neurosci. 2016;8:114.
21. Mims KN, Kirsch D. Sleep and Stroke. Sleep Med Clin. 2016;11(1):39- 51.
22. McCarter SJ, St Louis EK, Boeve BF. Sleep Disturbances in Frontotemporal Dementia. Curr Neurol Neurosci Rep. 2016; 16(9):85.
23. Moraes WA. Insomnia in the elderly: the role of age-related changes in sleep homeostasis. Sleep Med. 2015; 16(1):3-4.
24. Ohayon MM, Roth T. Place of chronic insomnia in the course of depressive andanxiety disorders. Journal of Psychiatric Research 2003; 37(1):9–15.
25. Foley D, Ancoli-Israel S, Britz P, Walsh J. Sleep disturbances and chronic diseasein older adults: results of the 2003 National Sleep Foundation Sleep in AmericaSurvey. Journal of Psychosomatic Research 2004; 56(5):497–502.
26. Naylor E, Penev PD, Orbeta L, Janssen I, Ortiz R, Colecchia EF, et al. Daily socialand physical activity increases slow-wave sleep and daytime neuropsycholo-gical performance in the elderly. Sleep 2000;23(1):87–95.
27. Gooneratne NS. Making sense of sleepiness in the elderly. Sleep. 2012; 35(9):1189-90.
28. Chaves MLF, Godinho CC, Porto CS, Mansur L, Carthery-Goulart MT, Yassuda MS, Beato R. Doença de Alzheimer: avaliação cognitiva, comportamental e funcional. Dement Neuropsychol 2011 (Suppl 1):21- 33.
29. Siebern AT, Manber R. New developments in cognitive behavioral therapy as the first-line treatment of insomnia. Psychol Res Behav Manag. 2011;4:21-8.
30. Perlis ML, Jungquist C, Smith MT, Posner D. Cognitive behavioral treatment of insomnia: a session-by--session guide. New York: Springer, 2008.
31. Moraes W, Poyares D, Sukys-Claudino L, Guilleminault C, Tufik S. Donepezil improves obstructive sleep apnea in Alzheimer disease: a double-blind, placebo-controlled study. Chest. 2008; 133(3):677-83.

82

capítulo 9

Privação do Sono e Suicídio

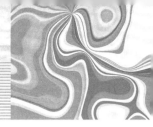

Andrea Toscanini
Maria Cecilia Lopes
Rosa Hasan

Suicídio é o maior contribuinte da mortalidade prematura, dada sua incidência relativamente elevada na população jovem. Sua etiologia é complexa, e o risco está associado a diversos fatores biológicos, psicológicos, sociais e culturais. Algumas evidências apontam para os transtornos do sono como coadjuvantes nessa problemática, porém, sem evidência comprovada por estudos populacionais consistentes. Um estudo realizado com a população japonesa (16.000 adultos e 14 anos de seguimento) investigou o risco de suicídio associado a diferentes aspectos da qualidade de sono e encontrou aumento do risco de suicídio em indivíduos com insônia de manutenção[1]. Da mesma forma, nos Estados Unidos, foi confirmada a associação entre má qualidade de sono e aumento do risco de suicídio em um estudo que avaliou 14.000 indivíduos acima de 65 anos[2].

Alguns mecanismos contribuem para a associação entre sono e risco aumentado de suicídio. Primeiro, a privação de sono aumenta a impulsividade e o comportamento agressivo, além de determinar prejuízo na capacidade individual de solucionar problemas[3]. Segundo, perturbações no sono são sintomas comumente encontrados em transtornos psiquiátricos (maior risco isolado para suicídio), e esse fator deve ser considerado ao estudar a insônia como fator facilitador para o suicídio[4]. Terceiro, é possível que o sono ruim aumente o risco individual de desenvolvimento de depressão e outros transtornos mentais[5].

Trabalhos recentes indicam que a presença, gravidade e cronicidade dos sintomas da insônia estão ligados ao aumento do risco de suicídio, inclusive após o controle de outras variáveis preditivas do risco de suicídio, como problemas crônicos de saúde, depressão e desesperança[6,7]. Desesperança parece ser o elo entre insônia e ideação suicida e, posteriormente, entre insônia e suicídio, uma vez que aproximadamente 90% das primeiras tentativas de suicídio não planejado e 60% das primeiras tentativas de suicídio planejado ocorrem após um ano de início da ideação suicida[8].

O maior estudo populacional realizado até o momento é o HUNT I. Este trabalho avaliou, entre outros aspectos, a associação entre transtornos do sono e risco de suicídio em 87.285 indivíduos noruegueses acima de 20 anos. Ocorreram 188 suicídios ao longo dos 20 anos de seguimento; 31% destes relatavam problemas de sono eventuais; 5%, frequentes; e 3%, diários. O risco aumentou na mesma proporção que as queixas de sono. Um achado importante é que o risco diminui consideravelmente naqueles indivíduos que usam medicação para ajudá-los a dormir[9].

84 PRIVAÇÃO DO SONO E SUICÍDIO

A insônia crônica é uma condição que permeia toda a medicina e vem sendo cada vez mais estudada. Aos poucos, diferentes grupos de pesquisa vão contribuindo com conhecimento acerca de seus mecanismos fisiopatológicos, da molécula ao comportamento. Muito falta, ainda, para que possamos compreender as vias envolvidas em sua complexa maquinaria, porém, algo que sabemos, é que não podemos deixar de diagnosticar esse transtorno e indicar seu adequado tratamento.

Prevalência de suicídio

O suicídio é responsável por cerca de 1 milhão de óbitos anuais ao redor do mundo[10]. O Brasil, desde 1960, apresenta um crescimento de mortes por causas externas em substituição às doenças infecciosas e parasitárias, sendo o suicídio um dos responsáveis por esse cenário[11]. Nos últimos anos, um crescente grupo de pesquisas indica que os distúrbios do sono estão associados com ideação e comportamentos suicidas[12]. Uma possível explicação para essa relação é que os problemas do sono aumentam a probabilidade de depressão e essa, por sua vez, aumenta o risco de suicídio[13]. Alguns autores especulam que a fragmentação do sono pode contribuir para a fadiga emocional descrita em alguns pacientes com comportamento suicida. Em relato de caso, um paciente de 74 anos com depressão e ideação suicida, resistente em aderir ao tratamento medicamentoso, foi diagnosticado com apneia obstrutiva do sono (AOS) grave e apresentou remissão do quadro após tratamento com CPAP[14]. Embora muitas pessoas com AOS possam apresentar ideação suicida, a literatura que aborda esta relação é escassa.

De acordo com a Associação Americana de Suicidologia, ruptura dos horários de sono é considerada um possível sinal de suicídio[15,16]. Recentemente, estudos relataram associação entre período principal de sono de curta duração (6 horas) e comportamento suicida, no contexto de um transtorno psiquiátrico ativo[17]. Episódios depressivos com queixas de sono podem ser o transtorno psiquiátrico mais comumente associado com suicídio[18-22]. Mesmo nos adolescentes, a insônia pode ser um achado consistente entre depressão e suicídios[17,18,22,23]. Alguns estudos têm associado as perturbações do sono com comportamento suicida[18,19,22,24], e surpreendentemente, Goldstein et al. mostraram que havia uma associação significativa entre perturbações do sono e suicídio completo em uma população adolescente[25]. Vários estudos relataram que 40% a 80% dos adolescentes que cometeram suicídio o fizeram durante um episódio depressivo maior[26-30] e foram documentadas taxas altas de ideação suicida entre os jovens com transtornos afetivos[31], também alguns autores mostraram que quase 70% dos jovens com episódios depressivos apresentado ideação suicida[18,32,33]. Estudos atuais evidenciam que o suicídio seja mais comum em adolescentes com horário de sono alterado, em especial distúrbio de ritmo circadiano do tipo Atraso de Fase do Sono, ou queixas de insônia inicial ou hipersonia[34].

A literatura tem indicado diversos fatores de risco para suicídio: transtorno mental, tentativas anteriores de suicídio, isolamento social, conflitos familiares, desemprego e doença física, agitação, disfunção serotoninérgica e problemas de sono[35]. Questões foram revisadas sobre distinções entre a razão do suicídio, tentativas de suicídio e morte por suicídio, destacando a natureza multidimensional do suicídio e comportamentos relacionados com suicídio[36,37]. Por outro lado, a natureza do suicídio foi definida como um agrupamento de sintomas que podem ser identificados por comportamentos suicidas, de acordo com estratégias para prevenção do suicídio[38,39]. Independente destas questões, a neurobiologia do suicídio tem sido descrita como uma nova área de pesquisa, e alguns estudos foram feitos sobre o comportamento suicida na juventude[40].

Pesquisadores têm correlacionado queixas de sono com comportamento suicida, mas, a gravidade da depressão maior e o subtipo do distúrbio do sono raramente foram avaliados[41]. Recentemente, Pegeon et al. realizaram uma metanálise sobre queixas do sono, pensamentos suicidas e comportamento, e apresentou que apenas 10 dos 39 estudos elegíveis selecionaram indivíduos deprimidos com a minuciosa descrição do tipo de amostra

PRIVAÇÃO DO SONO E SUICÍDIO **85**

de pacientes, em termos de gravidade da depressão, e menos ainda dados sobre crianças e adolescentes[41]. Outro estudo de Lopes e cols.[42] investigou a associação entre queixas de sono e comportamento suicida em uma amostra de crianças e adolescentes deprimidos. Os autores formularam a hipótese que os sintomas de sono e comportamentos suicidas pode interagir uns com os outros, e esta interação pode ser um marcador específico de fator de risco para a depressão de início precoce. Existe uma sobreposição dos sintomas de sono, particularmente na dificuldade de iniciar o sono e comportamentos suicidas apresentando uma significativa relação com ideação mórbida, pensamentos de morte e ideação suicida. A insônia inicial foi associada com esses comportamentos suicidas mais relacionados a um processo cognitivo (ideação mórbida, por exemplo, pensamentos de morte e ideação suicida). Na verdade, tem sido bem descrito que distúrbios do sono como insônia e parassonias (por exemplo, sonambulismo, sonilóquio) representava cerca de 42% das queixas de sono dos pacientes psiquiátricos[43]. Insônia e fragmentação do sono, bem como a alteração do ciclo de sono-vigília, têm sido associados com um risco aumentado para desenvolvimento ou recorrência de episódios depressivos, maior severidade de sintomas depressivos[43] e risco de suicídio[44,45]. A literatura é escassa e estudos sobre interação do sono e comportamento suicida são necessários.

Referências bibliográficas

1. Fujino Y, Mizoue T, Tokui N, Yoshimura T. Prospective cohort study of stress, life satisfaction, self-rated health, insomnia, and suicide death in Japan. Suicide Life Threat Behav 2005;35:227-37.
2. Turvey CL, Conwell Y, Jones MP, et al. Risk factors for late-life suicide: a prospective, community-based study. Am J Geriatr Psychiatry 2002;10:398-406.
3. Dahl RE, Lewin DS. Pathways to adolescent health sleep regulation and behavior. J Adolesc Health 2002;31:175-84.
4. Gunnell D, Lewis G. Studying suicide from the life course perspective: implications for prevention. Br J Psychiatry 2005;187:206-08.
5. Szklo-Coxe M, Young T, Peppard PE, Finn LA, Benca RM. Prospective associations of insomnia markers and symptoms with depression. Am J Epidemiol 2010;171:709-20.
6. Wojnar M, Ilgen MA, Wojnar J, McCammon RJ, Valenstein M, Brower KJ. Sleep problems and suicidality in the National Comorbidity Survey Replication. J Psychiatr Res 2009;43:526-31. 27.
7. Nadorff R, Nazem S, Fiske A. Insomnia symptoms, nightmares, and suicide risk: duration of sleep disturbance matters. Suicide Life Threat Behav 2013;43:139-49.
8. Kessler RC, Borges G, Walters EE. Prevalence of and risk factors for lifetime suicide attempts in the National Comorbidity Survey. Arch Gen Psychiatry 1999;56:617-25.
9. Bjomgaard JH, Bjerkeset O, Romundstad P, GunnellD. Sleeping problems and suicide in 75.000 Norwegian adults: a 20 year follow-up of the HUNT I study. Sleep. 2011;34(9):1155-9.
10. WHO. Suicide prevention and special programmes. World Health Organization; 2005.
11. Reichenheim ME, Violence and injuries in Brazil: the effect, progress made, and challenges ahead. Lancet. 2011;377(9781):1962-75.
12. Berner, RA. Sleep disturbances and suicide risk. 007RebbecaNeuropsychiatr Dis Treat. 2007 Dec; 3(6): 735–743.
13. Littlewood D. Examining the role of psychological factors in the relationship between sleep problems and suicide. ClinPychol Rev. Mar 28;54:1-16. 2017.
14. Krahn, LE. Rapid Resolution of Intense Suicidal Ideation after Treatment of Severe Obstructive Sleep Apnea. J Clin Sleep Med. 2008 Feb 15; 4(1): 64–65.
15. Szklo-Coxe M, Young T, Finn L, Mignot E. Depression: relationships to sleep paralysis and other sleep disturbances in a community sample. J Sleep Res. 2007; 16:297-312.
16. Claassen CA, Trivedi MH, Rush AJ, Husain MM, Zisook S, Young E, Leuchter A, Wisniewski SR, Balasubramani GK, Alpert J. Clinical differences among depressed patients with and without a history of suicide attempts: findings from the STAR*D trial. J Affect Disord. 2007;97:77-84.
17. Xianchen L. Sleep and Adolescent Suicidal Behaviour; Sleep, vol. 27, no7, 2004.
18. Barbe RP, Williamson DE, Bridge, JÁ, Birmaher B, Dahl RE, Axelson DA, Ryan ND. Clinical Differences Between Suicidal and Nonsuicidal Depressed Children and Adolescents. J Clin Psychiatry 2005;66:492-8.
19. Benca RM, Obemeyer WH, Thisted RA, Gillin JC. Sleep and Psychiatric Disorders. A meta-analysis. Arch Gen Psychiatry 1992; 49: 651-68.
20. Liu X. Sleep and adolescent suicidal behavior. Sleep2004;27:1351-8.

21. Singared RK, Balon R. Sleep and suicide in psychiatric patients. Ann Clin Psychiatry. 2001; 13: 93-101.
22. Harvey AG, Mullin BC, Hinshaw, SP. Sleep and circadian rhythms in children and adolescents with bipolar disorder. 2006; 18:1147-1168.
23. Tsuno N, Besset A Ritchie K. Sleep and Depression. J Clin Psychiatry 2005;66:1254-1269.
24. Sjöström N, Waern M, Hetta J. Nightmare and Sleep Disturbance in Relation to Suicidality in Suicide Attempters. Sleep 2007;30: 91-95.
25. Goldstein TR, Bridge JA, Brent DA. Sleep disturbance preceding completed suicide in adolescents. J Consult Clin Psychol. 2008;76:84-91.
26. Birmaher B, Asbelaez C, Brent D. Course and outcome of Child and Adolescent Major Depressive Disorder. Child AdolescPsychiatrClin North Am. 2002. 11: 619-637.
27. Weissman MM, Wolk S, Goldstein RB, Moreau D, Adams P, Greenwald S, Klier CM, Ryan ND, Dahl RE, Wickramaratne P. Depressed adolescents grown up. JAMA. 1999; 281:1707-13.
28. Levy JC, Deykin EY. Suicidality, depression and substance abuse in adolescence. Am J Psychiatry. 1989. 146: 1462-1467.
29. Puig-Antich J, Kaufman J, Ryan ND et al. The Psychosocial Functioning and Family Environment of Depressive Adolescents. J Am Acad Child Adolesc Psychiatry. 1993;32:244- 253.
30. Gould MS, Greenberg T, Velting DM, Shaffer D. Youth suicide risk and preventive interventions: a review of the past 10 years. J Am Acad Child Adolesc Psychiatry. 2003;42:386-405.
31. Goldstein TR. Suicidality in pediatric bipolar disorder. Child AdolescPsychiatrClin N Am. 2009; 18: 339-352.
32. Goodwing RD, Marusic A. Association Between Short Sleep and Suicidal Ideation and Suicidal Attempt Among Adults in the General Population. Sleep 2008; 31: 1097-1101.
33. Agargun MY, Cartwright R. REM sleep, dream variables and suicidality in depressed patients. Psychiatry Res. 2003;119:33-9.
34. Bernert RA, Joiner TE. Sleep disturbances and suicide risk: A reviewof the literature. Neuropsychiatric Disease and Treatment 2007;3:735–743
35. Kimberly A. Van Orden, Tracy K. Witte, Kelly C. Cukrowicz, Scott Braithwaite, Edward A. Selby, and Thomas E. Joiner, Jr. The Interpersonal Theory of Suicide. Psychol Rev. 2010; 117: 575–600.
36. Silverman MM, Berman AL, Sanddal ND, O'Carroll PW, Joiner TE. Rebuilding the Tower of Babel: A revised nomenclature for the study of suicide and suicidal behaviors: Part 1: Background, rationale, and methodology. Suicide and Life-Threatening Behavior. 2007a; 37:248–263.
37. Silverman MM, Berman AL, Sanddal ND, O'Carroll PW, Joiner TE. Rebuilding the Tower of Babel: A revised nomenclature for the study of suicide and suicidal behaviors: Part II: Suicide-related ideations, communications and behaviors. Suicide and Life-Threatening Behavior. 2007b; 37:264–277.
38. National strategy for suicide prevention: Suicide glossary. Rockville, MD: U.S. Dept. of Health and Human Services, Public Health Service; 2001 (http://www.sprc.org/sites/sprc.org/files/library/glossary.pdf)
39. National Strategy for Suicide Prevention: Goals and Objectives for Action. A Report of the U.S. Surgeon General and of the National Action Alliance for Suicide Prevention. Office of the Surgeon General (US); National Action Alliance for Suicide Prevention (US).Washington (DC): US Department of Health & Human Services (US); 2012.
40. Mann JJ. Neurobiology of suicidal behavior. Nat Rev Neurosci. 2003;4:819–28.
41. Pigeon WR, Pinquart M, Conner K. Meta-analysis of sleep disturbance and suicidal thoughts and behaviors. J ClinPsychiatry. 2012;73:1160-7.
42. Lopes MC, Boronat AC, Wang YP, Fu-I L. Sleep Complaints as Risk Factor for Suicidal Behavior in Severely Depressed Children and Adolescents. CNS Neurosci Ther. 2016;22:915-920.
43. Birmaher B, Williamson D, Dahl RE, Axelson DA, Kaufman J, Dorn LD, Ryan ND. Clinical Presentation and Course of Depression in Youth: Does Onset in Childhood Differ From Onset in Adolescents?. J. Am. Acad. Child. Adolesc. Psychiatry. 2004; 43: 63-70.
44. McCall WN, Blocker JN, D'Agostino Jr. R, Kimball J, Boggs N, Lasater B, Rosenquist, PB. Insomnia severity is an indicator of suicidal ideation during a depression clinical trial. Sleep Medicine 2010;11:822-827.
45. Weissman MM, Wolk S, Wickramaratne P, Goldstein RB, Adams P, Greenwald S, Ryan ND, Dahl RE, Steinberg D. Children with prepubertal-onsetmajor depressive disorder and anxiety grown up. Arch Gen Psychiatry. 1999;56:794-801.

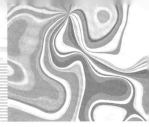

capítulo 10

Sono e Epilepsia

Marine Trentin
Maria Cecilia Lopes
Letícia Azevedo Soster

Introdução

A relação sono e epilepsia tem sido amplamente discutida nas últimas décadas. Ainda em 1965, Broughton e cols.[15] relataram características clínicas e poligráficas de duas parassonias: sonambulismo e terror noturno, que foram associadas ao sono NREM, particularmente ao sono de ondas delta. Em 1968, Broughton[16] questionou o mecanismo fisiopatológico que estava envolvido nesses eventos noturnos súbitos, sendo que tanto parassonias, como convulsões, ocorriam com início súbito, ambos apresentavam confusão mental, desorientação e amnesia retrógrada, levando ao reconhecimento da existência durante tais eventos de alguma alteração do sistema regulatório do despertar. Existe também uma relação entre padrão alternante cíclico e a flutuação da excitabilidade cortical em ambas condições, epilepsia e parassonias[119].

Epilepsia é um distúrbio cerebral caracterizado pela predisposição persistente do cérebro para gerar crises epilépticas e pelas consequências neurobiológicas, cognitivas, psicológicas e sociais desta condição[34]. Cerca de 1% da população mundial (65 milhões de pessoas) tem epilepsia[88,112]. Na sociedade contemporânea, a frequência e importância da epilepsia tem sido subvalorizada.

Sono e epilepsia

Sono e epilepsia têm uma influência recíproca e se refere a todos os tipos de epilepsia[4,5,64,79]. Essa influência está associada às manifestações críticas e intercríticas noturnas da epilepsia,[7] aos efeitos da privação do sono na epilepsia[24,84], às alterações do sono provocados pela epilepsia[22,86,113] e à influência das drogas antiepilépticas (DAEs) no sono[36,80,118]. Por outro lado, existe coexistência frequente de síndrome da apneia obstrutiva do sono (AOS) entre pacientes com epilepsia[60].

O sono influencia a expressão de atividade epileptiforme interictal (AEI) e/ou ictal de várias maneiras, assim como, o sono é alterado por crises epilépticas ou DAEs. O estado de sono-vigília não tem uma influência consistente, quer sobre as crises epilépticas, quer sobre a atividade paroxística para uma determinada síndrome epiléptica. Entretanto, existem tipos de epilepsia em que as crises ocorrem exclusivamente à noite, além disso, a atividade epileptogênica pode ter sua maior intensidade em alguns estágios do sono ou aparecer somente em sono.

Vários ritmos biológicos influenciam o sono: ritmo circadiano, processos homeostáticos, ritmo ultradiano e parâmetros da microestrutura do sono. A susceptibilidade da

88 SONO E EPILEPSIA

epilepsia varia conforme esses parâmetros cronobiológicos[74]. Por outro lado, as síndromes epilépticas podem alterar ritmos biológicos, atuando sobre o hipotálamo, que por meio das vias neuroanatômicas e neuroquímicas, exercem influências cronobiológicas sobre a excitabilidade cortical, que pode alterar a expressão das crises epilépticas[51,61].

Sono e epileptogênese

O sono é ativamente gerado pela interação de várias populações neuronais que usam diferentes neurotransmissores, resultantes da atividade de redes neurais integradas dos sistemas talamocorticais, responsáveis pela geração dos eventos sincronizados[98]. Os fenômenos epileptogênicos são ativados pelos processos de sincronização[96] e os transientes do sono podem sofrer uma transformação em oscilações epileptogênicas com aumento da sincronização[3,97] e/ou em condições de excitabilidade difusa cortical. Os mecanismos celulares responsáveis pela geração das descargas epilépticas generalizadas e de fusos do sono são similares, ou seriam o modo hipersíncrono de funcionamento desses mesmos mecanismos[40,94,96]. As oscilações lentas espontâneas em sono de ondas lentas associadas à plasticidade neuronal, relacionada à consolidação da memória e aprendizagem, podem evoluir em paroxismos autossustentáveis similares aos complexos de espícula-onda[96] ou ainda, se desenvolver em crises com generalização intracortical[99]. Os neurônios colinérgicos e noradrenérgicos do sistema reticular ascendente são envolvidos na propagação de diversos eventos ictais em sono NREM e sua supressão em sono REM nas epilepsias generalizadas idiopáticas (EGI)[40,91]. Nas epilepsias parciais, a fisiopatologia resulta de uma disfunção cerebral em uma determinada região do cérebro em que os neurônios epileptogênicos exibem "mudança paroxística da despolarização". As manifestações interictais tipo ondas agudas registradas no EEG são resultado da despolarização e hiperpolarização de neurônios corticais[82]. Os processos básicos envolvidos no aprofundamento do sono, incluindo hiperpolarização progressiva das projeções neuronais talamocorticais, contribuem para a ativação da atividade epileptiforme na epilepsia parcial[55]. A alteração anatômica no hipocampo e maior sensibilidade à estímulos excitatórios das estruturas temporais mesiais, podem estar relacionadas a ocorrência de crises noturnas[72]. A sincronização neuronal em sono NREM predispõe ao aumento da magnitude e da propagação das respostas pós-sinápticas excitatórias e inibitórias, inclusive epilépticas. O tônus muscular antigravitacional está preservado, permitindo movimentos relacionados à crise. Durante o sono REM, o disparo assíncrono das células gera os sinais sinápticos divergentes, além da redução de somação espacial e temporal, tornando menos provável a propagação de potenciais epilépticos pós-sinápticos. A inibição motora durante o sono REM bloqueia as manifestações motoras[90,92].

Análise do sono por meio do padrão alternante cíclico – *Cyclic Alternating Pattern* – CAP

A análise do sono, nos padrões utilizados e consagrados mundialmente, inclui identificação dos elementos do mesmo, no intuito de classificar o sono em suas diferentes fases: NREM e REM. A análise do CAP é uma maneira de olhar para os elementos fásicos repetitivos do padrão eletroencefalográfico do sono NREM. Pode ser considerado um análogo dos movimentos oculares fásicos e das modificações do tônus registrados no sono REM, mas que não estão incluídos nos estudos de rotina do sono[31]. CAP é caracterizado por sequências repetitivas de ativações eletrocorticais (fases A) que são distinguíveis da atividade eletroencefalográfica de base (fase B) e que se repetem várias vezes ao longo da noite, que podem ser interrompidas por presença de sono estável, chamadas fases não CAP (NCAP), durando mais do que 60 segundos. As sequências de CAP são equitativamente distribuídas durante a noite e a porcentagem de tempo de sono que o CAP ocupa (taxa de CAP) é considerada como marcador fisiológico da instabilidade do sono[73,104].

SONO E EPILEPSIA

Figura 10.1 Página de 60 seg. do exame de polissonografia (PSG) mostrando em cinza as fases de ativação eletrocortical A (fases CAP A). Figura extraída do exame de paciente com enurese do sono

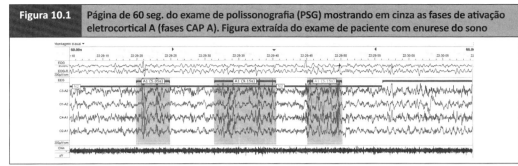

Fonte: Azevedo Soster, LMSF Análise da microarquitetura do sono (Padrão Alternante Cíclico) em crianças com enurese noturna monossintomática. TESE, Universidade de São Paulo, 2015.

Os elementos intermitentes incluem ritmo na frequência alfa, sequências de transientes agudizados do vértex, sequências de dois ou mais complexos K e surtos delta no sono de ondas lentas (estágio N3), demonstrando uma modificação na amplitude quando comparado a atividade de base, além de ativações transitórias (microdespertares)[109]. As convenções desta análise subdividem essas respostas fásicas em A1, A2 e A3 que se alternam com os padrões estáveis na frequência teta-delta, chamados fase B. O subtipo A1 é caracterizado por sequências de complexos K ou surtos na frequência delta, com mínima dessincronização, o A2 é precedido por mistura de complexos K com atividade na frequência alfa ou beta, além de aumento moderado no tônus muscular ou na frequência cardiorrespiratória, enquanto o subtipo A3 inclui padrões de dessincronização, associados a modificações nas frequências cardíacas ou respiratórias. A Figura 10.2 mostra de forma gráfica, em uma página de 90 seg. de PSG, cada um dos tipos de ativação, A1, A2 e A3 e nos quadros abaixo, o espectro das ondas que a compõem (frequência em Hertz no eixo horizontal e amplitude em μV^2 no eixo vertical).

Figura 10.2 Representação esquemática de uma sequência CAP, em uma página de 90 seg. de PSG, com representação esquemática de eletrodos oculares (EOG), cerebrais, eletromiograma de mento (EMG) e eletrocardiograma (ECG). A sequência é composta pelas três diferentes fases que caracterizam o CAP (A1, A2 e A3), com a análise do espectro de onda que compões cada subtipo de fase CAP, avaliado no eletrodo frontal direito, referenciado com a orelha esquerda (A1: predomina a frequência de onda delta, com pouca atividade teta, A2: ainda com predomínio delta, mas com pico menor e presença de mais ondas nas frequências teta e alfa e A3: ainda maior redução do pico da atividade delta e com a presença de um aumento das atividades teta e alfa

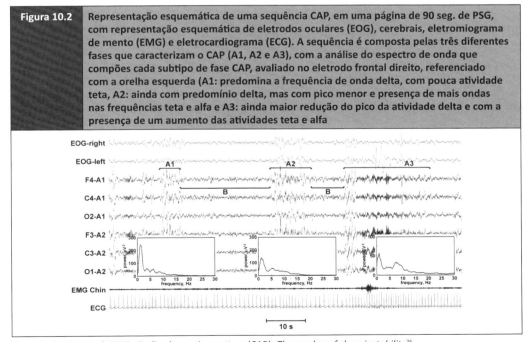

Fonte: L. Parrino et al. 2012: *Cyclic alternating pattern* (CAP): *The marker of sleep instability*[76].

Ao longo da noite, as fases A apresentam uma distribuição hierárquica sendo A1 predominante na primeira metade do sono NREM com progressivo aumento ao passar das fases mais superficiais para as mais profundas do sono (Figura 10.3), como se estivesse envolvido num processo de evolução e manutenção da sincronização da atividade elétrica cerebral. Por outro lado, as fases A2 e A3 (mais instáveis), fisiologicamente predominam na porção final do ciclo de sono NREM, quando interrompem a sincronização do EEG e "preparam" o sono para uma fase mais dessincronizada, o sono REM. Esta porção de sono mais estável se segue por alguns momentos ao fim da fase de sono REM[19,32].

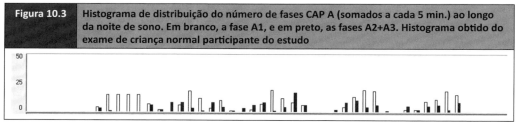

Figura 10.3 Histograma de distribuição do número de fases CAP A (somados a cada 5 min.) ao longo da noite de sono. Em branco, a fase A1, e em preto, as fases A2+A3. Histograma obtido do exame de criança normal participante do estudo

Fonte: Azevedo Soster, LMSF Análise da microarquitetura do sono (Padrão Alternante Cíclico) em crianças com enurese noturna monossintomática, TESE, Universidade de São Paulo, 2015.

A idade pode ser considerada o principal determinante de tipo de sono em humanos. A capacidade de se manter acordado e o fator idade promovem alterações no EEG durante o sono[38]. Particularmente, sabe-se que na infância dos 3 aos 6 anos de idade, várias modificações na estrutura do sono ocorrem, as quais incluem redistribuição dos estágios de sono NREM e suas proporções[48]. Nas crianças menores, o padrão de modificação de frequência de EEG associado a despertar é a mudança para uma atividade ritmada primariamente na faixa teta e mais tardiamente, com a maturação cerebral, na faixa alfa[38]. Existe também uma mudança do limiar de despertar na infância e novos marcadores de fragmentação do sono, assim como marcadores de instabilidade de sono, devem ser explorados[52]. Considerando-se a idade, o critério de classificação e análise do CAP foi modificado para esta faixa etária, colocando-se as atividades ritmadas na faixa teta, paroxísticas, como um equivalente a faixa alfa do adulto, para caracterizar os subtipos A2 e A3 do CAP (associado ou não a diferentes graus de atividade eletromiográfica)[18]. Os pré-escolares apresentam taxa de CAP menor do que relatado previamente em outras faixas etárias em estudos prévios[17], no entanto permanece a tendência de aumento progressivo da taxa de CAP com o aprofundar do sono. Comparando-se com os escolares, os pré-escolares apresentam menor porcentagem de A1 e um aumento "compensatório" de A2, e esse achado, pode significar um marcador indireto de maior instabilidade do sono ou do processo de desenvolvimento maturacional que ocorre nesta idade. A estrutura temporal do CAP ao longo da noite de sono pode ser avaliada pela distribuição dos intervalos entre o início de fases A consecutivas[32]. A análise da distribuição dos intervalos A1 nesta idade mostrou clara periodicidade com picos de intervalos relativamente regulares, cerca de 25 segundos, enquanto o mesmo não foi observado entre as fases A2 e A3[18].

Nas crianças de 6 a 10 anos a estrutura do sono já atingiu características semelhantes às dos adultos, com relativa estabilidade entre os padrões de sono. Nestas, a taxa de CAP mostra-se progressivamente aumentada com o aprofundar do sono, tendo maiores valores durante o sono de ondas lentas, N3. O tempo de CAP de maior duração é observado durante o sono N2 e secundariamente durante o sono N1. As fases B e a quantidade de ciclos CAP não sofrem diferenças em duração ao longo da noite, e as fases A, mostram maior duração no sono N3 do que nas outras fases do sono NREM (N1 e N2). As fases mais numerosas as A1, seguidas por A3 e posteriormente, A2. Com relação a distribuição das fases A em cada estágio do sono NREM, o subtipo A1 é observado mais frequentemente em N3, seguido por

SONO E EPILEPSIA **91**

N2 e por último em N1. O subtipo A3 é mais frequente em N1 e N2, e o A2 não apresenta em incidência diferente em nenhuma das fases do sono[19]. Ainda nesta faixa etária (6 a 10 anos), a análise do intervalo entre as fases A mostra uma distribuição normal com pico em 25 segundos, especificamente para as fases A1 e sem tempo específico para as fases A2 e A3, semelhante ao observados nos pré-escolares[18]. O aumento da taxa de CAP em N3 e maior percentual de A1 nos escolares levanta o questionamento do significado do CAP, considerando as diferentes faixas etárias: nos mais jovens predomina a fase A1 e nos de maior idade, as fases A2 e A3. O aumento de A1 não necessariamente significa que o sono está interrompido, mas sim, que os mecanismos homeostáticos executam um número maior de oscilações para manter a função reparadora do sono[44].

Nos pré-púberes, as modificações comportamentais no padrão de sono determinam alterações no padrão eletrográfico, representadas pela redução na atividade teta e delta que afeta a microestrutura do sono. Uma avaliação de crianças de 8 a 12 anos, classificadas de acordo com os estágios maturacionais de Tanner 2 e 3[53], mostrou maior taxa de CAP do que os estudos de crianças de 6 a 10 anos. Colocados de forma sucinta, os padrões de CAP mostram a seguinte distribuição: A1 aumenta no pré-escolar até o escolar com progressivo decréscimo até a idade adulta. Os subtipos A2 e A3 por sua vez, seguem tendência, porém contrária: menor do pré-escolar ao escolar com aumento progressivo do escolar a idade adulta, seguindo a mesma tendência dos despertares[110].

O CAP pode ser considerado um ritmo fisiológico do sono NREM, que corresponde aos períodos de ativação cíclica expressos por eventos fásicos do sono. O aumento na expressão de taxa do CAP tem sido considerado uma medida de instabilidade e fragmentação do sono[107].

CAP e epilepsia

Existe uma influência mútua entre o CAP e atividade epileptogênica. A inter-relação desses fenômenos consiste, de um lado, em predisposição do CAP para a ocorrência de eventos epileptogênicos, e de outro, em aumento da instabilidade do sono pelos eventos patológicos[42,75]. As crises que ocorrem em sono afetam geralmente a sua organização, enquanto AEI desestabiliza basicamente os parâmetros de CAP[107]. Mesmo na ausência de crises noturnas, a fragmentação do sono e a sonolência excessiva diurna parecem estar relacionadas com o aumento da instabilidade do sono, em decorrência de descargas epilépticas[75]. Devido às flutuações da vigilância, tônus muscular e ativação do sistema autônomo, o CAP representa uma condição muito favorável à ocorrência de descargas generalizadas, focais lesionais e crises motoras noturnas. Todas essas manifestações são associadas fortemente à fase A, que é a fase de ativação durante o ciclo CAP, ao contrário da fase B que é relacionada com fenômenos inibitórios em pacientes epilépticos[108,74]. Nas EGIs, 68% da atividade epileptogênica ocorre durante a fase A do CAP, reforçando a influência do CAP na modulação da epilepsia generalizada durante o sono. Por outro lado, a taxa de CAP é aumentada por AEI, o que contribui para a instabilidade do sono[105,107]. As manifestações clínicas e eletroencefalográficas na epilepsia mioclônica juvenil ocorrem em restrita relação com o ciclo sono-vigília, particularmente com as fases de transição (despertar, adormecimento, relaxamento à tarde). A análise da microestrutura do sono evidencia um aumento da taxa do CAP nesses pacientes, confirmando a modulação pelo CAP da atividade epileptogênica, com máxima distribuição da AEI na fase A, forte inibição na fase B e intermediária no período NCAP. A epilepsia parcial benigna da infância (EPBI) demonstra uma forte associação da AEI com os estágios do sono (fases de sincronização) e ausência da regulação da atividade epileptogênica por CAP/NCAP devido à localização do foco distante dos circuitos talamocorticais. Nas epilepsias lesionais com foco frontotemporal, a ativação de descargas também ocorre durante fase A, com inibição forte durante a fase B, com aumento na expressão da taxa de CAP (53% *versus* 31% no grupo-controle)[74,106]. Em paciente com epilepsia noturna do lobo frontal (ENLF) observa-se aumento na expressão da taxa de CAP (72% *versus* 32% no gru-

92 SONO E EPILEPSIA

po-controle) e as crises motoras noturnas ocorrem concomitante com a fase A[77]. Aumento na expressão da taxa de CAP pode ser observado também em pacientes com epilepsias do lobo temporal (ELT) (44% *versus* 32% no grupo-controle), Tabela 10.1, demonstrando um aumento na instabilidade do sono, que provavelmente, ocorre devido à própria epilepsia e pode refletir a interação do foco epiléptico com os sistemas responsáveis pela manutenção e estabilidade de sono[116].

A epilepsia pode alterar a estrutura do sono diretamente (pela ocorrência de crises em sono), ocasionando sua descontinuidade e pelo efeito crônico da epilepsia, prejudicando a organização e a microestrutura do sono. As vias talamocorticais, as condições locais e o grau variado da responsividade de fatores reguladores do sono, podem ter um papel nessas inter-relações entre o sono e a epilepsia[22].

Tabela 10.1	Parâmetros de CAP em sono NREM em pacientes com ELT e controle		
	ELT (n = 13)	**Controles (n = 13)**	**P**
taxa de CAP	44,02 ± 5,23*	31,83 ± 3	< 0,001
tempo de CAP	133,77 ± 15,56*	99,38 ± 9,6	< 0,001
Duração de fase A (segundos)	9,27 ± 1,15	8,7 ± 0,61	0,131
Duração de fase B (segundos)	22,92 ± 1,71	21,54 ± 1,78	0,054

ELT: epilepsia do lobo temporal.
Os dados são apresentados como média e desvio padrão.
*P < 0,05 — significância estatística pelo teste *t* de *Student*.

A fragmentação do sono provavelmente é responsável pelas queixas subjetivas de má qualidade do sono e sonolência excessiva diurna, frequentemente relatados por pacientes com epilepsia do lobo frontal (ELF)[69], sendo também, uma das principais queixas dos pacientes com ELT[2]. A taxa de CAP se correlaciona com esses sintomas e é uma medida mais confiável para avaliação da fragmentação do sono, comparando com os parâmetros da arquitetura do sono, já que ela geralmente não apresenta alterações significativas em pacientes com ELF[119]. A atividade epileptogênica lesional, provavelmente, sofre dupla regulação por meio do controle dos mecanismos responsáveis por despertar e sincronização do EEG durante o sono[37,106]. A análise da microestrutura do sono baseada nos parâmetros CAP oferece uma ferramenta sensível para a exploração da conexão entre eventos dinâmicos do EEG e fenômenos epilépticos[74].

Ciclo sono-vigília, crises epilépticas e alterações na organização do sono

A interação entre sono e epilepsia depende de vários fatores como, tipo de epilepsia, distribuição de crises no ciclo sono-vigília, combinação de DAEs, comorbidades, principalmente os distúrbios do sono e fatores ambientais, como privação do sono, além de variações individuais dos ritmos biológicos.

O ciclo sono-vigília influência de maneira diferente os vários tipos de crises epilépticas. Aproximadamente 80% dos pacientes com epilepsia apresentam um predomínio de crises convulsivas durante o sono ou ao despertar e 44% das crises tônico-clônicas generalizadas ocorrem exclusivamente durante o sono[54], em geral, durante as duas primeiras ou duas últimas horas do sono, no estágio N2[12,78].

O estudo de Janz[46,47] em 2110 pacientes com epilepsia, demonstrou que as epilepsias parciais ocorrem predominantemente (44%-45% dos casos) durante o sono, as epilepsias diurnas correspondem às EGIs (33%-34% dos casos) e as epilepsias difusas (21%-23% dos casos) sem horário preferencial, pertencem às epilepsias sintomáticas (síndrome de Lennox-Gastaut, síndrome de West e epilepsias mioclônicas progressivas), frequentemente refratárias ao tratamento e têm um prognóstico desfavorável. A monitorização com vídeo-EEG em 133 pacientes com crises parciais, demonstra que 43% de 613 crises ocorreram em sono, especialmente em estágio N2, raramente em estágio N3 e nenhuma crise ocorreu em sono REM[43]. Na ELF existe predomínio de crises em sono, com generalização secundária mais frequente em vigília, enquanto na ELT as crises podem ocorrer também durante a sonolência e em vigília, com generalização secundária mais frequente em sono[8,13,22,43,57]. Maior parte das crises na ENLF ocorre em sono de ondas lentas, com predominância no primeiro ciclo do sono, diminuindo sua frequência com declínio homeostático do sono de ondas lentas durante a noite[77]. Apesar das crises parciais complexas serem registradas geralmente em sono NREM, as crises originadas do lobo frontal, região amigdaloide e área motora suplementar, podem ocorrer também durante o sono REM[22,23]. As crises parietais e occipitais raramente se iniciam em sono[43].

O estudo comparativo de qualidade e quantidade de sono entre 148 pacientes com epilepsia e 100 indivíduos saudáveis (grupo-controle) demonstra que poucos pacientes (39% *versus* 79%) relatam um sono de boa qualidade[1], sendo as alterações de sono mais comuns em pacientes com crises parciais e crises de difícil controle, do que naqueles com crises generalizadas. Os pacientes com crises frequentes durante o sono apresentam alterações do sono mais acentuadas, enquanto fora das crises, a arquitetura do sono pode ser normal[101].

As crises durante o sono podem causar despertar ou mudança para estágios mais superficiais do sono. A latência do sono REM pode aumentar quando as crises ocorrem no primeiro ciclo do sono e o sono REM nunca é o estágio do sono que ocorre logo após a crise generalizada[29,114]. As crises generalizadas noturnas podem ocasionar uma redução da eficiência do sono, aumento de vigília após o início do sono, da latência do sono e do sono REM, aumento de mudanças de estágios, aumento dos estágios N1, N2 e redução do sono REM[6,12,66,114]. As crises focais isoladas podem ocasionar alterações mínimas ou não exercer nenhum efeito sobre a descontinuidade do sono, enquanto as múltiplas crises focais noturnas podem ocasionar redução do sono REM, aumento do estágio N1 e redução da eficiência do sono[9,114]. Os pacientes com ELT, que apresentam crises diurnas, parciais ou com generalização secundária, podem ter uma redução do sono REM na noite que segue, sem alterações significativas de outros estágios do sono ou da eficiência do sono[9]. A monitorização com vídeo-EEG em 30 pacientes (15 pacientes com ELT mesial e 15 pacientes com ELF) com crises parciais refratárias, candidatos para cirurgia, demonstrou que os pacientes com epilepsia do lobo temporal mesial tiveram alterações importantes na fragmentação do sono e redução da eficiência do sono em comparação aos pacientes com ELF[22]. Existe uma correlação entre pior controle das crises e maiores alterações na organização do sono nos pacientes com esclerose hipocampal[2,58]. Os pacientes com ELT têm aumento da latência do sono REM, aumento dos estágios N1 e N2, redução do estágio N3, redução do sono REM, alterações importantes na fragmentação do sono, redução na eficiência do sono[2,6,22,26,58,67,113], e essas alterações, podem ocorrem independentemente de crises noturnas[6]. Em pacientes com ENLF observa-se aumentado da latência REM, redução do sono REM, aumento de sono de ondas lentas e fragmentação do sono[76]. Os parâmetros do sono REM são mais alterados em pacientes com pior controle das crises ou com crises parciais múltiplas durante o sono[9,114]. Em um grupo de pacientes com ELT, excluindo pacientes com distúrbios respiratórios do sono, distúrbio de movimentos periódicos dos membros (DMPM) e crises noturnas registradas durante a PSG, sem esquemas de politerapia, sendo a carbamazepina (CBZ) a droga mais usada, observou-se redução da latência do sono, fragmentação do sono, sem alterações da eficiência do sono, comparando com o grupo-controle[116].

As alterações do sono são mais acentuadas em pacientes com crises refratárias associadas à esclerose hipocampal em uso de esquemas politerápicos, com múltiplas crises parciais noturnas e/ou com generalização secundária e associados à distúrbios do sono.

Sono e atividade epileptiforme interictal

O sono ativa AEI, enquanto a privação do sono pode facilitar e acentuar a AEI, como também precipitar crises epilépticas[13,35,68]. Os pacientes jovens e aqueles com EGIs são especialmente sensíveis à privação do sono[24,81,100]. O impacto epileptogênico da privação do sono pode ser explicado pelo maior nível de sincronização EEG[25].

O sono pode ocasionar modificações importantes na AEI, em especial na frequência, morfologia e distribuição espacial das descargas epilépticas. AEI generalizada é mais frequente em sono NREM, particularmente no estágio N2, em comparação com o sono REM e vigília[13,14,78]. Os despertares durante o sono e as mudanças de estágios, podem facilitar a ocorrência de descargas generalizadas[101] e o sono NREM, caracterizado por EEG sincronizado, resulta em aumento e propagação de anormalidades interictais, enquanto o sono REM com EEG dessincronizado, previne a propagação de descargas generalizadas[93].

Nas epilepsias parciais idiopáticas a AEI é ativada pelo sono. O aumento da frequência e da amplitude da AEI sem modificação da morfologia das descargas observa-se em sono NREM, enquanto nas fases do sono REM ocorre uma diminuição da frequência e da amplitude das descargas (Figura 10.4). Nas epilepsias parciais idiopáticas, apesar da ocorrência de descargas frequentes, não são observadas alterações na arquitetura ou continuidade do sono[21].

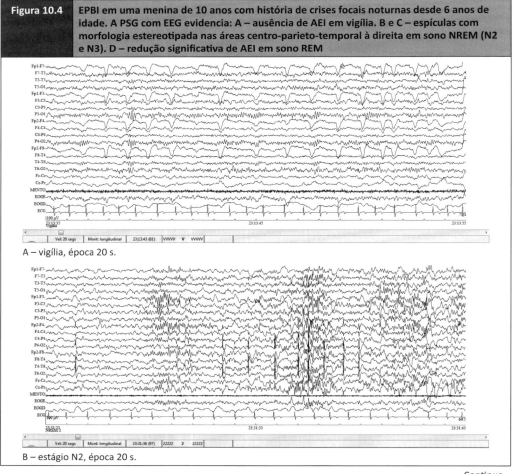

Figura 10.4 — EPBI em uma menina de 10 anos com história de crises focais noturnas desde 6 anos de idade. A PSG com EEG evidencia: A – ausência de AEI em vigília. B e C – espículas com morfologia estereotipada nas áreas centro-parieto-temporal à direita em sono NREM (N2 e N3). D – redução significativa de AEI em sono REM

A – vigília, época 20 s.

B – estágio N2, época 20 s.

Continua...

SONO E EPILEPSIA

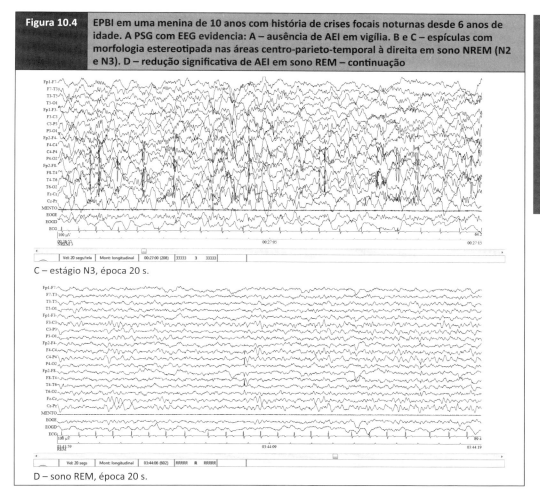

Figura 10.4 EPBI em uma menina de 10 anos com história de crises focais noturnas desde 6 anos de idade. A PSG com EEG evidencia: A – ausência de AEI em vigília. B e C – espículas com morfologia estereotipada nas áreas centro-parieto-temporal à direita em sono NREM (N2 e N3). D – redução significativa de AEI em sono REM – continuação

C – estágio N3, época 20 s.

D – sono REM, época 20 s.

Em pacientes com epilepsias focais também observa-se ativação de AEI durante o sono[39,61]. Em torno de 31% dos pacientes com crises parciais complexas tiveram anormalidades apenas durante o sono e em 45% dos casos houve aumento de descargas em sono[68]. AEI aumenta em sono NREM, com maior intensidade em estágios N1 e N2[49,68,86] ou em N3, diminui e/ou suprimida em sono REM em pacientes com ELT[115] (Figura 10.5). e nas epilepsias focais lesionais[13,55,86]. AEI ocorre com menor intensidade em sono REM comparando com sono NREM nas ELT sintomáticas, enquanto em pacientes com ELT criptogênicas AEI em sono REM é praticamente ausente[115]. Entretanto, em alguns pacientes com ELT e ELF pode ser observado o aumento de descargas ictais e interictais em sono REM[22,33]. As anormalidades epileptiformes são focalizadas em sono REM, principalmente na ELT[22] e a presença de AEI em sono REM tem valor confiável para localização da região epileptogênica[22,37,86].

Alguns casos de ativação intensa de AEI durante o sono, ocupando pelo menos 50% do traçado leva à possibilidade do diagnóstico de uma das síndromes epilépticas com padrão de ponta-onda contínua durante o sono (POCS) Figura 10.6, incluindo a epilepsia atípica focal "benigna", a síndrome de Landau-Kleffner e a encefalopatia epiléptica com ponta-onda contínua do sono[11,89]. A atividade epiléptica intensa e prolongada, interferindo com as funções fisiológicas do sono e processos de neuroplasticidade, como aprendizagem e consolidação de memória, pode ocasionar alterações neuropsicológicas e comportamentais[103].

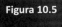

Figura 10.5 ELT mesial associada à esclerose hipocampal em um paciente do sexo masculino com 46 anos e história de crises convulsivas parciais complexas desde 20 anos de idade com controle parcial das crises. A PSG com EEG evidencia: A – ausência de AEI em vigília. B e C – espículas na região temporal esquerda (máximas em F_7-T_3) em sono NREM (N2 e N3). D – ausência de AEI em sono REM

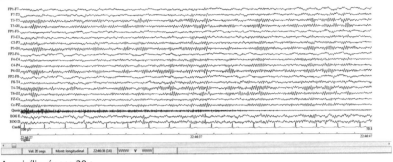

A – vigília, época 20 s.

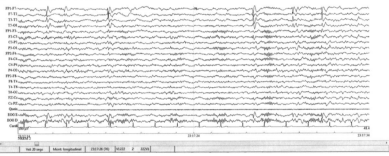

B – estágio N2, época 20 s.

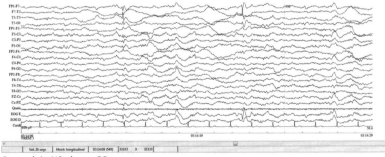

C – estágio N3, época 20 s.

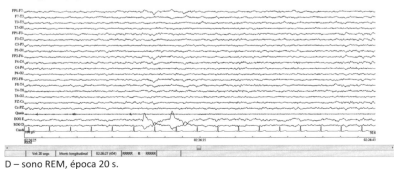

D – sono REM, época 20 s.

Figura 10.6 POCS em um menino de 10 anos com história de crises tônico-clônicas generalizadas e parciais complexas desde 3 anos de idade com controle parcial das crises, declínio cognitivo e comportamental. RM - leucomalácia periventricular. A PSG com EEG evidencia: A e B – paroxismos de espícula e/ou espícula-onda com maior projeção nas áreas fronto-centro-temporais, bilaterais e síncronas e/ou com predomínio sobre o hemisfério direito, em sono NREM (N2 e N3), ocupando em torno de 76%. C – raras espículas nas regiões frontopolar-temporal direita em sono REM; D – ausência de AEI em vigília; E – intensa AEI em sono NREM (N3), época de 60 min

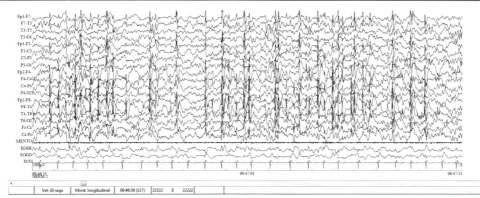

A – sono N2, época 20 s.

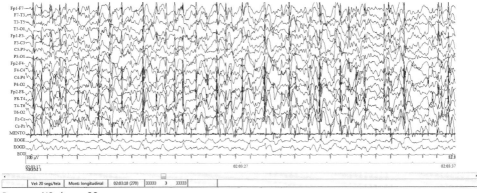

B – sono N3, época 20 s.

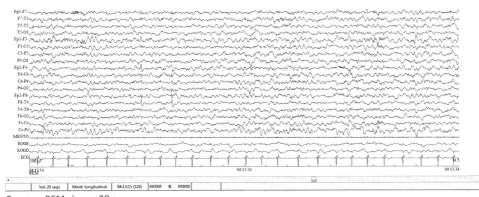

C – sono REM, época 20 s.

Continua...

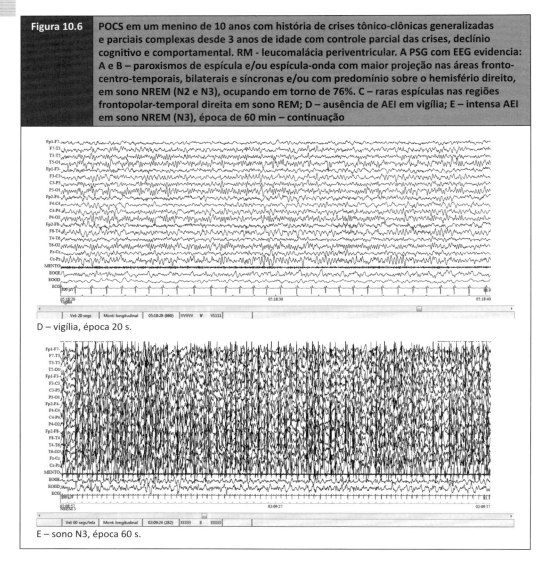

Figura 10.6 POCS em um menino de 10 anos com história de crises tônico-clônicas generalizadas e parciais complexas desde 3 anos de idade com controle parcial das crises, declínio cognitivo e comportamental. RM - leucomalácia periventricular. A PSG com EEG evidencia: A e B – paroxismos de espícula e/ou espícula-onda com maior projeção nas áreas fronto-centro-temporais, bilaterais e síncronas e/ou com predomínio sobre o hemisfério direito, em sono NREM (N2 e N3), ocupando em torno de 76%. C – raras espículas nas regiões frontopolar-temporal direita em sono REM; D – ausência de AEI em vigília; E – intensa AEI em sono NREM (N3), época de 60 min – continuação

D – vigília, época 20 s.

E – sono N3, época 60 s.

O registro do sono nas epilepsias, principalmente após privação do sono (parcial e/ou total) é fundamental para detectar e identificar a atividade epileptiforme, como também, observar seu comportamento (ativação/desativação) nas diferentes fases do sono, auxiliando na classificação mais precisa das epilepsias e síndromes epilépticas. Os registros noturnos do sono por meio da vídeo-PSG com EEG, contribuem para o diagnóstico diferencial entre crises epilépticas e não epilépticas, além da detecção de distúrbios do sono que muitas vezes não são identificados pela história clínica.

Interação entre epilepsia, drogas antiepilépticas e sono

A relação entre sono e epilepsia, também é influenciada pelo tratamento farmacológico. As DAEs podem alterar a estrutura do sono, além de serem causa importante de sonolência diurna nos pacientes epilépticos[10], que é uma das principais queixas (85%) dos pacientes com ELT[2]. Uma sonolência leve, frequentemente é vista no início do tratamento com DAEs,

SONO E EPILEPSIA **99**

devido ao efeito sedativo destas drogas. Geralmente, a sonolência diminui com o passar do tempo, devido ao efeito de tolerância[62], mas pode persistir mesmo após a suspensão de DAEs[71]. A prevalência da sonolência excessiva é significativamente maior nos pacientes com esquemas de politerapia[80,83], e diminui após a redução no número de DAEs[111].

O tratamento com DAEs pode afetar o padrão do EEG. Em alguns pacientes com epilepsia rolândica, evolução atípica com padrão de EEG tipo POCS pode aparecer, quando tratados com CBZ, oxcarbazepina ou fenobarbital (FB) e desaparecer, após a troca da medicação por valproato (VA) ou benzodiazepínicos (BDZ)[41,117]. Os efeitos de DAEs são variáveis, algumas drogas, como FB e BZD têm maiores efeitos sedativos[65,118]. A CBZ ou o VPA podem ocasionar sonolência em 42% dos casos[63]. A gabapentina (GBP) e lamotrigina (LMT) parecem exercer um efeito favorável sobre o sono, melhorando a sua qualidade e alerta diurno[27,28], por meio do aumento de sono de ondas lentas[85], aumento de sono REM, diminuição de despertares e microdespertares e aumento da eficiência do sono[75,80] sendo um efeito intrínseco sobre o sono que não depende da redução de crises e/ou de AEI[80]. Além de ação direta e diversa das DAEs sobre o sono, a mudança de controle das crises também pode influenciar o sono[80].

Epilepsia e parassonias

Muitas vezes é difícil diferenciar as crises epilépticas frontais de parassonias do sono NREM (transtornos de despertar – TD: despertar confusional, sonambulismo e terror noturno) e do sono REM (transtorno comportamental do sono REM – TCSR). A coexistência de crises epilépticas noturnas e parassonias apresenta um desafio diagnóstico ainda maior. Vídeo-PSG com EEG é indispensável para diagnostico diferencial desses episódios noturnos.

Na ENLF as crises ocorrem em sono NREM (65% em N2), caracterizados por eventos motores paroxísticos estereotipados, rápidos (com duração de menos de 1 minuto, exceto de episódios prolongados), de início súbito, frequentes (em média 36 crises/mês, mas podem ocorrer até mais de 20 episódios por noite) e repetitivos durante a noite, ocorrendo em qualquer hora do período do sono, seguidos de confusão após o evento. Esses episódios são classificados em eventos menores (despertar súbito, sem movimentos excessivos) e maiores, incluindo crises hipercinéticas, crises tônicas e distônicas assimétricas e episódios prolongados tipo perambulação noturna, que podem mimetizar os episódios de sonambulismo. Muitas vezes não há AEI e a atividade ictal é inespecífica[46,119,120], contaminada por artefatos de atividade motora. As crises se originam das áreas frontais mesiais e orbitofrontais, mas aproximadamente 30% podem ter origem na região extrafrontal, envolvendo as regiões do cíngulo e frontal[119,120].

Os TD são estados dissociados, que variam de duração, atividade autonômica e limiar de despertar, caracterizados por comportamento confuso e desorientado, seguido de confusão após o evento, ocorrendo geralmente na primeira metade do sono com maior distribuição em estágio N3. As áreas cerebrais responsáveis pelas funções motoras e visuais são despertas, enquanto as regiões responsáveis pelas funções executivas e a memória, permanecem adormecidas. A frequência de episódios é de 1 a 4 por mês, mas pode variar de menos uma vez por ano até todas as noites. Os TD são comuns na infância, geralmente têm início antes de 10 anos, persistindo em adultos de 1% a 4%[46,119]. Os transtornos respiratórios do sono, transtornos do movimento periódico dos membros ou outras comorbidades, que aumentam a fragmentação do sono, podem desencadear os TD e a privação do sono e os sedativos e hipnóticos, podem promover TD por afetar os mecanismos do despertar[46].

As crises epilépticas e parassonias podem ocorrer na mesma família e nos mesmos pacientes. Há hipótese de base patogênica comum para os dois fenômenos, que sugere a ativação de geradores centrais de padrão, circuitos que dão origem a atividades motoras rítmicas e têm um controle neocortical em primatas superiores. Tanto a epilepsia como o sono, podem levar a uma falha temporária do controle do neocórtex, facilitando o surgimento de padrões de ação estereotipados, por meio de uma plataforma comum (despertar)[102].

100 SONO E EPILEPSIA

A ENLF também deve ser diferenciada de TCSR, caracterizado por manifestações motoras, desde pequenos movimentos das mãos até comportamento violento, encenação do sonho, geralmente sem confusão pós evento, em estado de alerta com recordação dos sonhos. Na PSG observa-se sono REM sem atonia (aumento de atividade tônica) com atividade motora fásica excessiva (Figura 10.7). Esses eventos ocorrem geralmente na segunda metade do período do sono. TCSR pode indicar uma neurodegeneração (sinucleinopatias), disfunção do sistema hipocretinérgico, etiologias tóxicas, lesões do sistema nervoso central, como também estar associado ao uso de antidepressivos[46].

Figura 10.7	Paciente de 62 anos, sexo masculino, com doença de Parkinson e TCSR. A Vídeo-PSG com EEG evidencia: A – aumento do tônus mentoniano, aumento de atividade fásica nos músculos tibiais anteriores, associado aos movimentos oculares rápidos. B – aumento excessivo do tônus mentoniano, aumento de atividade fásica nos músculos tibiais anteriores com atividade motora associada (movimento tipo soco com a mão direita)

A – sono REM, época 2 min.

B – sono REM, época 2 min.

Transtornos respiratórios do sono em pacientes epilépticos

A prevalência de AOS na população geral é variável. Estima-se uma prevalência de 2,7% em homens entre 30 e 60 anos[20]. Existe uma prevalência de AOS de 10%-13% em pacientes com epilepsia, que pode agravar o prognóstico das duas patologias[2,59,60] e o tratamento com certas DAEs pode agravar a AOS[30], contribuindo para o efeito prejudicial cumulativo de AOS sobre a cognição e talvez um papel de AOS na patogênese de morte súbita inesperada na epilepsia[51]. Uma taxa de AOS de 29% foi observada na casuística de 24 pacientes com ELT, *versus* 0,2% em grupo-controle[116]. Em pacientes com epilepsia refratária ao tratamento clínico, principalmente do sexo masculino, com idade mais avançada e naqueles que apresentam crises epilépticas durante o sono, a prevalência de AOS pode chegar até 33%[56,60]. Tratamento de distúrbios respiratórios do sono em pacientes com epilepsia parcial permite reduzir as DAEs, sugerindo que a hipóxia intermitente e a fragmentação do sono causada por distúrbios respiratórios, poderiam diminuir o limiar convulsivo nesses pacientes[30,70].

O diagnóstico e tratamento dos distúrbios respiratórios do sono em pacientes com epilepsia são importantes para melhor controle das crises epilépticas e a melhora da qualidade de vida.

Referências bibliográficas

1. Abad-Alegria F,Lopez-Mallen ME, de Francisco-Maqueda P. Insomnio y somnolencia en epilepsia. Rev Neurol 1997;25:1171-1172.
2. Almeida CAV, Lins OG, Lins SG, Laurentino S, Valença MM. Distúrbios do sono na epilepsia do lobo temporal. Arq Neuropsiquiatr 2003;61(4):979-987.
3. Amzica F. Fisiology of sleep and wakefulness as it relates to the physiology of epilepsy. (review articles). Jornal of Clinical Neuro.2002;19(6):488-503.
4. Autret A, 1995. Sleep and intra ictal epilpetic eletroencephalographic activities. Neurophisiol Clin 1995;25:263-82.
5. Autret A, De Toffol B, Corcia CH, Prunier-Levilion C, Lucas B. Sleep and epilepsy. Sleep Med Rev. 1999;3(3):201-217.
6. Baldy–Moulinier M. Temporal lobe epilepsy and sleep organization. In: Sterman MB, Passouant P, eds. Sleep and epilepsy. New York:Academic Press, 1982;347-359.
7. Baldy-Moulinier M. Interrelationships between sleep and epilepsy. In: Advances in Epilepsy. Churchill-Livingstone, 1986;37-55.
8. Bazil CW, Walczak TS. Effects of sleep and sleep stage on epileptic and nonepileptic seizures. Epilepsia 1997;38:56-62.
9. Bazil CW, Castro LHM, Walczak TS. Reduction of rapid eye movement sleep by diurnal and nocturnal seizures in temporal lobe epilepsy. Arch Neurol 2000;57:363-368.
10. Beghi E. Adverse reactions to antiepileptic drugs: a multiparametric survey of clinical practice. Epilepsia 1986;27:323-330.
11. Berg, AT et al. Revised terminology and concepts for organization of seizures and epilepsies: Report of the ILAE Commission on Classification and Terminology, 2009. Epilepsia, 50 (Suppl.7):13-17, 2009.
12. Besset A. Influence of generalized seizures on sleep organization. In: Sterman MB, Shouse MN, Passouant P, eds. Sleep and epilepsy. New York: Academic Press, 1982;339-346.
13. Billiard M. Epilepsies and the sleep–wake cycle. In: Sterman MB, Shouse MN, Passouant P, eds. Sleep and epilepsy. New York: Academic Press, 1982:269-286.
14. Billiard M, Besset A, Zachariev Z, Touchon J, Baldy–Moulinier M, Cadilhac J. Relation of seizures and seizure discharges to sleep stages. In: Wolf P, Dam M, Janz D, Dreifuss FE, eds. Advances inepileptology. Vol. 16. New York: Raven Press, 1987:665-670.
15. Broughton RJ, Poire R, Tassinari CA. The Electrodermogram (Tarchanoff Effect) During Sleep. Electroencephalogr Clin Neurophysiol. 1965;18:691-708.
16. Broughton RJ. Sleep disorders: disorders of arousal? Enuresis, somnambulism, and nightmares occur in confusional states of arousal, not in "dreaming sleep". Science. 1968;159(3819):1070-8.
17. Bruni O, Ferri R, Miano S, Verrillo E, Vittori E, Della Marca G, et al. Sleep cyclic alternating pattern in normal school-age children. Clin Neurophysiol. 2002;113(11):1806-14.
18. Bruni O, Ferri R, Miano S, Verrillo E, Vittori E, Farina B, et al. Sleep cyclic alternating pattern in normal preschool-aged children. Sleep. 2005;28(2):220-30.
19. Bruni O, Novelli L, Miano S, Parrino L, Terzano MG, Ferri R. Cyclic alternating pattern: A window into pediatric sleep. Sleep Med. 2010;11(7):628-36.

20. Cirignotta F, D'Alessandro R, Partinen OM et al: Prevalence of sleep apnoeas and heavy snorers disease. Sleep Res 1988;17:162.

21. Clemens B, Majoros E. Sleep studies in benign epilepsy of childhood with rolandic spikes. II Analisis of discharge frequency and its relation to sleep dynamics. Epilepsia 1987;28:24-27.

22. Crespel A, Coubes P, Baldy-Moulinier M. Sleep influence on seizures and epilepsy effects on sleep in parrial frontal and temporal lobe epilepsies. Clinical Neurophisiology 2000;111(suppl.2):S54-S59.

23. Dahl M, Dan M. Sleep and epilepsy. Ann Clin Res 1985;17:235-242.

24. Degen R, Degen HE, Reker M. Sleep EEG with or without sleep deprivation? Does sleep deprivation activate more epileptic activity in patients suffering from different types of epilepsy? Eur Neurol 1987;26:51–9.

25. Dijk DJ, Brunner DP, Borbely AA. EEG power density during recovery sleep in the morning. Electroenceph clin Neurophysiol 1991;78:203-214.

26. Drake ME, Pakalnis A, Bogner JE, Andrews JM. Outpatient sleep recording during antiepileptic drug monotherapy. Clin Electroencephalogr 1990;21:170-173.

27. Ehrenberg BL, Muller–Schwarze A, Frankel F. Open-label trial of gabapentin for periodic limb movement disorder of sleep. Neurology 1997;4:A278–9.

28. Ehrenberg BL, Wagner AK, Corbett K, William H. Double-blind trial of gabapentin for periodic limb movement disorder or sleep: preliminary results [absract]. Neurology 1998;50:A276.

29. Elkis L. Sono e epilepsia. In: Reimão R, (ed.). Sono: estudo abragente. 2. Ed. São Paulo; Atheneu, 1996:194-208.

30. Ezpeleta D, García–Peña A, Peraita–Adrados R. Epilepsy and sleep apnea syndrome. Rev Neurol 1998;26:381–92.

31. Ferré A, Guilleminault C, Lopes MC. Cyclic alternating pattern as a sign of brain instability during sleep. Neurologia. 2006;21(6):304-11.

32. Ferri R, Bruni O, Miano S, Plazzi G, Spruyt K, Gozal D, et al. The time structure of the cyclic alternating pattern during sleep. Sleep. 2006;29(5):693-9.

33. Ferrillo F, Beelke M, De Carli F, Cossu M, Munari C, Rosadini G, Nobili L. Sleep-EEG modulation of interictal epileptiform discharges in adult partial epilepsy: a spectral analysis study. Clinical Neurophysiology; 2000;111:916-923.

34. Fisher RS, Boas WVE, Blume W, Elger C, Genton P, Lee P, Engel J Jr. Epileptic seizures and epilepsy: definitions proposed by the International League Against Epilepsy (ILAE). Epilepsia 2005; 46:470-472.

35. Fountain NB, Kim JS, Lee SI. Sleep deprivation activates epileptiform discharges independent of the activating effects of sleep. J Clin Neurophysiol. 1998 Jan;15(1):69-75.

36. Foldvary-Shaefer N. Sleep complaints and epilepsy: the role of seizures, antiepileptic drugs and sleep disorders. Jornal of Clinical Neurophisiology 2002;19(6):514-521.

37. Gigli GL, Valente M. Sleep and EEG interictal epileptiform abnormalities in partial epilepsy. Clinical Neurofisiology 2000;111(Suppl.2):S60-S64.

38. Grigg-Damberger M, Gozal D, Marcus CL, Quan SF, Rosen CL, Chervin RD, et al. The visual scoring of sleep and arousal in infants and children. J Clin Sleep Med. 2007;3(2):201-40.

39. Gloor P, Tsai C, Haddad F. An assessment of the value of sleep-electroencephalography for the diagnosis of temporal lobe epilepsy. Electroenceph clin Neurophysiol 1958;10:633-648.

40. Gloor P, Fariello RG. Generalized epilepsy: some of its cellular mechanisms differ from those of focal epilepsy. Trends Neurosci 1988;11:63-68.

41. Grosso S. et al. Oxcarbazepine and atypical evolution of benign idiopathic focal epilepsy of childhood. European Journal of Neurology, Oxford, v.13, n.10, p. 1142-1145, Oct 2006.

42. Halász P. Hierarchy of micro-arousals and the microstructure of sleep. Neurophysiol Clin 1998; 28:461-475.

43. Herman ST, Walczak TS, Bazil CW - Distribution of partial seizures during the sleep–wake cycle: Differences by seizure onset site Neurology June 12, 2001 vol. 56 no. 11 1453-1459.

44. Hirshkowitz M. Arousals and anti-arousals. Sleep medicine. 2002;3(3):203-4.

45. Howell MJ, Schenk CH. Parassonias. In: Kryger MH. Atlas clínico de medicina do sono. 2 ed, Rio de Janeiro, Elsevier 2015:235-251.

46. Janz D. The grand mal epilepsies and the sleep–waking cycle. Epilepsia 1962;3:69-109.

47. Janz D. Epilepsy and the sleeping–waking cycle. In: Vicken PJ, Bruyn GW, eds. Handbook of clinical neurology. Vol. 15. Amsterdam: North Holland, 1974;457-490.

48. Kahn E, Fisher C, Edwards A, Davis DM. 24-Hour sleep patterns: a comparison between 2-to 3-year-old and 4-to 6-year-old children. Archives of general psychiatry. 1973;29(3):380-5.

49. Kellaway P. Sleep and epilepsy.: Epilepsia. 1985;26(Suppl 1):S15-30.

50. Kohsaka M. Changes in epileptiform activities during sleep and sleep structures in temporal lobe epilepsy. Hokaido Igaku Zasshi 1993;68:630-645.

51. Kryger MH, Roth T, Carskadon M. Circadian rhytms in humans.In: Kryger MH, Roth T, Dement WC, eds. Principles and Practice of Sleep Medicine, 2nd ed. Philadelphia:WB Saunders, 1994;301-308.

SONO E EPILEPSIA **103**

52. Lopes MC, Marcus CL. The significance of ASDA arousals in children. Sleep Med. 2007;9:3-8.
53. Lopes MC, Rosa A, Roizenblatt S, Guilleminault C, Passarelli C, Tufik S, Poyares D. Cyclic alternating pattern in peripubertal children. Sleep. 2005;28(2):215-9.
54. Malow BA. Sleep and epilepsy. Nerol Clin North Am 1996;14:765-89,
55. Malow BA, Lin X, Kushwaha R, Aldrich MS. Interictal spiking increases with sleep depth in temporal lobe epilepsy. Epilepsia. 1998;39(12):1309-1316.
56. Malow BA, Levy K, Maturen K, Bowes R. Obstructive sleep apnea is common in medically refractory epilepsy patients. Neurology. 2000;10;55(7):1002-7.
57. Malow BA. The interaction between sleep and epilepsy. Epilepsia. 2007;48 Suppl 9;36-8.
58. Manni R, Galimberti CA, Zucca C, Parietti L, Tartara A. Sleep patterns in patients with late onset partial epilepsy receiving chronic carbamazepine therapy. Epilepsy Res 1990;7(1):72-76.
59. Manni R, Terzaghi M, Arbasino C, Sartori I, Galimberti CA, Tartara A. Obstructive sleep apnea in a clinical series of adult epilepsy patients: frequency and features of the comorbidity. Epilepsia. 2003;44(6):836-40.
60. Manni R, Terzaghi M. Comorbidity between epilepsy and sleep disorders, Epilepsy Res 90(3):171-177, 2010.
61. Martins da Silva A, Aarts JHP, Binnie CD, Laxminarayan R, Lopes da Silva FH, Meijer WA, Nagelkerke N. The circadian distribution of interictal epileptiform EEG activity. Electroenceph clin Neurophysiol 1984;58:1-13.
62. Mattson RH. Selection of antiepileptic drug therapy. In: Levy R, Mattson RH, Meldrum B, Penry JK, editors. Anticeptic dugs. 3rd ed. 1989;103-105.
63. Mattson RH, Cramer JÁ, Collins JF. Valproate for treatement of partial and secondary generalized tonic-clonic seizures in adults: a comparison with Carbamazepine. N Engel J Med 1992;327:765-771.
64. Méndez M, Radtke RA. Interactions Between Sleep and Epilepsy. Journal of Clinical Neurophysiology 2001;8(2):106 -127.
65. Monti JM. Sleep laboratory and clinical studies of the effects of triazolam, flunitrazepam and flurazepam in insomniac patients. Methods Find Exp Pharmacol 1981; 3:303-326.
66. Montplaisir J, Laverdiere M, Saint-Hilaire JM. Sleep and focal epilepsy contribution of depth recording. In: Sterman MB, Shouse MN, Passouant P (eds). Sleep and Epilepy. New York: Academic Press, 1982;301-314.
67. Montplaisir J, Laverdière M, Saint–Hilaire JM. Sleep and epilepsy. In: Gottman JR, Ives JR, Gloor P, eds. Long-term monitoring in epilepsy. Amsterdam: Elsevier 1985;215-39.
68. Niedermeyer E, Rocca M. The diagnostic significance of sleep electroencephalograms in temporal lobe epilepsy: a comparison of scalp and depth tracings. Eur Neurol 1972;7:119 –29.
69. Oldani A, Zucconi M, Castronovo C, Ferini-Strambi L. Nocturnal frontal lobe epilepsy misdiagnosed as sleep apnea syndrome. Acta Neurol Scand. 1998;98(1):67-71.
70. Oliveira JA, Zamagni M, Dolso P, Bassetti MA, Gigli GL. Respiratory disorders during sleep in patients with epilepsy: effect of ventilatory therapy on EEG interictal epileptiform discharges. Clin Neurophysiol 2000;111,(Suppl.2):S141-S145,
71. Palm L, Anderson H, Elmqvist D, Blennow G. Daytime sleep tendency before and after discontinuation of antiepileptic drugs in preadolescent children with epilepsy. Epilpsia 1997;38:696-701.
72. Palmini A, da Costa JC, Paglioli-Neto E. How to select the best surgical procedure for patients with temporal lobe epilepsy. In Lüders, HO, Comair, YG. Epilepsy Surgery. Lippincott Williams & Wilkins, 2nd. Edition, 2001;675-687.
73. Parrino L, Boselli M, Spaggiari MC, Smerieri A, Terzano MG. Cyclic alternating pattern (CAP) in normal sleep: polysomnographic parameters in different age groups. Electroencephalography and Clinical Neurophysiology. 1998;107(6):439-50.
74. Parrino L, Smerieri A, Spaggiari MC, Trezano MG. Cyclic Alternanting pattern (CAP) and epilepsy during sleep: how a physiological rhythm modulates a pathological event. Clinical Neurophisiology 2000;111(Suppl 2):S39-46
75. Parrino L, Halász P, Tassinari CA, Trezano MG. CAP, epilepsy and motor events during sleep: the unifyng role of arousal. Sleep Medicine Reviews 2006;10:267-285.
76. Parrino L, Ferri R, Bruni O, Terzano MG. Cyclic alternating pattern (CAP): The marker of sleep instability. Sleep Medicine Reviews. 2012;16(1):27-45.
77. Parrino L, De Paolis F, Milioli G, Gioi G, Grassi A, Riccardi S, Colizzi E, Terzano MG. Distinctive polysomnographic traits in nocturnal frontal lobe epilepsy. Epilepsia. 2012 Jul;53(7):1178-84.
78. Passouant P, Besset A, Carrière A, Billiard M. Night sleep and generalized epilepsies. In: Koella WP, Levin P, eds. Sleep. Basel: Karger, 1975;185-196.
79. Peraita-Adrados R. Epilepsy and sleep-wake cycle. Rev Neurol 2004;16-31; 38(2):173-175.
80. Placidi F, Diomedi M, Scalise A, Marcianni MG, Romigi A, Gigli GL. Effect of anticonvulsants on nocturnal sleep in epilepsy. Neurology 2000;54(Suppl 1):25-32.
81. Pratt KL, Mattson RH. Weikers NJ, Williams R. EEG activation of epileptics following sleep deprivation: a prospective study of 114 cases. Electroencephalogr Clin Neurophysiol 1968;24:11-5.

104 SONO E EPILEPSIA

82. Prince DA, Futamachi KJ. Intracelular recording from chronic epileptogenic foci in monkeys. Electroencephalogr clin Neurophisiol 1970;27:496-510.
83. Ramsay R, Wilder BJ, Berger J, Bruni J. A Double-blind study comparing Carbamazepine with phenytoin as initial seizure therapy in adults. Neurology 1983;33:904-910.
84. Rajna, P, Veres J. Correlation between night sleep duration and seizure frequency in temporal lobe epilepsy. Epilepsia 1993;34:574-579.
85. Rao ML, Clarenbach P, Vahlensieck M, Krätzschmar. Gabapentin augments whole blood serotonin in healthy Young men. J Neurol Transm 1988;73:129-134.
86. Samaritano M, Gigli G, Gotman J. Interictal spiking during wakefulness and sleep and the localization of foci in temporal lobe epilepsy. Neurology 1991;41:290-297.
87. Sammarirano M, Levtova V, Samson-Dollfus D. Modification in sleep architecture in patients with temporal lobe epilepsy. Epilepsia 1994;35(Supp 8):124.
88. Sander JW, Shorvon SD. Epidemiology of the epilepsies. J Neurol Neurosurg Psychiatry 1996;61:433-443.
89. Scheltens-de Boer, M. Guidelines for EEG encephalopathy related to ESES/CSWS in children. Epilepsia, Malden, v. 50 (Suppl 7), p. 13-17, Aug 2009.
90. Shouse MN, Siegel JM, Wu MF, Szymusiak R, Morrison AR. Mechanisms of seizure suppression during rapid-eye-movement (REM) sleep in cats. Brain Res 1989;29;505(2):271-282.
91. Shouse MN, Langer J, Dittes P. Spontaneous sleep epilepsy in amygdale kindled kittens: a preliminary report. Brain Res 1990;535:163-168.
92. Shouse MN, Martins da Silva A, Sammaritano M. Circadian rhythm, sleep, and epilepsy. J Clin Neurophysiol 1996;13:32-50.
93. Shouse MN, Farber PR, Staba RJPhisiological basis: how NREM sleep component can promote and REM sleep components supress seizure discharge propagation. Clinical Neurophisiology 2000;111;(Suppl 2):S9-S18.
94. Steriade M, McCormick DA, Sejnowski TJ. Thalamocortical oscillations in the sleeping and aroused brain. Science 1993;262:679-685.
95. Steriade M, Amzica F. Dynamic coupling among neocortical neurons during evoked and spontaneous spike-wave seizure activity. J Neurophysiol 1994;72:2051-2069.
96. Steriade M, Conteras D, Amzica F. Syncronized sleep oscillations and their paroxysmal developments. Trends Neurosci 1994;17:199-208.
97. Steriade M, Contreras D. Relations between cortical and thalamic cellular events during transition from sleep patterns to paroxysmal activity. J Neurosci 1995;15:623-642.
98. Steriade M, Timofeev I, Neuronal plasticity in thalamocortical networks during sleep and waking oscillatons. Neuron 2003;37:563-576.
99. M. Steriade, Grouping of brain rhythms in corticothalamic systems, Neuroscience 2006;137 1087-1106.
100. Tartara A, Moglia A, Manni R, Corbellini C. EEG findings and sleep deprivation. Eur Neurol 1980;19:330-334.
101. Tassinari CA, Bureau M, Dalla Bernadina B, Mancia D, Capizzi G, Dravet C, Valladier C, Roger J. Generalizaes epilepsy and sleep. A poligraphic study, In Brain and Sleep. H.M. Van Praag and H. Maeinardi, eds, Amsterdam: De Erven Bohn. 1974;154-166.
102. Tassinari CA, Rubboli G, Gardella E, Cantalupo G, Calandra-Buonaura G, Vedovello M, Alessandria M, Gandini G, Cinotti S, Zamponi N, Meletti S. Central pattern generators for a common semiology in fronto-limbic seizures and in parasomnias. A neuroethologic approach. Neurol Sci. 2005 Dec;26 Suppl 3:s225-32.
103. Tassinari, CA et al. Encephalopathy with status epilepticus during slow sleep: "The Penelope syndrome". Epilepsia, Malden, v.50, (Suppl 7), p. 4-8, Aug 2009.
104. Terzano MG, Mancia D, Salati MR, Costani G, Decembrino A, Parrino L. The cyclic alternating pattern as a physiologic component of normal NREM sleep. Sleep 1985;8(2):137-145.
105. Terzano MG, Parrino L, Anelli S, Halasz P. Modulation of generalized spike-and-wave discharges during sleep by ciclic alternating pattern. Epilepsia 1989;30(6):772-81.
106. Terzano MG, Parrino L, Spaggiari MC, Barusi R, Simeoni S. Discriminatory effect of cyclic alternating pattern in focal lesional and benign rolandic interictal spikes during sleep. Epilepsia 1991;32(5):616-628.
107. Terzano MG, Parrino L, Anelli S, Boselli M, Clemens B. Effects of generalized interictal EEG discharges on sleep stability: assessment y means of cilic alternanting pattern. Epilepsia 1992;33:317-326.
108. Terzano MG, Parrino L. Clinical applications of cyclic alternating pattern. Physiol Behav. 1993;54(4):807-813.
109. Terzano MG, Parrino L, Sherieri A, Chervin R, Chokroverty S, Guilleminault C, et al. Atlas, rules, and recording techniques for the scoring of cyclic alternating pattern (CAP) in human sleep. Sleep Med. 2001;2(6):537-53.
110. Terzano MG, Parrino L, Rosa A, Palomba V, Smerieri A. CAP and arousals in the structural development of sleep: an integrative perspective. Sleep Med. 2002;3(3):221-9.
111. Theodore WH, Parker RJ. Removal of sedative-hypnotic drugs from the regimens of patients with intractable epilepsy. Ann Neurol 1983;13:320-324.

112. Thurman, DJ; Beghi, E; Begley, CE; Berg, AT; Buchhalter, JR; Ding, D; Hesdorffer, DC; Hauser, WA; Kazis, L; Kobau, R; Kroner, B; Labiner, D; Liow, K; Logroscino, G; Medina, MT; Newton, CR; Parko, K; Paschal, A; Preux, PM; Sander, JW; Selassie, A; Theodore, W; Tomson, T; Wiebe, S; ILAE Commission on, Epidemiology (setembro de 2011). «Standards for epidemiologic studies and surveillance of epilepsy.». Epilepsia. 52 Suppl 7: 2–26

113. Touchon J, Baldy–Moulinier M, Billiard M, Besset A, Cadilhac J. Sleep instability in temporal lobe epilepsy. In: Wolf P, Dam M, Janz D, Dreyfuss FE, eds. Advances in epileptology. New York:Raven Press, 1987;709-711.

114. Touchon J, Baldy-Moulinier M, Billiard M, Besset A Cardilhac J. Sleep organization and epilepsy. In: Degan R and Rodin EA, eds. Epilepsy, sleep and sleep deprivation, 2nd Edition. Amsterdam: Elsevier Scence Publishers, 1991;73-81.

115. Trentin GA. Estudo polissonográfico da organização sono e atividade epiléptica nas epilepsias do lobo temporal (tese), Faculdade de Medicina da PUCRS, Porto Alegre. 2000.

116. Trentin MM. Padrão alternante cíclico nas epilepsias do lobo temporal (tese), UFRGS, Porto Alegre. 2007.

117. Veggiotti P, Beccaria F, Guerrini R, Capovilla G, Lanzi G. Continuous spike-and-wave activity during slow-wave sleep: syndrome or EEG pattern? Epilepsia 1999;40:1593 601.

118. Wolf P, Röder–Wanner UU, Brede M. Influence of therapeutic phenobarbital and phenytoin medication on the polygraphic sleep of patients with epilepsy. Epilepsia 1984;25:467-475.

119. Zucconi M, Ferini-Strambi L. NREM parasomnias: arousal disorders and differentiation from noturnal frontal lobe epilepsy. Clinical Neurophysiology 2000;111(Suppl.2):S129-S135.

120. Zucconi M, Maestri M. Sono e epilepsia. In: Kryger MH. Atlas clínico de medicina do sono. 2 ed, Rio de Janeiro, Elsevier 2015:198-210.

106

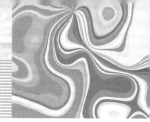

capítulo 11

Transtornos do Sono e Suas Repercussões

Andrea Toscanini
Daniel Guilherme Suzuki Borges
Israel Soares Pompeu de Souza Brasil
João Guilherme de Mello e Gallinaro
Rosa Hasan

Transtorno de insônia crônica

Introdução

A insônia é um transtorno do sono muito prevalente na prática clínica, seja de maneira independente ou comórbido com outro transtorno médico ou psiquiátrico[1], sendo um exemplo ímpar de envolvimento multidisciplinar do diagnóstico ao tratamento. Acredita-se que a prevalência de alguma forma de insônia afete, ao menos, um terço da população mundial e, na maioria dos casos, não há diagnóstico ou tratamento adequados a esta condição[2].

Diversos modelos comportamentais, fisiológicos e cognitivos são hoje conhecidos e utilizados na pesquisa e prática clínica com a finalidade de oferecer uma visão acadêmica e estruturada acerca da fisiopatologia e etiologia da insônia[3]. Da mesma maneira, estudos recentes com o objetivo de elucidar os mecanismos de desenvolvimento, instauração e consequências da insônia geram uma enorme variedade de conhecimento que abrange desde o estudo de genes[4], neurotransmissores específicos[5] e morfologia cerebral[6] até suas respostas funcionais, cognitivas e afetivas[7]. Porém, embora esses estudos tenham proporcionado pistas tentadoras para a neurobiologia, eles são pouco assertivos e devem ser cuidadosamente considerados; devido à grande variação metodológica e ao uso de diferentes critérios diagnósticos e de métodos de imagem, esses trabalhos apresentam baixa replicabilidade, dificultando a produção de metanálises e enfraquecendo os resultados.

As consequências imediatas da insônia são, por vezes, menos dramáticas que aquelas observadas em outros transtornos do sono. Porém, a literatura mostra que os efeitos adversos da insônia em longo prazo na saúde, metabolismo e produtividade são substanciais e estão fortemente associados ao aumento dos gastos com saúde[8]. Pacientes insones tem uma chance 6,7 vezes maior de precisar de tratamento médico por alguma razão[9]. Estudos acerca do impacto econômico da insônia discutem tanto custos diretos (consultas, exames e medicamentos) como aqueles indiretos (acidentes, absenteísmo e menor produtividade) e concluem que o custo da insônia não tratada é substancialmente maior que o custo do seu tratamento[10].

Assim, a conscientização sobre a importância da insônia e seu tratamento adequado, tanto entre os pacientes como entre os profissionais da saúde, pode reduzir significativamente seu impacto social e econômico para a sociedade.

Critérios diagnósticos

O diagnóstico da insônia parece simples se visto de maneira superficial no relato do paciente que diz ter problemas para dormir. As queixas de dificuldade para adormecer, para manter o sono ou de despertar antes do desejado não são capazes de captar a magnitude e complexidade do problema do sono, nem seu impacto no funcionamento diurno[11].

As principais referências utilizadas hoje para determinar o diagnóstico dos transtornos do sono são o Manual Diagnóstico e Estatístico de Transtornos Mentais (DSM-5) e a Classificação Internacional de Transtornos do Sono.

De acordo com a Classificação Internacional de Transtornos do Sono[12], para um adequado diagnóstico de insônia crônica, os critérios A ao F devem ser preenchidos:

A. O paciente relata, ou é observado por pais ou cuidadores, um ou mais dos seguintes:
- Dificuldade para iniciar o sono;
- Dificuldade para manter o sono;
- Despertar antes do desejado;
- Resistência em ir para a cama no horário apropriado;
- Dificuldade para adormecer sem a intervenção dos pais ou cuidador.

B. O paciente relata, ou é observado por pais ou cuidadores, um ou mais dos seguintes relacionados à dificuldade para dormir à noite:
- Fadiga/mal-estar;
- Prejuízo na atenção, concentração ou memória;
- Prejuízo social, familiar, ocupacional ou no desempenho acadêmico;
- Perturbação no humor/irritabilidade;
- Sonolência diurna;
- Problemas comportamentais (por exemplo: hiperatividade, impulsividade ou agressividade);
- Redução da motivação, energia ou iniciativa;
- Propensão a erros ou acidentes;
- Preocupação ou insatisfação com o sono.

C. As queixas de sono-vigília relatadas não podem ser explicadas apenas pela oportunidade inadequada (tempo suficiente destinado para o sono) ou circunstâncias inadequadas (ambiente seguro, escuro, silencioso e confortável) para o sono;

D. As perturbações do sono e os sintomas diurnos associados ocorrem pelo menos 3 vezes na semana;

E. As perturbações do sono e os sintomas diurnos associados estão presentes há pelo menos 3 meses;

F. A dificuldade do sono/vigília não é melhor explicada por outro transtorno do sono.

O DSM-5, acrescenta dois itens aos critérios considerados pela Classificação Internacional, quais sejam:

G. A insônia não é atribuída aos efeitos fisiológicos de alguma substância (p. ex., abuso de drogas ilícitas, medicamentos);

H. A coexistência de transtornos mentais e de condições médicas não explica adequadamente a queixa predominante de insônia.

Em tempo, casos que preenchem todos os critérios, exceto os critérios de frequência ou duração para transtorno de insônia crônica, devem ser especificados como transtorno de insônia de curto prazo.

Outros transtornos de insônia devem ser atribuídos a casos raros que não conseguem preencher os critérios para transtorno de insônia de curto prazo, mas que ainda assim apresentam sintomas de insônia suficientes para justificar a atenção clínica.

TRANSTORNOS DO SONO E SUAS REPERCUSSÕES **109**

Assim, a característica essencial do transtorno de insônia é a insatisfação com a quantidade ou a qualidade do sono associada a queixas de dificuldade para iniciar ou manter o sono. As queixas de sono são acompanhadas de sofrimento clinicamente significativo ou prejuízo no funcionamento social, profissional ou em outras áreas importantes da vida do indivíduo. A perturbação do sono pode ocorrer durante o curso de outro transtorno mental ou condição médica ou de maneira independente[13].

A avaliação clínica da insônia deve incluir uma entrevista clínica com anamnese estruturada e utilização de ferramentas apropriadas (questionários e diário de sono) para medir subjetivamente os sintomas globais da insônia. Medidas objetivas como polissonografia e actigrafia não são recomendadas na rotina diagnóstica, porém podem ser indicadas para excluir outros transtornos do sono.

Tratamento

De maneira simplista e em linhas gerais, uma vez que não é o objetivo dessa discussão, a insônia pode ser tratada de maneira farmacológica ou não farmacológica. O tratamento não farmacológico envolve medidas de higiene do sono (Quadro 11.1) e/ou a Terapia Cognitivo Comportamental (TCC), que passou a ser o tratamento de escolha, tanto isolada como associada à terapia farmacológica. As principais técnicas da TCC utilizadas são higiene do sono, terapia de controle de estímulos, restrição de tempo de cama e de sono, técnicas de relaxamento, reestruturação cognitiva e intenção paradoxal[14].

As principais classes farmacológicas para o tratamento da insônia são hipnóticos agonistas seletivos do receptor GABA-A, antidepressivos sedativos e agonistas melatoninérgicos. Os fármacos recomendados para o tratamento da insônia de acordo com o III Consenso Brasileiro de Insônia (2013) aparecem resumidos na Tabela 11.1.

Quadro 11.1	Medidas de higiene do sono no tratamento da insônia crônica
Higiene do sono	
Evitar a ingestão de bebidas alcoólicas ou cafeinadas ou uso de medicamentos estimulantes ou hipnóticos até 3 horas antes de dormir.	
Transformar o dormitório em um ambiente apropriado para o sono que seja utilizado apenas para dormir e manter relações sexuais.	
Ir para a cama apenas quando sentir sono.	
Estabelecer uma rotina calma e relaxante uma hora antes de ir para a cama, criando um "ritual de sono".	
Utilizar a luz natural para sincronizar nosso oscilador interno com o ambiente externo.	
Estabelecer horários regulares de sono, mesmo aos finais de semana.	
Ingerir quantidades adequadas de líquidos durante o dia, em especial após às 18 horas.	
Jantar cedo e fazer refeições leves, evitando digestões lentas.	
Praticar atividade física preferencialmente pela manhã.	

Tabela 11.1	Classes: A. hipnóticos agonistas seletivos de receptor GABA-A; B. antidepressivos sedativos; C. agonistas melatoninérgicos	
Agente	**Dose recomendada (mg/dia)**	**Meia-vida**
Zolpidem[A]	5-10	2,5 horas
Zopiclone[A]	3,7-7,5	5,3 horas
Trazodona[B]	50	7-8 horas

Continua...

110 TRANSTORNOS DO SONO E SUAS REPERCUSSÕES

Tabela 11.1	Classes: A. hipnóticos agonistas seletivos de receptor GABA-A; B. antidepressivos sedativos; C. agonistas melatoninérgicos – continuação	
Agente	Dose recomendada (mg/dia)	Meia-vida
Doxepina [B]	1-6	6-17 horas
Mirtazapina [B]	7-30	21,5 horas
Amitriptilina [B]	12,5-50	21 horas
Mianserina [B]	15-30	7-9 dias
Agomelatina [C]	25-50	2-3 horas
Ramelteona [C]	8	1,3 horas

Repercussões na saúde física

Se o sono é essencial à saúde, é razoável acreditar que os transtornos do sono tenham consequências indesejáveis ao organismo. O número de evidências que apontam a associação entre insônia e morbidade significativa é cada vez maior, demonstrando, inclusive, o aumento do risco de mortalidade. Esses estudos chamam atenção para as consequências metabólicas[15], aumento de marcadores inflamatórios[16], depressão[17], e aumento na incidência de doenças crônicas cardiovasculares[18] e hipertensão[19].

Sistema cardiovascular

A pressão arterial (PA) varia ao longo das 24 horas, diminuindo seus níveis entre 10% e 20% durante o sono, aumentando no período que antecede o despertar e apresentando pequenos picos imediatamente após o despertar (Figura 11.1)[20]. *Clock genes* (clock, bmal1, per e cry) parecem orquestrar a regulação da PA ao longo das 24 horas, em parte via núcleo supraquiasmático, sistema nervoso simpático e eixo hipotálamo-hipófise-adrenal[21].

A PA noturna mostrou ser melhor preditor de condições cardiovasculares que a diurna[22-24]. Transtornos do sono que afetam a PA noturna estão associados a maior risco de aparecimento de hipertensão e morbimortalidade cardiovascular. Pouco se sabe sobre a relação entre insônia e hipertensão, porém, indivíduos normotensos portadores de insônia crônica apresentam aumento de PA durante o sono[25].

Embora a associação entre insônia e saúde cardiovascular tenha sido notada há muito tempo, a relação com os fatores de risco clínicos (hipertensão) e subclínicos (frequência cardíaca) foi apenas recentemente avaliada. Há estudos que mostram que a insônia leva ao aumento do risco de falência cardíaca[26] e infarto agudo do miocárdio[27] e também que pacientes insones tem maior risco de mortalidade associada à doença cardiovascular[28].

Foram publicadas recentemente três metanálises que tratam do tema. A primeira delas, publicada por Li Y e colaboradores em 2014, focou na mortalidade por doença cardiovascular em homens norte-americanos insones. Este estudo contou com 23.447 voluntários e foi realizado de 2004 a 2010 e, ao longo dos seis anos de *follow up*, foram documentados 2.025 óbitos. A dificuldade em iniciar o sono e o sono não reparador determinaram maior risco na mortalidade total [Hazard Ratio (HR) 1,25 e 1,24 – respectivamente], de maneira dose-dependente, quando comparado ao risco dos voluntários sem esses sintomas; verificou-se ainda que esses parâmetros são independentes de outros fatores de risco para mortalidade.

Também em 2014, Sofi e colaboradores publicaram uma revisão sistemática dos estudos de coorte prospectivos até esta data que tratavam exclusivamente de insônia e risco cardiovascular[29]. Nesse estudo, foram revisados 13 trabalhos totalizando 122.501 voluntários seguidos entre 3 e 20 anos. Foram observados 6.332 eventos cardiovasculares, e a análise cumulativa para todos os trabalhos mostrou que a insônia determinou um risco aumentado em torno de 45% de desenvolver ou morrer de doença cardiovascular [Risco Relativo (RR) 1,45 com p<0,00001].

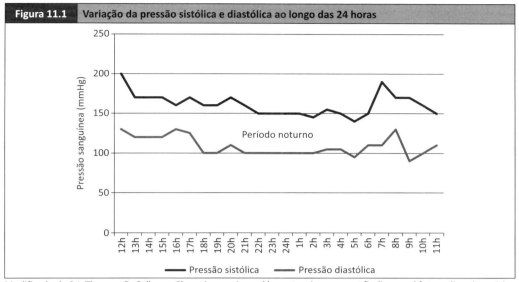

Figura 11.1 Variação da pressão sistólica e diastólica ao longo das 24 horas

Modificado de S.J. Thomas, D. Calhoun. Sleep, insomnia, and hypertension: current findings and future directions. J Am S Hypertension 2017; in press.

A mais recente delas, publicada em 2017, por Li e colaboradores, concluiu que dificuldade em iniciar o sono, dificuldade em manter o sono e também sono não reparador indicaram risco aumentado para eventos futuros cardiovasculares e cerebrovasculares, sendo esse risco aumentado em mulheres. O despertar precoce não parece ter relação com o maior risco de eventos cardiovasculares[30].

O mecanismo pelo qual a insônia se relaciona com o sistema cardiovascular permanece desconhecido, porém, sabemos que o tratamento da insônia traz benefícios no manejo e evolução destas condições.

Metabolismo e sistema endócrino

Diabetes e obesidade

A liberação hormonal é modulada pelo sono, especialmente aquela que acontece durante o sono de ondas lentas (N3). Nesta etapa, ocorre diminuição da frequência cardíaca, da pressão arterial, da atividade do sistema nervoso autônomo simpático e aumento da resposta vagal[31], além da diminuição do metabolismo da glicose no cérebro[32].

O eixo hipotálamo-hipófise-adrenal está inibido durante o período N3, enquanto a liberação do hormônio do crescimento (GH) e da prolactina está aumentada. Cortisol e GH desempenham papel importante no metabolismo da glicose e são diretamente afetados na privação de sono[33]. Estudos mostram que a redução de N3 observada com o avanço da idade tem associação direta com a diminuição da secreção de GH, tanto da adolescência para a idade adulta ($p < 0{,}001$), como da idade adulta para a faixa acima dos 70 anos ($p < 0{,}02$). Também foi observado que a diminuição na secreção de GH está associada à diminuição de N3 independente da idade[34].

Se por um lado o sono atua na secreção de GH modulando indiretamente o metabolismo glicêmico, por outro exerce ação direta nos níveis séricos de glicose por meio de seus efeitos prejudiciais ao metabolismo dos carboidratos[37]. Spiegel e colaboradores realizaram um estudo em 11 jovens submetidos a diferentes quantidades de sono (4, 8 e 12 horas). Os indivíduos que dormiram apenas 4 horas apresentaram prejuízo no teste de tolerância à glicose e diminuição da resposta aguda à insulina; em linhas gerais, observou-se aumento da

112 TRANSTORNOS DO SONO E SUAS REPERCUSSÕES

resistência à insulina, favorecendo o aumento da glicemia quando comparados aos outros dois grupos[35].

Em 2010, foi realizada metanálise de cinco estudos longitudinais e se observou que a dificuldade em iniciar e manter o sono está associada ao maior risco de desenvolver diabetes do tipo 2 (RR 1.57 e RR 1.84, respectivamente) em relação aos adultos sem essas queixas. Ainda, o risco de desenvolvimento de diabetes associado às queixas de dificuldade em iniciar e manter o sono foi maior que o risco de desenvolvimento de diabetes associado a curtos ou longos períodos de sono sem esta queixa (RR 1.28 e RR 1.48, respectivamente)[36].

O impacto do sono de curta duração no risco do desenvolvimento de diabetes tem sido demonstrado em diversos estudos epidemiológicos[37-39]. A relação entre períodos curtos de sono e diabetes extrapola a modulação do metabolismo dos carboidratos e da glicose; ela envolve mecanismos que interferem na regulação positiva do apetite e gasto energético, favorecendo o ganho de peso e a obesidade, fator de risco importante para o desenvolvimento do diabetes[40,41].

Fertilidade

A ativação autonômica provocada pela insônia crônica leva a respostas neuroendócrinas anormais que culminam com o aumento da secreção de hormônios relacionados ao estresse como cortisol, ACTH e hormônio liberador do cortisol (CRH), esses hormônios, por sua vez, estimulam o estado excitado, perpetuando a insônia[42]. Assumindo que a insônia crônica ativa persistentemente o eixo hipotálamo-hipófise-adrenal, levando a uma hipersecreção de neuro-hormônios relacionados ao estresse, poder-se-ia, portanto, associar insônia e infertilidade, uma vez que a relação entre estresse e infertilidade já é bastante conhecida[43].

Por outro lado, os glicocorticoides podem bloquear o crescimento e a diferenciação uterina induzidos pelo estrógeno, o que prejudica a implantação embrionária em ratos. Como observado em pacientes portadores da Síndrome de Cushing, os níveis de glicocorticoides considerados estressores geram efeitos indesejados ao longo do eixo neuroendócrino, desde supressão dos receptores gonadotróficos no hipotálamo até a ação direta sobre testículos e ovários[44].

Dor

A dor é um sinal físico e emocional de danos corporais que fortemente modula o comportamento. O sono, por outro lado, é uma conduta comportamentalmente regulada que promove a manutenção da homeostase e otimiza a função de diversos sistemas fisiológicos, como visto anteriormente. Queixas de sono estão presentes em 67%-88% dos transtornos de dor crônica[45], e ao menos 50% dos indivíduos portadores de insônia crônica sofrem de dor[46]. Na maioria das intervenções médicas, o desenvolvimento da dor como efeito colateral coincide com o desenvolvimento do distúrbio do sono e vice-versa[47].

Lautenbacher publicou uma análise dos principais estudos que avaliaram a percepção dolorosa *versus* sono. Em seu estudo, foram incluídos oito trabalhos realizados entre 1975 e 2004. A partir desta análise, concluiu-se que "problemas para dormir" intensificam a sensibilidade dolorosa e podem causar dor em indivíduos sem esta queixa; e que diminuição no tempo total de sono parece estar mais associada à dor provocada por estímulos pressóricos que térmicos. A própria dor, em um modelo bidirecional, induz despertares que perpetuam a dor, ativando vias inflamatórias que intensificam o quadro álgico e insone[48].

O aumento de marcadores inflamatórios em resposta a períodos prolongados de restrição de sono foi observado em voluntários sem queixas de dor. Este modelo procura mimetizar as condições observadas em pacientes insones. O estudo dosou alguns marcadores inflamatórios, como IL-6, PCR e receptor do TNF p55, e concluiu que as alterações no sono levam ao desencadeamento de resposta inflamatória e dor; e que a diminuição do tempo total de sono se associa significativamente ao aumento dos níveis de IL-6, que, por sua vez, correlaciona-se positivamente com queixas de fadiga e desconforto corporal[49] e também ativa o eixo corticotrófico.

Fibromialgia

Um grande estudo populacional norueguês correlacionou a presença de queixas relacionadas à insônia ("problemas para adormecer ou dormir") com a propensão para o desenvolvimento de fibromialgia em mulheres. Os autores estimam que dois terços dos casos novos de fibromialgia podem ser explicados por transtornos do sono, em especial, insônia[50]. Esta constatação é sustentada pelo fato da insônia como doença de base aumentar significativamente o risco de desenvolvimento de dor musculoesquelética[51].

Estudos utilizando dados polissonográficos identificaram aumento da presença de intrusão de ondas alfa durante o sono NREM de pacientes portadores de fibromialgia, representada pelo padrão alfa-delta, hipoteticamente, um padrão de estado vigil. Este aumento não é universal, nem tampouco exclusivo desta condição, sendo também detectado em pacientes com insônia crônica[52], o que fortalece o elo entre essas duas condições.

Cefaleia

Estudos longitudinais demonstraram que sintomas de insônia aumentam o risco de intensificar a cefaleia preexistente e também aumentam o risco de desenvolvimento de cefaleia em pacientes acompanhados entre 1-12 anos[53].

Um estudo em indivíduos dinamarqueses com episódios esporádicos de cefaleia tensional observou que a presença de sintomas de insônia favorecia o desenvolvimento da cefaleia como condição crônica ao longo de 12 anos. Esses sintomas, entretanto, não foram preditivos para o aparecimento de enxaqueca nessa população[54]. Por outro lado, em indivíduos noruegueses seguidos por 11 anos, sintomas de insônia presentes desde o início do estudo foram preditores do aparecimento de cefaleia tensional e enxaqueca[55]. Os mesmos resultados foram observados em amostra da população britânica após apenas um ano de seguimento[56].

Repercussões na saúde mental

Embora as funções do sono ainda precisem ser completamente esclarecidas, é notório que há efeitos indesejáveis se o período principal de sono for fragmentado ou diminuído em uma única noite ou por algumas horas durante um longo período. Estudos mostram que as repercussões ocorrem desde níveis moleculares até comportamentais[57].

Memória

A alternância entre períodos de sono e vigília tem impacto profundo na função sináptica, tanto em sua plasticidade, como na neurotransmissão. A ruptura desse padrão cíclico pode levar a prejuízos no aprendizado e na memória. Embora os mecanismos fisiopatológicos envolvidos permaneçam desconhecidos, sabe-se que a insônia compromete a atividade hipocampal e, consequentemente, a formação de memória[58]. Dessa maneira, pacientes portadores de insônia crônica têm maior prejuízo diurno cognitivo e menor consolidação de memória durante o sono quando comparado a indivíduos não insones.

O hipocampo é um dos alvos dos glicocorticoides, sendo, dessa maneira, vulnerável à resposta induzida por estresse presente na insônia crônica[59]. Estudos sugerem que as condições crônicas de estresse psicológico presentes nos insones podem contribuir para a alteração no fluxo de informações da rede hipocampal devido a uma anomalia sináptica[60]. Em animais, a fragmentação sustentada do sono reduz a neurogênese hipocampal, em especial, na região do giro denteado[61]. O número elevado de receptores para glicocorticoides encontrado no hipocampo o torna mais suscetível à ação desses hormônios, e a elevação sustentada de corticoides promovida pelo estresse suprime a plasticidade sináptica do giro denteado, levando, em última instância, à atrofia hipocampal[62].

114 TRANSTORNOS DO SONO E SUAS REPERCUSSÕES

Prejuízo na memória é uma queixa muito frequente entre os pacientes portadores de insônia crônica, e, recentemente, foi publicado um trabalho que corrobora essa relação. Assim, foram estudados 66 pacientes divididos da seguinte maneira: 21 portadores de insônia crônica (IC), 25 portadores de insônia crônica comórbida com depressão (ICD) e 20 participantes-controle sem nenhuma das duas condições clínicas. Foram avaliados diferentes aspectos da memória (trabalho e referência, espacial e de objetos) e dosados níveis hormonais. Os pacientes do grupo IC cometeram mais erros no teste de memória espacial de trabalho e no reconhecimento de objetos (p < 0,05) quando comparados ao grupo-controle, e os pacientes do grupo ICD apresentaram prejuízo significativo em todos os testes de memória quando comparados ao grupo-controle. Por outro lado, o grupo IC apresentou níveis séricos aumentados de CRH, cortisol, triiodotironina (T3) e tiroxina total (T4) e níveis diminuídos de TRH, GRH e ACTH quando comparados ao grupo ICD. Após realizar controle das variáveis de confusão, pode ser concluído que os níveis de cortisol se relacionam positivamente com os erros de memória de trabalho e de objetos, e negativamente com a memória de reconhecimento de objetos, o que sugere que o grupo IC tem prejuízo seletivo de memória, provavelmente mediado pelo aumento sérico de cortisol[63].

Depressão

A depressão é um transtorno mental relativamente comum, que se revela nos pacientes entre sintomas depressivos até como a entidade Depressão Maior, sendo uma das três principais preocupações globais de saúde pública para 2020[64]. Estudos classificam a insônia como um componente clínico da depressão, um sinal ou sintoma prodrômico, seu precursor, ou, até mesmo, o seu mais persistente sintoma residual após o tratamento. A principal conclusão é a de que a associação entre as duas condições é clara.

Em 2001, Baglioli e colaboradores realizaram importante metanálise para investigar a associação entre insônia e o risco de depressão, e seus resultados mostraram uma OR de 2,6 para insônia como fator preditor de depressão[65]. A partir desse estudo, muitos outros, observacionais, surgiram, alguns deles com amostras grandes e longos períodos de seguimento.

O Zurich Study (estudo epidemiológico prospectivo de síndromes depressivas, neuróticas e psicossomáticas), publicado em 2008, avaliou 4.547 indivíduos por meio de seis entrevistas ao longo de 20 anos e classificou os participantes em quatro subgrupos de insônia (grupo 1: ao menos um mês de insônia com angústia significativa; grupo 2: 2-3 semanas de insônia; grupo 3: insônia breve e recorrente; grupo 4: insônia breve e ocasional). Entre os resultados, podemos destacar que a prevalência anual do grupo 1 aumentou gradualmente ao longo do tempo, com uma prevalência acumulada de 20% e um risco duas vezes maior entre mulheres. Em 40% dos indivíduos, houve desenvolvimento da insônia para formas mais crônicas ao longo do tempo. Nos grupos 1 e 2, houve desenvolvimento de ao menos um episódio de depressão maior na última entrevista. Este estudo evidencia a persistência da insônia como transtorno e seu papel no aumento do risco de desenvolvimento de depressão[66].

A metanálise mais recente incluiu a avaliação de 34 estudos publicados entre 1989 e 2014, totalizando 172.077 indivíduos com seguimento entre 3,5 e 408 meses. Vinte e seis estudos sugerem relação significativa entre insônia e depressão, havendo alta heterogeneidade entre os estudos. Foram criados subgrupos (idade, sexo, escolaridade, definição de insônia, critério utilizado para depressão, duração do seguimento, tamanho da amostra, qualidade do estudo, ano de publicação, situação socioeconômica, tabagismo, ingestão de álcool e índice de massa corporal), e, em todos eles, a insônia aparece significativamente associada ao aumento do risco de desenvolver depressão, exceto na população da Austrália. Os autores estimaram que indivíduos insones apresentam um risco duas vezes maior de desenvolver depressão (RR = 2,27)[67].

Suicídio

Trabalhos recentes indicam que a presença, gravidade e cronicidade dos sintomas da insônia estão ligados ao aumento do risco de suicídio, inclusive após o controle de outras variáveis preditivas do risco de suicídio, como problemas crônicos de saúde, depressão e desesperança[68,69]. Desesperança parece ser o elo entre insônia e ideação suicida e, posteriormente, entre insônia e suicídio, uma vez que aproximadamente 90% das primeiras tentativas de suicídio não planejado e 60% das primeiras tentativas de suicídio planejado ocorrem após um ano de início da ideação suicida[70].

Hipersonias

Introdução e classificação

Um sono de boa qualidade e duração é fundamental para uma vigília otimizada, condição essencial para o bem-estar e para uma performance adequada no ambiente de trabalho e na vivência da sociedade moderna. O estado de sonolência durante o dia pode submeter o indivíduo a riscos potencialmente sérios (se não, fatais) em situações que exigem atenção e foco, tais como na direção de veículos ou no exercício de atividades profissionais[71]. Dessa maneira, as hipersonias ganham notoriedade e impacto, pois miram justamente nesse ingrediente tão importante no mundo atual: o estado pleno de vigília.

Embora as hipersonias venham sendo estudadas há mais de um século (tendo a narcolepsia como paradigma inicial), apenas nos últimos 40 anos, foi que a ciência moderna se debruçou mais profundamente sobre essas doenças, atestando seu impacto financeiro e na qualidade de vida. Estima-se que elas afetem 4%-6% da população geral e que compreendam 15-30% dos pacientes com transtornos de sono. Também referidas como sinônimo de sonolência excessiva, são denominadas aqui como doenças específicas que se caracterizam essencialmente pelo prejuízo funcional da vigília provocado pelo sono em demasia. Nessa definição, o excesso de sono durante o dia não seria devido à sua privação ou ao desalinhamento circadiano, mas a uma propensão primária a dormir. Sonolência excessiva diurna (SED), posta como sintoma, refere-se a uma incapacidade de se manter alerta durante o período principal de vigília, resultando em períodos em que há necessidade premente de dormir ou em lapsos involuntários de sono (ataques de sono); pode variar em intensidade, agravando-se, geralmente, em situações monótonas. A gravidade desse sintoma pode ser avaliada de maneira subjetiva (anamnese; escalas como a de Epworth e Stanford) e objetiva (Teste de Latências Múltiplas do Sono – TLMS; actigrafia).

O TLMS costuma ser o exame complementar mais indicado para avaliação de sonolência excessiva diurna. Na prática, é mais solicitado para diagnóstico de narcolepsia. Consiste na realização de cinco cochilos, durante 20 minutos cada um, em intervalos de duas horas, sendo precedidos por uma polissonografia noturna. O objetivo é estabelecer o tempo médio que o paciente leva para adormecer nos cochilos (latência média) e se o mesmo atinge o sono REM nesses cochilos (fenômeno chamado de SOREMP – *Sleep-onset REM period*).

A Classificação Internacional dos Transtornos de Sono (CITS), em sua 3ª edição, agrupa, em seu capítulo de distúrbios centrais de hipersonolência, oito itens, quais sejam: Narcolepsia tipo I; Narcolepsia tipo II; Hipersonia idiopática; Síndrome de Kleine-Levin; Hipersonia por doença médica; Hipersonia por uso de medicação ou substância; Hipersonia associada a doença psiquiátrica; Síndrome do Sono Insuficiente. São esses os quadros que serão analisados aqui, destacando-se os 4 primeiros, que correspondem às hipersonias primárias.

Narcolepsia tipo I e tipo II

Trata-se de uma doença neurológica, crônica, rara (afeta cerca de 0,026% da população geral), que é essencialmente caracterizada por SED e cursa frequentemente com alterações na arquitetura do sono e com manifestações patológicas do sono REM (paralisia do sono; alucinações hipnagógicas/hipnopômpicas; cataplexia)[77].

O substrato fisiopatológico do transtorno, que foi recentemente descoberto, é a insuficiência hipocretinérgica oriunda da lesão irreversível de neurônios da porção látero-posterior do hipotálamo. Sabe-se que a hipocretina (também chamada de orexina) é um neurotransmissor importante na regulação do ciclo sono-vigília, estabilizando o nível de alerta, assim como também tem papel na modulação do comportamento alimentar, da locomoção, da reação de recompensa e da atividade do sistema nervoso autônomo, atuando no eixo hipotálamo-hipófise-adrenal[72]. Assim, por ocasião de seu déficit no sistema nervoso central, determina-se tal instabilidade do ciclo sono-vigília que promove intrusões de sono REM durante o estado de vigília manifestadas na forma de paralisia do sono, alucinações, sonhos vívidos em cochilos e cataplexia. Esta última é definida por episódios de perda de tônus muscular (uma representação da atonia do sono REM) desencadeados por estresse emocional; é um sinal bastante específico da doença, praticamente patognomônico.

O déficit de hipocretina é o que norteia, hoje, a divisão da narcolepsia em duas categorias no CITS-3 (anteriormente, era classificada pela ocorrência ou não de cataplexia). Eis os critérios diagnósticos[73]:

Narcolepsia tipo 1: Critérios A + B

A. Períodos diários de sono irresistível ou ataques de sono ocorrendo por, ao menos, 3 meses.

B. A presença de 1 ou ambos dos seguintes:
- Cataplexia + latência média menor ou igual a 8 minutos + 2 ou mais SOREMPs em um TLMS (1 SOREMP na PSG noturna pode substituir 1 SOREMP do TLMS).
- Dosagem de hipocretina-1 no líquor é menor ou igual a 110pg/mL ou menor que 1/3 dos valores médios obtidos em pessoas normais com o teste disponível

Narcolepsia tipo 2: Critérios A - E

A. Períodos diários de sono irresistível ou ataques de sono ocorrendo por, ao menos, 3 meses;

B. Latência média menor ou igual a 8 minutos + 2 ou mais SOREMPs em um PSG/TLMS;

C. Cataplexia está ausente;

D. Hipocretina-1 no líquor não medida ou a mesma tem dosagem maior ou igual a 110 pg/mL ou maior que 1/3 dos valores médios do teste;

E. A sonolência e os achados de TLMS não são melhor explicados por outras causas.

A maioria dos estudos epidemiológicos foi feita sob os critérios antigos de classificação. Estima-se, portanto, que a narcolepsia com cataplexia tenha uma prevalência de 15-50/100.000; e a narcolepsia sem cataplexia, de 56/100.000[74]. A doença costuma surgir cedo, tendo a 2ª década de vida como o pico de incidência; é mais frequente em homens (proporção masculino:feminino de 1,4:1), embora alguns estudos não demonstrem diferença entre gêneros. O início dos sintomas na juventude é um dos fatores que reforçam a hipótese de que a lesão dos neurônios hipocretinérgicos tenha etiologia autoimune, a despeito de muito ainda se especular sobre a real natureza desse mecanismo[77].

O tratamento é pautado por medidas comportamentais (higiene do sono, cochilos programados) e prescrição de fármacos estimulantes (metilfenidato e modafinila principalmente), além de medicações anticatapléticas (sobretudo, antidepressivos tricíclicos e inibidores seletivos da recaptação de serotonina).

Hipersonia idiopática

Durante muito tempo confundida com narcolepsia, a hipersonia idiopática é ainda mais rara (5-10 vezes menos comum)[75] e se mostrou diferente da primeira por ter sintomas e achados em exames complementares divergentes. É definida por um quadro de sonolência excessiva permanente e insaciável; não é marcado por fenômenos intrusivos de sono REM (como cataplexia); e não é associada à deficiência de hipocretina.

Sua fisiopatologia é desconhecida. O que se sabe é proveniente de estudos isolados e observacionais. De maneira geral, acredita-se que há uma disfunção do sistema aminérgico, sobretudo associada à noradrenalina e à dopamina, neurotransmissores importantes para a manutenção da vigília. Já foram descritos casos em famílias; expressão reduzida de *clock* genes; aumento de sono de ondas lentas (N3) em eletroencefalograma; e níveis normais de hipocretina no líquor[76,77].

A CITS definia a hipersonia idiopática em duas categorias (com sono longo e sem sono longo), divisão não mais adotada na edição vigente. Assim, para o diagnóstico, o paciente deve preencher os seguintes critérios:

- Períodos diários de sono irresistível ou lapsos de sono por mais de 3 meses;
- Ausência de cataplexia;
- TLMS constando menos que 2 SOREMPs ou ausência de SOREMP se latência de sono REM na PSG noturna for menor que 15 minutos;
- A presença de, ao menos, 1 dos seguintes:
  - TLMS constando latência média de sono menor ou igual a 8 minutos;
  - Tempo total de sono maior ou igual a 660 minutos (tipicamente 12-14 horas) demonstrado por PSG de 24 horas ou por actigrafia + diário de sono (média de 7 dias de registro)
- Síndrome de sono insuficiente descartada;
- Sonolência excessiva e achados de TLMS não são melhor explicados por nenhum outro distúrbio de sono, médico, neurológico, psiquiátrico ou por uso de drogas.

Dada a raridade da doença, estudos epidemiológicos são escassos e pequenos, de modo que sua prevalência/incidência é desconhecida. Estima-se uma prevalência de 50:1.000.000. Os sintomas se iniciam também em jovens (10-30 anos de idade); parece haver um predomínio em mulheres; e a evolução é crônica e pouco variável, podendo haver melhora progressiva em ¼ dos casos[78].

Na prática, trata-se de um diagnóstico de exclusão. Deve-se sempre se atentar para causas mais comuns como Síndrome da Apneia Obstrutiva do Sono (SAOS), transtornos psiquiátricos, fatores metabólicos, privação de sono, efeito colateral de medicações, encefalopatias e narcolepsia (nesse caso, lembrar que os cochilos dos narcolépticos são reparadores, diferentemente dos cochilos entre os portadores de hipersonia idiopática)[79].

O tratamento é similar ao da narcolepsia, com a prescrição de estimulantes como a modafinila. Entretanto, a resposta não costuma ser satisfatória em cerca de metade dos casos[80].

Síndrome de Kleine-Levin

Também referida como hipersonia recorrente, a síndrome de Kleine-Levin se caracteriza por episódios de SED acompanhada de alterações comportamentais (geralmente, hiperfagia e hipersexualidade) intercalados com períodos em que o paciente se encontra completamente assintomático. Há uma variante, associada à menstruação, quando tais sintomas surgem no período menstrual.

Assim como ocorre com a hipersonia idiopática, não se sabe a etiologia da doença. Há referências para possível mecanismo autoimune, genético e inflamatório. Estudos com SPECT e RNM funcional demonstram disfunção em áreas corticais de associação (justificando sintomas psiquiátricos como apatia, desinibição e desrealização) e em diencéfalo (determinando sonolência excessiva)[81,82].

Pela CITS-3, os critérios diagnósticos são:

- Ao menos, dois episódios recorrentes de sonolência excessiva e tempo excessivo de sono, persistindo por dois dias a cinco semanas;

118 TRANSTORNOS DO SONO E SUAS REPERCUSSÕES

- Episódios recorrem usualmente mais de 1×/ano e, ao menos, a cada 18 meses;
- O paciente apresenta vigília, cognição, comportamento e humor normais entre os episódios;
- O paciente demonstra, ao menos, um dos seguintes sintomas durante o episódio:
  - Disfunção cognitiva;
  - Alteração de percepção;
  - Distúrbio alimentar (anorexia ou hiperfagia);
  - Desinibição (como hipersexualidade);
- A sonolência excessiva e sintomas correlatos não são melhor explicados por nenhum outro transtorno médico, neurológico, psiquiátrico, ou por uso de medicação ou drogas.

Dados epidemiológicos são restritos. Estima-se uma prevalência de 1-2:1.000.000. Parece ser mais comum em mulheres (proporção masculino:feminino de 1:3)[83,84]. Os primeiros episódios ocorrem na adolescência (entre 13-19 anos em 80% dos casos)[85], e a doença costuma ter evolução favorável, cedendo na quarta década geralmente[86]. Há descrição ainda de fatores desencadeantes para o quadro, sobretudo quadros infecciosos (precedem 72% de uma série de casos)[89].

Não há protocolo definido para o seu tratamento, sendo, portanto, fundamentalmente empírico. Deve-se reforçar o suporte familiar e social, além de medidas comportamentais (higiene do sono; supervisão)[87]. Quanto ao tratamento farmacológico, há relatos de uso de estimulantes para abordar sonolência excessiva; lítio[88] e valproato de sódio[89] para reduzir frequência de episódios; amantadina para abortar episódios[89]; anticoncepcional para os quadros associados à menstruação[90]; e antipsicóticos para as alucinações[89,95].

Repercussões na saúde física

As hipersonias costumam evoluir com comorbidades que promovem um impacto importante na qualidade de vida e no prognóstico do paciente. Muitas delas estão intrinsecamente associadas ao mecanismo fisiopatológico da doença; outras, ainda são entendidas como quadros paralelos, sem que ainda se tenha esclarecido uma ligação evidente com a entidade; e há aquelas que podem ser mero reflexo da sonolência excessiva. A narcolepsia, sendo a hipersonia mais estudada na literatura, concentra a maior parte dos trabalhos envolvendo as repercussões físicas desse grupo de doenças; por isso, muito do que se sabe sobre o assunto está relacionada a ela. A hiposmia observada em alguns narcolépticos, por exemplo, é um sintoma associado a provável disfunção de fibras hipocretinérgicas que se projetam para o bulbo olfatório[91]. Outras alterações, mais importantes e comuns, são descritas a seguir.

Obesidade e síndrome metabólica

Partindo do fato de que as hipocretinas estão envolvidas não apenas na regulação do sono, como também estão implicadas na modulação do sistema nervoso autônomo, do sistema leptina-grelina e, por conseguinte, de comportamentos alimentares, é de se inferir que sua deficiência possa gerar alterações metabólicas importantes. Em modelos animais, esse peptídeo neurotransmissor estimula o apetite e o metabolismo basal; um déficit em seus níveis leva a uma redução maior desse metabolismo do que o do apetite, o que invocaria um balanço calórico positivo e promoveria a obesidade[92].

Observa-se que os narcolépticos são frequentemente obesos, numa proporção maior do que na população geral. A comorbidade é mais comum em pacientes que iniciaram a doença mais precocemente e naqueles com sonolência mais importante. A obesidade é do tipo central, e o índice de massa corpórea (IMC) desses pacientes costuma ser 10%-20% mais elevado, conforme observado em estudos que os compararam com controles normais[98]. O uso de medicações não parece influenciar nesse achado, embora seja um fator a se considerar em relação ao equilíbrio ponderal final entre os narcolépticos – os antidepressivos anticata-pléticos estimulam o apetite, enquanto os estimulantes o inibem[93,94]. Há séries de casos de pacientes com hipersonia idiopática também demonstrando aumento de IMC, porém outros mecanismos parecem fazer parte nessa população[95].

Muito se tem ponderado sobre como a obesidade é desencadeada nos hipersones nar-colépticos. O ganho de peso poderia ser justificado por mudanças induzidas pela sonolência excessiva no consumo energético, por alterações na taxa metabólica basal ou por distúrbios endocrinológicos associados[98]. Há ainda a possibilidade de uma associação com transtor-nos alimentares compulsivos recentemente descritos nesses pacientes (discutida em tópico a seguir), refletindo um possível papel do sistema hipocretinérgico na fisiopatologia de distúrbios psiquiátricos. Porém, já há estudos demonstrando menor ingesta calórica total entre os narcolépticos quando comparados a controles[96], assim como não há associação clara de um IMC maior entre os narcolépticos portadores de um transtorno alimentar[98]. A sonolência excessiva, por sua vez, também não parece ser um fator impactante, já que os pa-cientes com hipersonia idiopática, que se apresentam tão ou mais sonolentos, apresentam IMC significativamente menor que os dos narcolépticos[97,98].

Apesar de ainda não haver uma causa evidente para a obesidade entre os narcolépti-cos, é fato que se trata de indivíduos sob risco metabólico. Um estudo de caso-controle comparando portadores de narcolepsia com cataplexia e pacientes com hipersonia idio-pática demonstrou prevalência aumentada de síndrome metabólica nos primeiros, com maiores valores de IMC, circunferência abdominal, pressão arterial, colesterol e trigli-cérides. A comparação com hipersonia idiopática se faz importante para demonstrar o papel das hipocretinas na composição do quadro metabólico (os pacientes com hipersonia idiopática costumam ter níveis normais de hipocretina). Observou-se ainda que o IMC também não exercia influência sobre os achados, reforçando ainda mais a hipótese de que as alterações metabólicas seriam provenientes de outros fatores[103]. Também há relatos de que os narcolépticos com cataplexia apresentam prevalência aumentada do diabetes mellitus tipo 2[99].

Síndrome da apneia obstrutiva do sono

Dentre outras doenças associadas à narcolepsia, que pode ainda ter grande influência da obesidade, destaca-se a SAOS. Esta, que também é uma importante causa de SED, já foi observada como comorbidade em diversas séries de casos. Em um estudo de corte transversal, foi realizada polissonografia em 133 pacientes narcolépticos com o objetivo de estimar a pre-valência de SAOS. Identificou-se IAH ≥ 10/h em 33 pacientes (24,8%), prevalência mais alta que a encontrada na população geral. Ainda não é claro se esse achado encontra relação com a fisiopatologia da narcolepsia ou se ele se justifica apenas pelos caracteres associados à obesi-dade, já que, nesse estudo em particular, os pacientes narcolépticos com SAOS também eram obesos[100]. Ilustrando essa questão, aponta-se um trabalho que envolveu crianças chinesas e se observou maior infiltração gordurosa da língua, reduzindo o tamanho da via aérea superior e favorecendo a ocorrência de eventos obstrutivos[101]. Mas, a despeito dessa dicotomia, é impor-tante destacar que muitos pacientes costumam ter o diagnóstico de narcolepsia postergado devido ao fato de seus sintomas serem atribuídos inicialmente à SAOS.

Dor/disautonomia

A associação entre sono e dor vem sendo cada vez mais estudada, já tendo sido eviden-ciada uma clara relação entre distúrbios do sono e alterações álgicas. É bem conhecida a re-dução do limiar de dor em pacientes privados de sono. Ultimamente, tem se estudado esse parâmetro em transtornos específicos. Há descrições de cefaleia frequente em pacientes com hipersonia idiopática (30% dos casos em uma série)[85] e com síndrome de Kleine-Levin (como sintoma disautonômico, associada a foto/fonofobia)[93].

Atenção especial vem sendo dada à narcolepsia. Algumas evidências sugerem um possível papel da hipocretina no processamento nociceptivo, tais como: achado de neurônios hipocretinérgicos no tálamo, hipotálamo, núcleo trigeminal espinhal e substância cinzenta periaquedutal, sítios envolvidos no processamento sensitivo[102]; projeções hipocretinérgicas para cornos dorsais da medula espinhal e gânglios das raízes dorsais, relacionando-se com o controle descendente da dor[103]; efeito analgésico da hipocretina observado em modelos animais[104]; e antagonistas do receptor de hipocretina-1 promovendo efeitos hiperálgicos em modelos de inflamação[105]. Assim, pressupõe-se que haja uma disfunção no processamento de dor em condições que cursam com deficiência hipocretinérgica, como na narcolepsia.

Cefaleia é o quadro álgico mais descrito e estudado nesse cenário. A prevalência de cefaleia do tipo migranosa nos narcolépticos com cataplexia (44% em mulheres e 28% em homens em um estudo) costuma ser maior quando comparada com a da população geral (estimada em 16% entre as mulheres e 7% entre os homens). Os casos ainda são mais frequentes nos subgrupos mais graves da doença[106]. Em outro estudo transversal, verificou-se que 1/3 dos pacientes vivenciam dor, ao menos, mensalmente, sendo mais comum que na população-controle. Os narcolépticos ainda reportam um impacto significativamente maior da dor nos questionários de qualidade de vida. Deve-se destacar que outros elementos podem influenciar nessa percepção, incluindo fatores biopsicossociais e o uso de medicações que podem modular a dor (estimulantes e antidepressivos)[107].

Outras alterações autonômicas também foram relatadas, embora em poucos e menores estudos. Foram descritas oscilações de pressão arterial, frequência cardíaca e temperatura corporal (que pode interferir na propensão ao sono)[108]; disfunção sexual (também provocadas pelas medicações anticatapléticas)[109]; sudorese fria, hipotensão postural e síncope em pacientes com hipersonia idiopática e síndrome de Kleine-Levin[101,110].

Repercussões na saúde mental

As hipersonias já foram associadas a transtornos psiquiátricos de várias maneiras desde que foram inicialmente descritas, inclusive, como doenças puramente mentais. A narcolepsia, por exemplo, que foi descrita na 2ª metade do século XIX por Westphal e Gélineau, já foi tida como uma forma rara de neurose e já foi enquadrada como um subtipo de histeria[111]. Com a descoberta da deficiência hipocretinérgica como substrato fisiopatológico nos anos 1990, a narcolepsia foi, então, definida como doença orgânica. Ainda assim, sabe-se que sintomas de cunho psiquiátrico compõem boa parte da síndrome apresentada pelos portadores de hipersonia. Cada vez mais estudos demonstram que esses sintomas abrangem diversos domínios do funcionamento psíquico, tendo impacto importante na qualidade de vida e no prognóstico desses indivíduos.

Sintomas cognitivos

A sonolência excessiva, elemento central das hipersonias, é a maior responsável pelos efeitos cognitivos presentes nessas doenças. Ela determina baixo desempenho escolar, profissional e social. Afeta a performance cognitiva no trabalho, reduzindo a capacidade de decisão/escolha, que pode gerar demissões e aposentadorias precoces. Os pacientes apresentam limitações nas relações familiares, interpessoais e acadêmicas, determinando, muitas vezes, baixa autoestima, além de discriminação social e profissional[112,113]. O excesso de sono também expõe os pacientes ao risco de acidentes automobilísticos e de trabalho. Estudos com simuladores de veículos comprovam esse risco, sendo bem demonstrado em narcolépticos[114]. Em outro trabalho com portadores de narcolepsia, utilizando-se de testes como *Victoria Stroop Test*, *Trail Making Test* e *Letter-Number Sequencing*, verificou-se maior prejuízo na atenção executiva e na memória de trabalho quando comparado com controles[115].

Sintomas depressivos

Sono e depressão apresentam uma relação evidente que vem sendo estudada há muito tempo. Sonolência excessiva é critério de muitos transtornos de humor, e os mecanismos pelos quais ela contribui para o desenvolvimento de sintomas depressivos permanecem obscuros. Algumas hipóteses envolvem genes associados aos sistemas aminérgicos e ao ritmo circadiano, importantes no processo de vigília/alerta e na ativação do eixo hipotálamo-hipófise-adrenal[116].

Sintomas depressivos são muito comuns e bem descritos nos pacientes com hipersonias, especialmente entre os portadores de narcolepsia. São vários os fatores que poderiam justificar sua ocorrência: a piora da qualidade de vida; as consequências psicossociais da sonolência diurna; o embotamento emocional autoinduzido para evitar episódios de cataplexia (entre os narcolépticos); as repercussões cognitivas; a baixa autoestima; e o isolamento social[117]. Há ainda a hipótese de que a deficiência hipocretinérgica também esteja relacionada, já que a hipocretina também está envolvida em funções neuroendócrinas e em respostas induzidas por estresse por meio da estimulação do eixo hipotálamo-hipófise-adrenal citado anteriormente[118].

Muitas vezes, os mesmos fatores podem confundir o diagnóstico da própria hipersonia, fazendo com que o paciente seja tratado como portador de um transtorno depressivo isolado. Fragmentação do sono noturno, SED, atenção reduzida, alterações de peso, fadiga e dificuldade nas tomadas de decisão podem fazer parte do espectro de uma narcolepsia, por exemplo, mas também compõem muitas das escalas utilizadas para diagnóstico de depressão. Preocupados com essa questão, alguns estudos se atentaram para essas escalas e observaram que, ao se excluir itens associados ao sono e fadiga, não se verificou um número significativo de quadros de depressão maior entre os narcolépticos; ainda assim, muitos sintomas depressivos que não poderiam ser explicados pela narcolepsia eram muito frequentes, como sensação de culpa (22%), choro fácil (25%) e anedonia (27%)[119].

Em um estudo francês observacional (estudo Harmony[104]) com portadores de hipersonia idiopática e narcolépticos com e sem cataplexia, verificou-se pior qualidade de vida, sendo que 28,8% dos casos apresentavam quadros depressivos moderados a severos. Tais sintomas estavam mais associados a casos com pior sonolência diurna, pior pontuação nas escalas de qualidade de vida e ocorrência de manifestações de sono REM (cataplexia, alucinações, paralisia do sono). O uso de antidepressivos anticatapléticos não foi associado a menores índices de sintomas depressivos, talvez por estar associado a casos mais deletérios ou por doses não atingirem efeito antidepressivo. De maneira geral, nesse estudo, os pacientes narcolépticos com cataplexia demonstraram pior qualidade de vida e humor mais deprimido.

Nos pacientes com hipersonia idiopática, sintomas depressivos foram observados em 15%-25% dos pacientes em séries específicas, que pode preceder ou acompanhar o início da sonolência excessiva[83,101,120,123]. Informações sobre a prevalência de quadros psiquiátricos entre os portadores dessa entidade são pouco precisas, já que eles, muitas vezes, acabam por excluir o diagnóstico de hipersonia idiopática[85].

Já entre os pacientes com síndrome de Kleine-Levin, doença que é essencialmente caracterizada por sintomas psíquicos, observa-se humor deprimido e hipoafetividade em 50% dos casos, sobretudo em mulheres. Há relatos ainda de que os episódios de sonolência que cessam de maneira gradual costumam ser seguidos de sintomas depressivos.

Ansiedade

Ansiedade mantém uma relação menos evidente com as hipersonias e é bem menos descrita que a depressão nesses casos. Mas existem dados de estudos mais recentes demonstrando altos índices de sintomas ansiosos em pacientes narcolépticos. Um deles constatou um transtorno ansioso em 35% dos casos de narcolepsia em uma série e em 3% da população de controles, com relatos de ataques de pânico (22%) e fobias sociais (20%). Esses sintomas se

122 TRANSTORNOS DO SONO E SUAS REPERCUSSÕES

justificariam pela sensação de impotência e imprevisibilidade muito relatada pelos narcolépticos, eclodindo, por exemplo, após um episódio de cataplexia em público ou após a ocorrência de alucinações hipnagógicas/hipnopômpicas[125]. Os pacientes com síndrome de Kleine-Levin podem demonstrar sintomas ansiosos durante os episódios de sonolência, desencadeados, sobretudo, pela angústia induzida pela doença, incomum e impactante para o paciente e para sua família; muitos deles tem medo de ficarem sozinhos em casa ou de sair dela[121].

Transtornos alimentares

Sono e alimentação estão intimamente relacionados, já que são dois elementos que compactuam de um ritmo circadiano, com vias que se influenciam mutuamente e determinam padrões neuroendócrinos específicos. Esses circuitos estão envolvidos nas respostas de fome/saciedade, na resposta de recompensa, na taxa metabólica basal, na ação insulínica, dentre outras reações. Seria de se supor que as doenças que afetam o sono, como as hipersonias, tivessem repercussões nesse campo, tendo sido bem relatadas na narcolepsia.

A obesidade, já vista como uma comorbidade frequente entre os narcolépticos, instigou a busca por possíveis fatores que justificassem sua ocorrência. Já que a hipocretina é um neurotransmissor associado também à ingesta alimentar e está envolvida em quadros psíquicos, deduziu-se que sua deficiência gerasse transtornos de cunho alimentar. Embora haja estudos que demonstrem que a ingesta calórica dos narcolépticos não é maior que a de controles[102], alguns autores relatam a ocorrência de compulsão alimentar (*binge eating*) ou mesmo transtornos alimentares menores, como "transtorno alimentar não especificado[122,123].

Em um trabalho com pacientes portadores de narcolepsia com cataplexia, quadros sugestivos de transtorno alimentar foram observados em até ¼ da série, tendo sido reportado sintomas de vários deles, como o comer compulsivo sem controle e restrição alimentar corretiva[99]. Não foi possível definir um transtorno mais associado a narcolepsia, tendo sido reportados bulimia nervosa (4 de 60 pacientes), anorexia nervosa (1 de 60) e transtorno alimentar não especificado (9 de 60, sendo que 6 deles apresentavam comer compulsivo). Essa prevalência é maior que a encontrada na população geral. Não houve diferenças significativas na prevalência entre os gêneros, embora as mulheres tivessem demonstrado uma preocupação maior em relação ao ganho de peso. O uso de medicações para tratamento da narcolepsia (antidepressivos e estimulantes) e o IMC não influenciaram na ocorrência dos distúrbios, o que fez sugerir que o transtorno alimentar pudesse ser parte da expressão fenotípica da narcolepsia[124].

Um estudo posterior ainda acrescenta outros traços alimentares à população de narcolépticos com cataplexia. Constatou-se uma forte relação com o transtorno alimentar associado ao sono, uma parassonia do sono NREM, além do fumar noturno compulsivo[125]. O transtorno alimentar foi mais frequente em mulheres (71%), e sua ocorrência não foi influenciada pelo uso de medicação para narcolepsia ou pelo IMC, também sugerindo um papel primário da deficiência hipocretinérgica. Verificou-se ainda que os narcolépticos com transtornos alimentares noturnos tiveram pontuação mais elevada em questionários de avaliação para traços obsessivo-compulsivos, não tendo sido possível checar a relação de causa-consequência entre a narcolepsia e o achado desses traços de personalidade dada a natureza transversal do estudo. Foi observado também maior índice de sintomas depressivos, o que também contribui para o ciclo vicioso entre compulsão alimentar e sonolência excessiva.

Especula-se sobre como a deficiência hipocretinérgica poderia contribuir para a formação desses distúrbios. Sabendo-se que os neurônios hipocretinérgicos apresentam amplas projeções sobre o sistema nervoso central, influenciando na regulação de apetite, no componente motor e emocional da vigília e nas respostas de estresse/recompensa[130], uma alteração no controle de impulso poderia se justificar pelos efeitos que o déficit de hipocretina determina sobre o sistema dopaminérgico[131]. Além disso, a instabilidade do ciclo sono-vigília provocada pela disfunção hipocretinérgica favoreceria a ocorrência de comportamentos noturnos automáticos[126]. Já foi relatado que a compulsão alimentar poderia ser uma expressão fenotípica de mutações do receptor de melanocortina-4 (MCR4-R)[127]; dentro desse contexto, o transtorno alimentar ainda poderia ser reflexo de uma disfunção provocada pela deficiência hipocretinérgica em projeções sobre o núcleo arqueado, que produz pró-opiomelanocortina em ratos, precursor da melanocortina[128].

Um transtorno alimentar já é bem mais característico de outra hipersonia, a síndrome de Kleine-Levin. A hiperfagia costuma fazer parte do quadro sindrômico dos episódios de sonolência excessiva; é tida como parte do comportamento de desinibição e foi vista em 57% dos casos de uma série publicada[89]. Esses pacientes podem demonstrar um apetite voraz, que pode chegar a pegar comida de outras pessoas e comer o que tiver disponível em casa. O contrário também pode ocorrer: 34%-40% dos pacientes podem comer menos que o usual, comportamento que pode estar mais associado ao estado de apatia e embotamento[127].

Sintomas psicóticos

Alucinações hipnagógicas/hipnopômpicas fazem parte da descrição de muitas das hipersonias. Cogitou-se por muito tempo de que elas pudessem compor um quadro psicótico mais importante, como a esquizofrenia, sobretudo à época em que muitas das hipersonias eram tidas como transtornos puramente psiquiátricos. Com a publicação de diversas séries e coortes de pacientes, especialmente de narcolépticos, no decorrer do século passado, constatou-se que a esquizofrenia não se encaixava como diagnóstico primário[129]. Entretanto, há relatos recentes de que ela possa se apresentar como uma rara comorbidade, tendo sido observado em 10% de uma série de crianças chinesas portadoras de narcolepsia com cataplexia[130]. Atualmente, não há evidências de que a esquizofrenia ou quaisquer outros transtornos psicóticos sejam mais prevalentes entre os narcolépticos[131]. Deve-se destacar que as alucinações na esquizofrenia são comumente auditivas, enquanto as alucinações na narcolepsia costumam ser mais complexas e multimodais[132].

Um terço dos pacientes com síndrome de Kleine-Levin pode apresentar alucinações/ilusões, geralmente, com delírios de grandeza (acreditando ter poderes especiais, conseguir ler pensamentos ou ter habilidades pouco comuns, como dirigir avião) e referência (podem achar que todos estão o observando). Tais sintomas costumam durar poucas horas a dias, cessando espontaneamente[127].

Sintomas psicóticos podem ainda se fazer presentes entre os hipersones por meio do uso de estimulantes, especialmente os derivados da anfetamina. A redução da dose ou a interrupção da medicação podem ser suficientes para que eles cessem.

Aspectos comportamentais da Síndrome de Kleine-Levin

Enquadrada como hipersonia recorrente, a síndrome de Kleine-Levin também pode ser definida, na prática, como uma síndrome neuropsiquiátrica. A sonolência excessiva permeia e define temporalmente os episódios característicos da doença, mas os pacientes demonstram também alterações comportamentais que, não raro, são mais impactantes.

Durante os episódios, os pacientes demonstram bradifrenia, desorientação temporoespacial e leve apraxia. Quase todos os pacientes apresentam um quadro de desrealização, que pode relatar sensações distorcidas do ambiente e até dificuldade de se reconhecer. Apatia também é praticamente universal, com os pacientes demonstrando contato restrito, pouca interação e ainda total negligência à higiene pessoal (vista em 80% dos casos em uma série)[93]. A desinibição pode ser um grande causador de sofrimento psíquico para o paciente e seus familiares: hiperfagia e hipersexualidade são vistas em metade dos casos, que pode estar ausente em muitos episódios[85]. Os pacientes costumam apresentar masturbação (às vezes, em público), comportamento abusivo e vocabulário chulo, sendo mais frequentes em homens. Podem ter ainda comportamento regressivo (falar com voz infantil) e compulsivo (cantar incessantemente; bater dedos na mesa)[133].

Transtornos de ritmo circadiano

Introdução

Ora se está dormindo, ora se está acordado, pois ritmos inatos ditam o padrão dos dias e das noites. Estes ritmos, chamados de circadianos, determinam as alterações oscilatórias da maior parte da fisiologia e do comportamento humanos: temperatura corporal, pressão arterial, níveis de cortisol, melatonina e hormônio de crescimento, produção de urina e muitas outras variáveis fisiológicas, além do humor, capacidade cognitiva e desempenho físico. O ciclo circadiano mais evidente é o de vigília e sono. Pode-se tentar voluntariamente ficar acordado à noite, mas o ritmo endógeno determina uma propensão cada vez maior para que o indivíduo adormeça.

Os ritmos circadianos estão amplamente presentes na natureza, atuando como mecanismo adaptativo para a sobrevivência dos seres vivos nos ecossistemas da Terra. Eles permitem antecipar mudanças luz-escuro, temperatura, disponibilidade de alimentos e até mesmo a atuação de predadores. Funcionam como uma orquestra que sincroniza múltiplas reações bioquímicas e fisiológicas, possibilitando a harmonia do funcionamento de células, tecidos, órgãos e sistemas[134].

Esses processos rítmicos de um animal, planta ou bactéria são modulados pela interação de *zeitgebers*, termo alemão que designa pistas comportamentais e/ou ambientais que ajudam a pontuar períodos de um ritmo. A integração desses sinais é processada por um sistema de temporização circadiano interno. Em mamíferos, esse sistema tem uma maquinaria complexa, tendo o núcleo supraquiasmático como marcapasso central e outros relógios subsidiários em nível celular[135,136].

Critérios diagnósticos

Os distúrbios do ritmo circadiano consistem em um padrão recorrente ou crônico de distúrbio do sono e vigília, que pode resultar na interrupção do temporizador interno ou no desalinhamento entre o ciclo sono-vigília do indivíduo e o ambiente físico e social. A Classificação Internacional dos Transtornos do Sono, em sua 3ª edição, apresenta os seguintes critérios para o diagnóstico de um transtorno do ritmo circadiano:

Os Critérios A-C devem ser preenchidos:

A. Um padrão crônico de perturbação ou recorrente do ritmo sono-vigília devido à alteração do sistema temporizador circadiano endógeno ou ao desalinhamento entre o ritmo circadiano endógeno com o cronograma sono-vigília desejado/exigido pelo ambiente físico ou pelas demandas sociais e/ou de trabalho.

B. A perturbação do ritmo circadiano provoca sintomas de insônia, sonolência excessiva, ou ambos.

C. Os distúrbios do sono e da vigília causam sofrimento ou comprometimento clinicamente significativo em dimensões variadas, como mentais, físicas, sociais, ocupacionais, educacionais ou outras áreas importantes de funcionamento.

Abaixo, segue-se uma descrição sumária dos principais transtornos de ritmo circadiano:

- **Transtorno de atraso de fase do ciclo sono-vigília:** atraso significativo, por pelo menos três meses, do sono principal em relação ao cronograma desejado/requerido para dormir e se levantar, causando privação de sono e dificuldade de se levantar no horário planejado e/ou requerido. O padrão de atraso se mantém mesmo adotando rotinas livres de sono em períodos sem compromissos sociais; quando o faz, o paciente obtém melhora na qualidade e na quantidade de sono.

- **Transtorno de avanço de fase do ciclo sono-vigília:** avanço significativo, por pelo menos três meses, do sono principal em relação ao cronograma desejado/requerido para dormir e se levantar, causando dificuldade em se manter acordado no horário desejado e/ou convencional ao final do dia e dificuldade em se manter dormindo até horário planejado no começo da manhã. O padrão de atraso se mantém mesmo adotando rotinas livres de sono em períodos sem compromissos sociais; quando o faz, o paciente obtém melhora na qualidade e na quantidade de sono.

- **Transtorno do ritmo sono-vigília irregular:** padrão crônico e recorrente, por pelo menos três meses, de ciclo sono-vigília irregular nas 24 horas, com sonolência excessiva diurna e/ou insônia à noite, além de incapacidade de manter um ciclo de sono principal no horário desejado/requerido, tornando-se extensamente fragmentado ao longo das 24 horas.
- **Transtorno do ritmo do sono-vigília não 24 horas (livre-curso):** atraso gradativo, por pelo menos três meses, do sono principal em relação ao cronograma desejado/requerido para dormir e se levantar. Há uma dessincronização entre o temporizador interno e externo, causando períodos de insônia e sonolência diurna excessiva, ou ambos, que se alternam com períodos assintomáticos. O padrão de atraso gradativo se mantém mesmo adotando rotinas livres de sono em períodos sem compromissos sociais; quando o faz, o paciente obtém melhora na qualidade e na quantidade de sono.
- **Transtorno do trabalhador de turno:** muito prevalente em trabalhadores noturnos com cronograma de sono e vigília irregular, ocasionando sintomas, por ao menos três meses, de insônia e/ou sonolência diurna excessiva.
- **Transtorno de mudança rápida de fuso horário (Jet lag):** associado a viagens aéreas com mudança rápida de pelo menos dois fusos horários, provocando queixas de insônia e/ou sonolência diurna excessiva. Nos primeiros dois dias, pode haver, além de prejuízo no funcionamento, sintomas de mal-estar geral e/ou somáticos.

Os distúrbios acima, para serem diagnosticados, não são melhor explicados por outro transtorno do sono ou mental, condição médica geral, uso de substância/medicação e/ou má higiene do sono. O uso do diário de sono e, sempre que possível, da actigrafia é muito útil para o diagnóstico.

Repercussões na saúde física

A restrição prolongada do sono associada ao distúrbio circadiano parece reduzir significativamente a taxa metabólica basal em repouso e aumentar a glicemia pós-prandial por meio de uma resposta inadequada das células beta pancreáticas. Assim, o transtorno propicia alteração metabólica que aumenta o risco de obesidade e diabetes[137].

Além disso, os ritmos circadianos desempenham um papel crucial no nosso sistema cardiovascular. Evidências recentes têm sugerido a perturbação desses ritmos pode ter consequências adversas, tais como um pior desfecho após o infarto do miocárdio e a exacerbação no remodelamento cardíaco (visto em modelos de doenças cardíacas). Além disso, a dessincronia circadiana pode ser um fator causal na patogênese da doença cardíaca[138].

Adicionalmente, uma revisão demonstrou aumento nos parâmetros de risco cardiovascular em indivíduos com transtorno do trabalhador de turno: aumento na pressão arterial, aumento dos níveis de triglicerídeos, maior índice de síndrome metabólica e, possivelmente, aumento do índice de massa corporal; isso não está claro em relação ao metabolismo da glicose[139]. De todo modo, tais achados corroboram a hipótese de aumento do risco de patologias, como a doença arterial coronariana e o acidente vascular cerebral[140].

Outras condições que se mostraram frequentes entre os portadores de transtorno do ritmo circadiano são úlcera gástrica e alguns tipos de canceres (mama, próstata e colorretal)[141].

Repercussões na saúde mental

Os distúrbios do sono e do ritmo circadiano são relatados como comórbidos em todo o amplo espectro de transtornos mentais, compreendendo desde transtornos de humor a

126 TRANSTORNOS DO SONO E SUAS REPERCUSSÕES

distúrbios mais graves como a esquizofrenia[142]. Há evidencias que sugerem que a geração de transtornos de sono e de saúde mental compartilham mecanismos neurais por meio de genes ligados aos sistemas de sono e cronobiologia[143,144]. Além disso, o distúrbio de ritmo circadiano frequentemente precede um diagnóstico clínico de transtorno psiquiátrico, e a melhora desse distúrbio proporciona melhora da doença mental. Estes fenômenos puderam ser demonstrados por alguns estudos[145-147].

Práticas errôneas adotadas pelo paciente que não consegue adormecer podem favorecer o desenvolvimento de transtorno de insônia. Entre essas medidas, pode-se citar o uso de álcool, sedativos, hipnóticos ou substâncias estimulantes, o que costumam provocar o início e a perpetuação da insônia[148].

Repercussões sócio-ocupacionais

Indivíduos com distúrbios de ritmo podem frequentemente cursar com privação e/ou inércia de sono, provocando prejuízo significativo na qualidade de vida, na atenção, na concentração, na tomada de decisões, nos reflexos motores e resultando em maior propensão a acidentes[149]. Em indivíduos com transtorno do trabalhador de turno, observa-se ainda um aumento significativo no custo para os empregadores devido aos achados citados e também ao absenteísmo e à diminuição no desempenho no trabalho[150,151].

O estado de alerta atinge seu ponto mais baixo nas primeiras horas da madrugada, e não foi coincidência que acidentes como o de Chernobyl e da Exxon Valdez ocorreram no turno da noite. Há uma incidência muito maior de acidentes de carro nas primeiras 3 horas da madrugada do que em outros momentos do dia[152].

Adolescentes geralmente apresentam padrão vespertino e muitos apresentam também atraso de fase de sono. Estima-se que cerca de 25% dos adolescentes durmam menos de 6,5 horas por dia por conta dos compromissos escolares. Enquanto os adultos tendem a estar totalmente alerta por volta das 10 horas da manhã, a maioria dos adolescentes não está até o meio-dia; 10%-20% dos adolescentes podem demorar até as 14 horas para atingirem vigília plena[153]. Com base em experiências de escolas em diferentes países, sugeriu-se a recomendação de se mudar o horário escolar para mais tarde; isso poderia ter mais efeito no desempenho do aluno do que muitas outras intervenções feitas até hoje[154].

O *jet lag* pode ter repercussões físicas importantes, como fadiga, inchaço de membros, perda de apetite, dores de cabeça, irregularidade do intestino e tonturas. Também pode provocar sintomas cognitivos, como desorientação, distúrbios de humor e perda de crítica, como ilustrou o secretário do Estado americano John Foster Dulles, ao atribuir ao *jet lag* as decisões precipitadas tomadas que levaram a Crise de Suez em 1956[155].

Parassonias

Introdução

Parassonias são eventos físicos ou experiências indesejáveis que podem ocorrer no início, no meio ou no despertar do sono. Elas podem ocorrer durante o sono não REM (NREM), REM ou durante as transições sono-vigília e vigília-sono. Uma gama de sinais e sintomas anormais pode ser relacionada às parassonias: movimentos complexos, comportamentos, emoções, percepções, sonhos e reações do sistema nervoso autônomo.

Critérios diagnósticos

Critérios diagnósticos gerais para parassonias NREM

Os critérios A-E devem ser preenchidos:

A. Episódios recorrentes de despertar incompleto do sono;

B. Resposta inapropriada ou ausente aos esforços de outros para intervir ou redirecionar a pessoa durante o episódio;

C. Cognição limitada ou ausente ou imagens de sonho;

D. Amnésia parcial ou completa para o episódio;

E. A perturbação não é melhor explicada por outro transtorno do sono, transtorno mental, condição médica, medicação ou uso de substâncias.

Principais tipos de parassonias NREM:

- Despertar confusional: ocorre com o paciente limitado à cama e agindo de modo confuso.
- Sonambulismo: ocorre com paciente apresentando comportamentos fora da cama (deambulação, corrida, engatinhamento), que pode ser simples, despropositados, complexos e prolongados. Pode envolver desorientação no tempo e no espaço, lentificação da fala, comportamento sexual inapropriado e embotamento psíquico.
- Terror noturno: os eventos são frequentemente caracterizados por choro ou grito penetrante acompanhados de manifestações comportamentais e autonômicas de medo intenso. O paciente geralmente se senta na cama e não responde aos estímulos externos. Se despertado, encontra-se confuso e desorientado.

Critérios diagnósticos para Transtorno Comportamental do Sono REM (TCSREM)

Os critérios A-D devem ser preenchidos:

A. Episódios repetidos de vocalização e/ou comportamentos motores complexos relacionados ao sono;

B. Esses comportamentos são documentados durante o sono REM pela polissonografia ou com base na história clínica de atuação presumida do sonho;

C. Registro polissonográfico demonstra o sono REM sem atonia;

D. O distúrbio não é melhor explicado por outro transtorno do sono ou mental, uso de medicação ou substâncias[156].

Repercussões das parassonias

Parassonias são distúrbios clínicos que podem ser impactantes, pois podem resultar em fragmentação do sono, efeitos adversos para a saúde e efeitos psicossociais nocivos. Essas consequências podem afetar o paciente, o parceiro da cama ou ambos.

Embora as parassonias NREM sejam consideradas benignas, sem efeitos significativos sobre qualidade e quantidade de sono, especialmente em crianças, elas podem representar uma condição embaraçosa para o indivíduo acometido, sobretudo, se elas ocorrerem fora do ambiente doméstico. Não se deve subestimar ainda o risco de acidentes. Já em adultos, além do que foi anteriormente mencionado, o doente pode agir agressivamente, ameaçando o parceiro de cama, com implicações médico-legais[157].

As parassonias NREM têm sido pouco estudadas em relação ao impacto diurno. Um desses trabalhos avaliou esse impacto em adultos sonâmbulos; observou-se comportamento violento noturno em 57,7% dos indivíduos, além de associações significativas com sonolência diurna excessiva (escala de Epworth > 10 em 42,2% *vs.* 11% nos controles), fadiga (47% *vs.* 14% nos controles), insônia (43,4% *vs.* 3% nos controles), piora da qualidade de vida e sintomas depressivos e ansiosos[158].

O TCSREM tem sido bastante estudado e já é definida sua associação com certas doenças neurogenerativas, como doença de Parkinson, demência por corpúsculo de Lewy e atrofia de múltiplos sistemas[159-165]. Acredita-se que seja uma condição pré-mórbida, pois se estima que até 81% dos portadores dessa parassonias desenvolve demência ou parkinsonismo após um período médio de 14 anos[166]. Deve-se destacar ainda o impacto do comportamento violento característico desses pacientes durante os episódios, que pode provocar lesão física ao paciente ou ao parceiro de cama, reportado em 32%-69% dos casos[167].

Síndrome da apneia obstrutiva do sono

Introdução

A síndrome da apneia obstrutiva do sono (SAOS) é um dos principais distúrbios do sono descritos na literatura[168]. Suas consequências na sociedade moderna estão bem documentadas, e seu impacto sobre a economia pode chegar a bilhões de dólares. Os custos estimados incluem US$ 86,9 bilhões em perda de produtividade, US$ 26,2 bilhões em acidentes automobilísticos e US$ 6,5 bilhões em acidentes de trabalho[169]. Quando não tratada, a apneia do sono (AOS) traz repercussões à saúde física e mental, aumentando o risco de doença cardiovascular, distúrbios metabólicos e transtornos do humor. A ausência de diagnóstico custa US$ 30 bilhões anualmente pelo aumento da utilização de serviços de saúde e custos com medicamentos no tratamento das comorbidades.

Atualmente, a AOS é definida por episódios recorrentes de obstrução parcial (hipopneia) ou total (apneia) da via aérea superior (VAS) durante o sono e identificada pela redução ou ausência de fluxo aéreo, apesar da manutenção dos esforços respiratórios, geralmente resultando em dessaturação da oxihemoglobina e despertares noturnos[168]. Ao longo dos anos, foi demonstrado que a AOS é uma patologia prevalente, mas esses dados estatísticos variam de acordo com os critérios utilizados para o diagnóstico. Em um dos primeiros estudos epidemiológicos sobre o tema, a AOS ocorreu em 24% de homens e 9% de mulheres de meia-idade[170], enquanto em outro realizado na cidade de São Paulo, a prevalência de AOS foi estimada em 32,8%[171].

As repercussões sobre o comportamento, saúde física e mental vem ganhando notoriedade nos últimos anos, pois a melhor compreensão desse fenômeno implica diretamente no sucesso do seu tratamento e de suas comorbidades, reduzindo significativamente os impactos sociais e econômicos descritos.

Critérios diagnósticos[172]

Os critérios diagnósticos para a SAOS baseiam-se em sinais e sintomas clínicos e nos achados objetivos da polissonografia (PSG) ou de exames de monitorização domiciliar. A polissonografia (PSG) em laboratório de sono é o método de escolha para o diagnóstico, e a indicação das monitorizações ambulatoriais/domiciliares está restrita a pacientes com alta probabilidade de SAOS, estimada a partir de anamnese, questionários e exame físico. A 3ª edição da Classificação Internacional dos Transtornos de Sono (CITS) define o diagnóstico da SAOS da seguinte maneira:

(A e B) ou C satisfazem os critérios:

A. Presença de um ou mais dos seguintes:
- O paciente tem queixa de sonolência, sono não reparador, fadiga ou sintomas de insônia;
- O paciente acorda com pausas respiratórias, engasgos ou asfixia;
- O parceiro de cama ou outro relata ronco frequente, pausas respiratórias ou ambos durante o sono do paciente;
- O paciente foi diagnosticado com hipertensão, transtorno do humor, disfunção cognitiva, doença arterial coronariana, acidente vascular cerebral, insuficiência cardíaca congestiva, fibrilação atrial ou diabetes mellitus tipo II.

B. Polissonografia (PSG) ou exames domiciliares (ED) demonstram:
- Cinco ou mais eventos respiratórios predominantemente obstrutivos (apneias obstrutivas e mistas, hipopneias, ou esforço respiratório relacionado ao despertar [RERA]) por hora de sono durante uma PSG ou por hora de monitorização (ED).

OU

C. PSG ou ED demonstram:

- Quinze ou mais eventos respiratórios predominantemente obstrutivos (apneias, hipopneias ou RERAs) por hora de sono durante uma PSG ou por hora de monitorização (ED).

Tratamento

O tratamento da SAOS tem como objetivo a melhora da qualidade de vida e a redução dos riscos associados a suas comorbidades. Muitos hábitos podem precipitar ou agravar a SAOS; portanto, medidas comportamentais e mudanças do estilo de vida são fundamentais como componentes adjuvantes, tais como interromper o uso de bebidas alcoólicas, evitar sedativos e privação de sono, cessar o tabagismo, perda de peso, atividade física regular e terapia posicional.

A principal forma de tratamento para SAOS é o uso de aparelhos de pressão aérea positiva contínua (CPAP). Também são opções terapêuticas: aparelhos intraorais (AIO), que são indicados a pacientes com SAOS leve a moderada ou que não se adaptaram ao CPAP; e a modalidade cirúrgica, que envolve as cirurgias faríngeas, avanço maxilomandibular e traqueostomia.

Não existem medicações eficazes para o tratamento da SAOS, portanto, estas podem ser usadas de maneira complementar e visam tratar sintomas ou comorbidades relacionadas. Dentre as substâncias utilizadas, podemos citar a modafinila para o tratamento de sonolência diurna residual e descongestionantes para obstrução nasal[173].

Repercussões na saúde física

Sistema cardiovascular

Muitos estudos demonstraram que AOS pode determinar maior risco para doenças cardiovasculares[174]. É uma causa de hipertensão arterial sistêmica e está associada a um aumento da incidência de acidente vascular cerebral, insuficiência cardíaca, fibrilação atrial e doença coronariana[175]. A AOS, particularmente quando grave, está associada a um aumento da mortalidade. Entretanto, existe uma dificuldade em comprovar uma relação causal entre SAOS e doença cardiovascular, visto que vários fatores de confusão (principalmente, obesidade) são frequentes nesses pacientes.

O sono normal é responsável por um período de baixo estresse fisiológico, vantajoso para o sistema cardiovascular. Durante o sono não REM (que compreende aproximadamente 80% do tempo total de sono), a atividade simpática diminui, e a atividade parassimpática aumenta, reduzindo a pressão arterial e a frequência cardíaca. No entanto, a AOS interrompe esse ciclo e provoca alterações na estrutura do sono. Os mecanismos primários da AOS que são prejudiciais ao sistema cardiovascular são: hipóxia intermitente, microdespertares e ocorrência de pressão intratorácica negativa durante os eventos respiratórios obstrutivos (apneias ou hipopneias), sendo todos associados a aumento de pressão arterial[176]. Através desses mesmos mecanismos, uma variedade de alterações bioquímicas, inflamatórias, metabólicas e vasculares pode ocorrer, incluindo o aumento da atividade simpática e dos níveis plasmáticos de proteína C reativa, citocinas e fibrinogênio; resistência à insulina; alterações da leptina; geração de produtos derivados de estresse oxidativo; e disfunção endotelial.

O tratamento da SAOS com CPAP reduz ou normaliza várias das disfunções, resultando em diminuição da atividade simpática, dos níveis de proteína C reativa, da resistência à insulina e da disfunção endotelial. As evidências atuais recomendam a terapia com CPAP em pacientes apneicos com hipertensão arterial sistêmica, especialmente quando ela é refratária. Para a prevenção de outros eventos cardiovasculares e cerebrais, o CPAP somente é eficaz quando usado por um período maior do que 4 horas por noite de sono. Em relação às arritmias, há evidências robustas atestando uma melhora com o CPAP.

Metabolismo e sistema endócrino

Na última década, inúmeros estudos indicaram uma relação entre AOS e a síndrome metabólica, mas os resultados permanecem controversos[177]. Também foi demonstrado que ela é um fator de risco independente para componentes da síndrome metabólica, como hipertensão, dislipidemia e intolerância à glicose. O mecanismo não é completamente conhecido, mas se acredita que a hipoxia intermitente, a desregulação do sistema nervoso simpático, o estresse oxidativo e a inflamação crônica parecem estar envolvidos na patogênese. Apesar de vários estudos realizados na última década não terem demonstrado melhoras consistentes com o CPAP, observações recentes indicam que esta terapia pode melhorar a sensibilidade à insulina e o controle glicêmico[178].

Repercussões na saúde mental

Neurocognitivas

Alguns autores procuraram investigar os efeitos da AOS sobre as funções cognitivas e demonstraram que a recorrência da apneia, a fragmentação do sono e a hipoxemia noturna podem afetar o comportamento diurno e o bem-estar nesses pacientes[179]. Uma ampla gama de comprometimentos cognitivos tem sido identificada em pacientes com AOS, como redução do alerta, da atenção, da memória, da psicomotricidade e das funções executivas, que pode acarretar no aumento dos acidentes automobilísticos e ocupacionais, bem como na diminuição da qualidade de vida[180,181].

Ainda existem muitos pontos a serem elucidados nesta questão, pois não está claro qual fator é o responsável pelo comprometimento cognitivo. Sabe-se que ele evolui com a gravidade da AOS, mas não de forma linear[182]. Outro estudo ressalta que, embora a sonolência e a hipoxemia possam causar déficits neuropsicológicos em pacientes com AOS, as comorbidades geralmente observadas nesses pacientes (cardiovasculares, obesidade, sedentarismo) podem ser mais importantes do que a apneia do sono *per se* no comprometimento das funções neurocognitivas. Além disso, as medidas utilizadas no contexto clínico, muitas vezes, não fornecem uma avaliação confiável da disfunção cognitiva, particularmente em indivíduos idosos, população em que pode ser difícil diferenciar entre o declínio cognitivo relacionado à idade e a deficiência relacionada à SAOS. De fato, sabe-se que as principais consequências cognitivas associadas à SAOS incluem prejuízos sobre a atenção, memória e função executiva.

Dentre os benefícios documentados pelo tratamento com CPAP, estão a melhora na sonolência diurna, a redução nos acidentes ocupacionais, trabalhistas e rodoviários e também a melhora na saúde em geral. Quando se considera o efeito do CPAP especificamente nas funções cognitivas, pode-se ver que, embora alguns déficits possam ser atenuados pela terapia, outros domínios permanecem comprometidos[183]. Um estudo examinou pacientes antes e após a terapia com CPAP e considerou a adesão objetiva ao tratamento. Eles demonstraram que, mesmo entre os pacientes que usaram CPAP por mais de 7 horas por noite, apenas 30% desses pacientes tinham uma normalização da sonolência objetiva, e apenas 50% tinham resultados normais nos questionários aplicados. Dados semelhantes foram relatados em outros estudos, confirmando que até mesmo os pacientes com tratamento otimizado da AOS podem não obter uma reversão completa do déficit de atenção e da disfunção executiva[184,185]; isso pode ser provavelmente devido a uma alteração cerebral permanente, particularmente nos casos mais graves[186].

Depressão

Existem muitos indícios de uma relação importante entre depressão e AOS[187,188]. Além de ocorrer uma sobreposição de sintomas como fadiga, sonolência diurna e dificuldade de concentração[189], as duas entidades compartilham mecanismos biológicos e fatores de risco

TRANSTORNOS DO SONO E SUAS REPERCUSSÕES **131**

que sugerem uma relação bidirecional[190]. A prevalência de depressão em pacientes com AOS é estimada em 21,5%, mas esse número pode ser mais elevado a depender do critério diagnóstico utilizado.

Sabemos que a depressão possui um papel na não adesão ao tratamento de doenças crônicas em geral[191], o que também ocorre na AOS. Pacientes com depressão tem uma tendência a utilizarem o CPAP por um número menor de horas por noite[192]. Outros estudos demonstraram melhora dos sintomas depressivos por meio do tratamento com CPAP[193,194]. A AOS também foi associada a refratariedade ao tratamento medicamentoso. Um estudo de 80 participantes com diagnóstico de depressão e AOS utilizou venlafaxina durante 12 semanas, e 40,8% respondeu satisfatoriamente ao tratamento. Nesta amostra, os participantes sem AOS foram 1,79 vezes mais propensos a responder ao tratamento em comparação com aqueles com AOS[195].

Suicídio

O suicídio é responsável por cerca de 1 milhão de óbitos anuais ao redor do mundo[196]. O Brasil, desde 1960, apresenta um crescimento de mortes por causas externas em substituição às doenças infecciosas e parasitárias, sendo o suicídio um dos responsáveis por esse cenário[197]. Nos últimos anos, um crescente grupo de pesquisas indica que os distúrbios do sono estão associados com ideação e comportamentos suicidas[198]. Uma possível explicação para essa relação é que os problemas do sono aumentam a probabilidade de depressão e esta, por sua vez, aumenta o risco de suicídio[199]. Alguns autores especulam que a fragmentação do sono pode contribuir para a fadiga emocional descrita em alguns pacientes com comportamento suicida. Em relato de caso, um paciente de 74 anos com depressão e ideação suicida, resistente em aderir ao tratamento medicamentoso, foi diagnosticado com AOS grave e apresentou remissão do quadro após tratamento com CPAP[200]. Embora muitas pessoas com SAOS possam apresentar ideação suicida, a literatura que aborda esta relação é escassa.

Referências bibliográficas

1. Morin CM, Benca R. Chronic insomnia. Lancet 2012;379(9821):1129–41. doi:10.1016/s0140-6736(11)60750-2.
2. Ohayon MM (2002) Epidemiology of insomnia: what we know and what we still need to learn. Sleep Med Rev 6(2): 97–111.
3. Perlis ML, Giles DE, Menelson WB, et al. Psychophysiological insomnia: the bevavioral model and a neurocognitive perspective. J Sleep Res 1997; 6:179-88.
4. Alloy LB, Abramson LY, Urosevic S, et al. The psychosocial context of bipolar disorder: environmental, cognitive, and developmental risk factors. Clin Psychol Rev. 2005;25:1043-1075.
5. Plante DT, Jensen JE, Schoerning L, Winkelman JW. Reduced gamma-aminobutyric acid in occipital and anterior cingulate cortices in primary insomnia: a link to major depressive disorder? Neuropsychopharmacology. 2012;37:1548-1557.
6. Altena E, Vrenken H, Van Der Werf YD, et al. Reduced orbitofrontal and parietal gray matter in chronic insomnia: a voxel-based morphometric study. Biol Psychiatry. 2010; 67:182-185.
7. Drummond SP, Walker M, Almklov E, et al. Neural correlates of working memory performance in primary insomnia. Sleep. 2013;36:1307-1316.
8. Insomnia: Recent developments and future directions in Principles and Practice of Sleep Medicine 6th edition. Meir Kryeger, Thomas Roth and William C. Dement. 2017. Section 11, Chapter 80; 757-760.
9. Ban HJ, Kim SC, Seo J, Kang HB, Choi JK (2011) Genetic and metabolic characterization of insomnia. PLoS One 6(4): e18455.
10. Daley M, Morin CM, LeBlanc M, Gregoire JP, Savard J (2009) The economic burden of insomnia: direct and indirect costs for individuals with insomnia syndrome, insomnia symptoms, and good sleepers. Sleep 32(1): 55–64.
11. Insomnia: Insomnia diagnosis, assessment and evaluation in Principles and Practice of Sleep Medicine 6th edition. Meir Kryeger, Thomas Roth and William C. Dement. 2017. Chapter 83; 785-793.
12. American Academy of Sleep Medicine. International Classification of Sleep Disorders, 3rd ed. Darien, IL: American Academy of Sleep Medicine;2014.

132 TRANSTORNOS DO SONO E SUAS REPERCUSSÕES

13. American Psychiatric Association. Manual Diagnóstico e Estatístico de Transtornos Mentais (DSM-5), 5ª edição;2013.

14. Pinto Jr, LR. New guidelines for diagnosis and treatment of insomnia. Arq Neuropsiquiatr 2010;68(4):666-675.

15. Troxel WM, Buysse DJ, Matthews KA, et al. Sleep symptoms predict the development of the metabolic syndrome. Sleep 2010; 33: 1633–1640.

16. Irwin MR, Olmstead R and Carroll JE. Sleep disturbance, sleep duration, and inflammation: A systematic review and meta-analysis of cohort studies and experimental sleep deprivation. Biol Psychiatry 2016; 80: 40–52.

17. Baglioni C, Battagliese G, Feige B, et al. Insomnia as a predictor of depression: A meta-analytic evaluation of longitudinal epidemiological studies. J Affect Disord 2011; 135: 10–19.

18. Canivet C, Nilsson PM, Lindeberg SI, et al. Insomnia increases risk for cardiovascular events in women and in men with low socioeconomic status: A longitudinal, register-based study. J Psychosom Res 2014; 76: 292–299.

19. Laugsand LE, Strand LB, Platou C, et al. Insomnia and the risk of incident heart failure: A population study. Eur Heart J 2014; 35: 1382–1393.

20. Thomas SJ, Calhoun D. Sleep, insomnia, and hypertension: cirrent findings and a future directions. J Am S Hypertension 2017; in press.

21. Goncharuk VD, Van Heerikhuize J, Swaab DF, Buijs RM. Paraventricular nucleus of the human hypothalamus in primary hypertension: activation of corticotropin-releasing hormone neurons. J Comp Neurol 2002;443(4):321–31.

22. Conen D, Bamberg F. Noninvasive 24-h ambulatory blood pressure and cardiovascular disease: a systematic review and meta-analysis. J Hypertens 2008;26(7):1290–9.

23. Fan HQ, Li Y, Thijs L, Hansen TW, Boggia J, Kikuya M, et al. Prognostic value of isolated nocturnal hypertension on ambulatory measurement in 8711 individuals from 10 populations. J Hypertens 2010;28(10): 2036–45.

24. Dolan E, Stanton A, Thijs L, Hinedi K, Atkins N, McClory S, et al. Superiority of ambulatory over clinic blood pressure measurement in predicting mortality: the Dublin outcome study. Hypertension 2005;46(1):156–61.

25. Lanfranchi PA, Pennestri MH, Fradette L, Dumont M, Morin CM, Montplaisir J. Nighttime blood pressure in normotensive subjects with chronic insomnia: implications for cardiovascular risk. Sleep 2009;32(6):760–6.

26. Laugsand LE, Strand LB, Platou C, et al. Insomnia and the risk of incident heart failure: A population study. Eur Heart J 2014; 35: 1382–1393.

27. Laugsand LE, Vatten LJ, Platou C, et al. Insomnia and the risk of acute myocardial infarction: A population study. Circulation 2011; 124: 2073–2081.

28. Rod NH, Vahtera J, Westerlund H, et al. Sleep disturbances and cause-specific mortality: Results from the GAZEL Cohort Study. Am J Epidemiol 2011; 173: 300–309.

29. Li M, Zhang XW, Hou WS, et al. Insomnia and risk of cardiovascular disease: A meta-analysis of cohort studies. Int J Cardiol 2014; 176: 1044–1047.

30. Li Y, Zhang X, Winkelman JW, Redline S, Hu FB, Meir Stampfer, Jing Ma, Gao X. Association between insomnia symptoms and mortality: aprospective study of U.S. men. Circulation. 2014 Feb 18;129(7):737-46.

31. Somers VK, Dyken ME, Mark AL, Abboud FM. Sympathetic-nerve activity during sleep in normal subjects. N Engl J Med. 1993 Feb 4; 328(5):303–7.

32. Zoccoli G, Walker AM, Lenzi P, Franzini C. The cerebral circulation during sleep: regulation mechanisms and functional implications. Sleep Med Rev. 2002 Dec; 6(6):443–55.

33. Van Cauter E, Holmback U, Knutson K, Leproult R, Miller A, Nedeltcheva A, et al. Impact of sleep and sleep loss on neuroendocrine and metabolic function. Horm Res. 2007; 67(Suppl 1):2–9.

34. Van Cauter E, Leproult R, Plat L. Age-related changes in slow wave sleep and REM sleep and relationship with growth hormone and cortisol levels in healthy men. J Am Med Assoc. 2000; 284(7):861–8.

35. Spiegel K, Leproult R, Van Cauter E. Impact of sleep debt on metabolic and endocrine function. Lancet. 1999 Oct 23; 354(9188):1435–9.

36. Cappuccio FP, D'Elia L, Strazzullo P, Miller MA. Quantity and quality of sleep and incidence of type 2 diabetes: a systematic review and metaanalysis. Diabetes Care 2010;33:414–20.

37. Ayas NT, White DP, Al-Delaimy WK, Manson JE, Stampfer MJ, Speizer FE, et al. A prospective study of self-reported sleep duration and incident diabetes in women. Diabetes Care. 2003 Feb; 26(2):380–4.

38. Mallon L, Broman JE, Hetta J. High incidence of diabetes in men with sleep complaints or short sleep duration: a 12-year follow-up study of a middle-aged population. Diabetes Care. 2005 Nov; 28(11):2762–7.

39. Yaggi HK, Araujo AB, McKinlay JB. Sleep duration as a risk factor for the development of type 2 diabetes. Diabetes Care. 2006 Mar; 29(3):657–61.

TRANSTORNOS DO SONO E SUAS REPERCUSSÕES **133**

40. Knutson KL, Spiegel K, Penev P, Van Cauter E. The metabolic consequences of sleep deprivation. Sleep Med Rev. 2007 Jun; 11(3):163–78.

41. Cauter EV, Spiegel K, Tasali E, Leproult R. Metabolic consequences of sleep and sleep loss. Sleep Med. 2008 September ; 9(0 1): S23–S28.

42. Vgontzas AN, Bixler EO, Lin H, Prolo P, Mastorakos G, Vela-Bueno A, et al. Chronic insomnia is associated with nyctohemeral activation of the hypothalamic-pituitary-adrenal axis: clinical implications. J Clin Endocr Metab. 2001; 86:3787–94.

43. Whirledge S, Cidlowski J. Glucocorticoids, stress, and fertility. Minerva Endocrinol. 2010 June ; 35(2): 109–125.

44. Bitman J, Cecil HC. Differential inhibition by cortisol of estrogen-stimulated uterine responses. Endocrinology. 1967; 80(3):423–9.

45. Morin CM, LeBlanc M, Daley M, Gregoire JP, Merette C. Epidemiology of insomnia: prevalence, self-help treatments, consultations, and determinants of help-seeking behaviors. Sleep Med. 2006; 7:123–30.

46. Taylor DJ, Mallory LJ, Lichstein KL, Durrence HH, Riedel BW, Bush AJ. Comorbidity of chronic insomnia with medical problems. Sleep. 2007; 30:213–8.

47. Doufas AG, Panagiotou OA, Ioannidis JP. Concordance of Sleep and Pain Outcomes of Diverse Interventions: An Umbrella Review. PloS one. 2012; 7:e40891.

48. Lautenbacher S, Kundermann B, Krieg JC. Sleep deprivation and pain perception. Sleep Medicine Reviews (2006) 10, 357–369.

49. Haack M, Sanchez E, Mullington JM. Elevated inflammatory markers in response to prolonged sleep restriction are associated with increased pain experience in healthy volunteers. Sleep. 2007.30(9):1145-52.

50. Mork PJ, Nilsen TI. Sleep problems and risk of fibromyalgia: Longitudinal data on an adult female population in Norway. Arthritis Rheum. 2012; 64:281–4.

51. Nitter AK, Pripp AH, Forseth K. Are sleep problems and non-specific health complaints risk factors for chronic pain? A prospective population-based study with 17 year follow-up. Scandinavian Journal of Pain. 2012; 3:210–7.

52. Cantero JL, Atienza M, Salas RM. Human alpha oscillations in wakefulness, drowsiness period, and REM sleep: different electroencephalographic phenomena within the alpha band. Neurophysiol. 2002. Clin. 32, 54–71.

53. Finan PH, Goodin BR, Smith T. The association of sleep and pain: An update and a path forward. J Pain. 2013 December ; 14(12): 1539–1552.

54. Lyngberg AC, Rasmussen BK, Jorgensen T, Jensen R. Has the prevalence of migraine and tensiontype headache changed over a 12-year period? A Danish population survey. Eur J Epidemiol. 2005; 20:243–9.

55. Odegard SS, Sand T, Engstrom M, Stovner LJ, Zwart JA, Hagen K. The Long-Term Effect of Insomnia on Primary Headaches: A Prospective Population-Based Cohort Study (HUNT-2 and HUNT-3). Headache: The Journal of Head and Face Pain. 2011; 51:570–80.

56. Boardman HF, Thomas E, Millson DS, Croft PR. The natural history of headache: predictors of onset and recovery. Cephalalgia. 2006; 26:1080–8.

57. Van Someren EJW, Cirelli C, Dijk DJ, Van Cauter E, Schwartz S, Chee MWL. Disrupted Sleep: From Molecules to Cognition. The Journal of Neuroscience. 2015; 35(41):13889 –13895.

58. Havekes R, et al. Sleep deprivation causes memory deficits bu negatively impacting neuronal connectivity in hippocampal area CA1. eLife 2016;5:e13424.

59. Leuner B, Shors TJ. Stress, anxiety, and dendritic spines: what are the connections? Neuroscience 2013;251:108–19.

60. Killgore WD. Effects of sleep deprivation on cognition. Prog Brain Res 2010;185:105–29.

61. Guzman-Marin R, Bashir T, Suntsova N, Szymusiak R, McGinty D. Hippocampal neurogenesis is reduced by sleep fragmentation in the adult rat. Neuroscience 2007;148;325–33.

62. Joo EY, Kim H, Suh S, Hong SB. Hippocampal Substructural Vulnerability to Sleep Disturbance and Cognitive Impairment in Patients with Chronic Primary Insomnia: Magnetic Resonance Imaging Morphometry. SLEEP, 2014; 37(7):1189-1198.

63. Chen GH, Xia L, Wang F, Li XW, Jiao CA. Patients with chronic insomnia have selective impairments inmemory that are modulated by cortisol. Psychophysiology. 2016 Oct;53(10):1567-76.

64. Murray CJ, Lopez AD. Alternative projections of mortality and disability by cause 1990-2020: Global burden of disease study. Lancet. 1997;349(9064):1498–504.

65. Baglioni C, Battagliese G, Feige B, Spiegelhalder K, Nissen C, Voderholzer U, Lombardo C, Riemann D. Insomnia as a predictor of depression: a metaanalytic evaluation of longitudinal epidemiological studies. J Affect Disord. 2011;135(1-3):10–9.

66. Buysse DJ, Angst J, Gamma A, Ajdacic V, Eich D, Rössler W. Prevalence, course, and comorbidity of insomnia and depression in young adults. Sleep. 2008;31(4):473-80.

67. Li L, Wu C, Gan Y, Qu X, Lu Z. Insomnia and the risk of depression: a meta-analysis of prospective cohort studies. BMC Psychiatry. 2016;16:375.

68. Wojnar M, Ilgen MA, Wojnar J, McCammon RJ, Valenstein M, Brower KJ. Sleep problems and suicidality in the National Comorbidity Survey Replication. J Psychiatr Res 2009;43:526-31. 27.
69. Nadorff R, Nazem S, Fiske A. Insomnia symptoms, nightmares, and suicide risk: duration of sleep disturbance matters. Suicide Life Threat Behav 2013;43:139-49.
70. Kessler RC, Borges G, Walters EE. Prevalence of and risk factors for lifetime suicide attempts in the National Comorbidity Survey. Arch Gen Psychiatry 1999;56:617-25.
71. Dauvilliers Y, Buguet A. Hypersomnia. Dialogues Clin Neurosci. 2005;7(4):347-56.
72. American Academy of Sleep Medicine. Central disorders of hypersomnolence. In: International Classification of Sleep Disorders, 3rd edition. 86-108, 2014.
73. Dauvilliers Y, Buguet A. Hypersomnia. Dialogues Clin Neurosci. 2005;7(4):347-56.
74. Nishino S. Narcolepsy. Sleep Med;8:373-99, 2007.
75. Longstreth WT Jr, Koepsell TD, Ton TG, Hendrickson AF, van Belle G. The epidemiology of narcolepsy. Sleep. Jan;30(1):13-26, 2007.
76. Aldrich MS. The clinical spectrum of narcolepsy and idiopathic hypersomnia. Neurology. 1996; 46(2):393-401.
77. Montplaisir J, Champlain J, Young SN, et al. Narcolepsy and idiopathic hypersomnia: biogenic amines and related compounds in CSF. Neurology 32:1299-1302,1982.
78. Pizza F, Ferri R, Poli F, et al. Polysomnographic study of nocturnal sleep in idiopathic hypersomnia without long sleep time. J Sleep Res. 22:185-196, 2013.
79. Billiard M, Dauvilliers Y. Idiopathic Hypersomnia. Sleep Med Rev. Oct;5(5):349-358, 2001.
80. Dauvilliers Y, Bassetti CL. Idiopathic Hypersomnia In: Principles and Practice of Sleep Medicine, 6th edition. Philadelphia, Elsevier: 883-891. 2017.
81. Anderson KN, Pilsworth S, Sharples LD, et al. Idiopathic hypersomnia: a study of 77 cases. Sleep. 30:1274-1281, 2007.
82. Huang YS, C Guilleminault, P F Kao, Liu FY. SPECT findings in the Kleine-Levin syndrome. Sleep. 28:955-960,2005.
83. Kas A, Lavault S, Habert MO, Arnulf I. Feeling unreal: a functional imaging study in 41 patients with Kleine-Levin syndrome. Brain. 137:2077-2087, 2014.
84. Arnulf I, Lin L, N Gadoth, et al. Kleine-Levin syndrome: a systematic study of 108 patients. Ann Neurol. 63:482-493, 2008.
85. Lavault S, Golmard J, Groos E, et al. Kleine-Levin syndrome in 120 patients: differential diagnosis and long episodes. Ann Neurol. 77 (3):529-540, 2015.
86. Zhou Q: Kleine-Levin syndrome. Chinese Clin Neurol. 12:423-424, 2004.
87. Gadoth N, Kesler A, Vainstein G, et al.: Clinical and polysomnographic characteristics of 34 patients with Kleine-Levin syndrome. J Sleep Res. 10:337-341, 2001.
88. Arnulf I. Kleine-Levin Syndrome. In: Principles and Practice of Sleep Medicine, 6th edition. Philadelphia, Elsevier: 969-976. 2017.
89. Kellett J. Lithium prophylaxis of periodic hypersomnia. Br J Psychiatry. 130:312-316, 1977.
90. Arnulf I, Zeitzer JM, File J, et al. Kleine-Levin syndrome: a systematic review of 186 cases in the literature. Brain. 128:2763-2776, 2005.
91. Billiard M, Guilleminault C, Dement WC. A menstruation-linked periodic hypersomnia. Kleine-Levin syndrome or new clinical entity?. Neurology. 25:436-443, 1975.
92. Bayard S, Plazzi G, Poli F, Serra L, Ferri R, Dauvilliers Y. Olfactory dysfunction in narcolepsy with cataplexy. Sleep Med. Oct;11(9):876-81, 2010.
93. Dahmen N, Bierbrauer J, Kasten M. Increased prevalence of obesity in narcoleptic patients and relatives. Eur Arch Psychiatry Clin Neurosci. 251(2):85-9, 2001.
94. Fortuyn HA, Swinkels S, Buitelaar J, Renier WO, Furer JW, Rijnders CA et al. High prevalence of eating disorders in narcolepsy with cataplexy: a case-control study. Sleep. Mar;31(3):335-41, 2008.
95. Chabas D, Foulon C, Gonzalez J, Nasr M, Lyon-Caen O, Willer JC et al. Eating disorder and metabolism in narcoleptic patients. Sleep. 30(10):1267-73, 2007.
96. Bassetti C, Aldrich M. Idiopathic hypersomnia: a study of 42 patients. Brain.120:1423-1435, 1997.
97. Lammers GJ, Pijl H, Iestra J, Langius JA, Buunk G, Meinders AE. Spontaneous food choice in narcolepsy. Sleep 19:75-76, 1996.
98. Poli F, Plazzi G, Di Dalmazi G, Ribichini D, Vicennati V, Pizza F et al. Body mass index-independent metabolic alterations in narcolepsy with cataplexy. Sleep Nov;32(11):1491-7, 2009.
99. Dauvilliers Y, Paquereau J, Bastuji H, Drouot X, Weil JS, Viot-Blanc V. Psychological health in central hypersomnias: the French Harmony study. J Neurol Neurosurg Psychiatry. 80(6):636-4, 2009.
100. Honda Y, Doi Y, Ninomiya R, Ninomiya C. Increased frequency of non-insulin-dependent diabetes mellitus among narcoleptic patients. Sleep. 9(1 Pt 2):254-9, 1986.
101. Sansa G, Iranzo A, Santamaria J. Obstructive sleep apnea in narcolepsy. Sleep Med.11:93-95, 2010.
102. Guilleminault C, Eldridge F, Dement WC. Insomnia, narcolepsy, and sleep apneas. Bull Physiopathol Respir (Nancy). 8:1127-1138, 1972.

103. Peyron C, Tighe DK, van den Pol AN, de Lecea L, Heller HC, Sutcliffe JG et al. Neurons containing hypocretin (orexin) project to multiple neuronal systems. J Neurosci. Dec 1;18(23):9996-10015, 1998.
104. van den Pol AN. Hypothalamic hypocretin (orexin): robust innervation of the spinal Cord. J Neurosci. Apr 15;19(8):3171-82, 1999.
105. Bingham S, Davey PT, Babbs AJ, Irving EA, Sammons MJ, Wyles M et al. Orexin-A, an hypothalamic peptide with analgesic properties. Pain. May;92(1-2):81-90, 2001.
106. Kajiyama S, Kawamoto M, Shiraishi S, Gaus S, Matsunaga A, Suyama H et al. Spinal orexin-1 receptors mediate anti-hyperalgesic effects of intrathecally administered orexins in diabetic neuropathic pain model rats. Brain Res. May 17;1044(1):76-86. Epub 2005 Apr 9, 2005.
107. Dahmen N, Kasten M, Wieczorek S, Gencik M, Epplen JT, Ullrich B. Increased frequency of migraine in narcoleptic patients: a confirmatory study. Cephalalgia. Feb;23(1):14-9, 2003.
108. Dauvilliers Y, Bayard S, Shneerson JM, Plazzi G, Myers AJ, Garcia-Borreguero D. High pain frequency in narcolepsy with cataplexy. Sleep Med. 12(6):572-7, 2011.
109. Fronczek R, Raymann RJ, Romeijn N, et al.: Manipulation of core body and skin temperature improves vigilance and maintenance of wakefulness in narcolepsy. Sleep.31:233-240, 2008.
110. Karacan I. Erectile dysfunction in narcoleptic patients. Sleep. 9:227-231, 1986.
111. Schneider-Helmert D, Schenker J, Gnirss F. Deficient blood pressure regulation in a case of hypersomnia with sleep drunkeness. Electroencephalogr Clin Neurophysiol.48:230-232, 1980.
112. Fortuyn HA, Mulders PC, Renier WO, Buitelaar JK, Overeem S. Narcolepsy and psychiatry: an evolving association of increasing interest. Sleep Med. 12(7):714-9, 2011.
113. Alóe F, et al. Diretrizes clínicas para o diagnóstico e tratamento da narcolepsia – Rio de Janeiro: Elsevier, 2009.
114. GINSEN (Gruppo Italiano Narcolessia-Studio Epidemiologico Nazionale). Health-related quality of life in Italian patients with narcolepsy: the SF-36 health survey. Sleep Med. Sep;5(5):467-75, 2004.
115. Aldrich MS. Automobile accidents in patient with sleep disorders. Sleep. Dec;12(6):487-94, 1989.
116. Moraes M, Rossini S, Reimão R. Executive attention and working memory in narcoleptic outpatients. Arq Neuropsiquiatr. May;70(5):335-40, 2012.
117. Monteleone P, Maj M. The circadian basis of mood disorders: recent developments and treatment implications. Eur Neuropsychopharmacol. Oct;18(10):701-11, 2008.
118. Roth B, Nevsímalová S. Depression in narcolepsy and hypersomnia. Act Nerv Super (Praha). Jul;19 Suppl 2:362-3, 1977.
119. Dauvilliers Y, Lopez R, Ohayon M, Bayard S. Hypersomnia and depressive symptoms: methodological and clinical aspects. BMC Med. 21;11:78, 2013.
120. Fortuyn HA, Lappenschaar MA, Furer JW, Hodiamont PP, Rijnders CA, Renier WO et al. Anxiety and mood disorders in narcolepsy: a case-control study. Gen Hosp Psychiatry. 32(1):49-56, 2010.
121. Arnulf I, Lecendreux M, Franco P, Dauvilliers Y. [Kleine-Levin syndrome: state of the art]. Rev Neurol (Paris). 164:658-668, 2008.
122. Kotagal S, Krahn LE, Slocumb N. A putative link between childhood narcolepsy and obesity. Sleep Med. 5(2):147-50, 2004.
123. Chabas D, Foulon C, Gonzalez J, Nasr M, Lyon-Caen O, Willer JC et al. Eating disorder and metabolism in narcoleptic patients. Sleep. 30(10):1267-73, 2007.
124. Willie JT, Chemelli RM, Sinton CM, Yanagisawa M. To eat or to sleep? Orexin in the regulation of feeding and wakefulness. Annu Rev Neurosci. 24:429-58, 2001.
125. Palaia V, Poli F, Pizza F, Antelmi E, Franceschini C, Moghadam KK et al. Narcolepsy with cataplexy associated with nocturnal compulsive behaviors: a case-control study. Sleep. 2011 Oct 1;34(10):1365-71, 2011.
126. Saper CB, Chou TC, Scammell TE. The sleep switch: hypothalamic control of sleep and wakefulness. Trends Neurosci. 24(12):726-31, 2001.
127. Branson R, Potoczna N, Kral JG, Lentes KU, Hoehe MR, Horber FF. Binge eating as a major phenotype of melanocortin 4 receptor gene mutations. N Engl J Med. 20;348(12):1096-103, 2003.
128. Guan JL, Saotome T, Wang QP, Funahashi H, Hori T, Tanaka S, et al. Orexinergic innervation of POMC--containing neurons in the rat arcuate nucleus. Neuroreport. 5;12(3):547-51, 2001.
129. Kales A, Soldatos CR, Bixler EO, Caldwell A, Cadieux RJ, Verrechio JM, et al. Narcolepsy-cataplexy. II. Psychosocial consequences and associated psychopathology. Arch Neurol. 39(3):169-71, 1982.
130. Huang YS, C Guilleminault, Chen CH, et al. Narcolepsy-cataplexy and schizophrenia in adolescents. Sleep Med. 15:15-22, 2014.
131. Fortuyn HA, Lappenschaar GA, Nienhuis FJ, Furer JW, Hodiamont PP, Rijnders CA et al. Psychotic symptoms in narcolepsy: phenomenology and a comparison with schizophrenia. Gen Hosp Psychiatry. 31(2):146-54, 2009.
132. Dahmen N, Kasten M, Mittag K, Muller MJ. Narcoleptic and schizophrenic hallucinations. Implications for differential diagnosis and pathophysiology. Eur J Health Econ. 3 Suppl 2:S94-8, 2002.
133. Mukaddes NM, Alyanak B, Kora ME, Polvan O: The psychiatric symptomatology in Kleine-Levin syndrome. Child Psychiatry Hum Dev. 29:253-258, 1999.

136 TRANSTORNOS DO SONO E SUAS REPERCUSSÕES

134. Foster RG, Kreitzman L (2004). Rhythms of Life: the Biological Clocks that Control the Daily Lives of Every Living Thing.Profile, London.
135. Foster RG, Kreitzman L. The rhythms of life: what your body clock means to you! Exp Physiol 99.4 (2014) pp 599–606.
136. Dibner C, Schibler U, Albrecht U (2010). The mammalian circadian timing system: organization and coordination of central and peripheral clocks. Annu Rev Physiol 72, 517–549.
137. Buxton OM, Cain SW, O'Connor SP, et al. Metabolic Consequences in Humans of Prolonged Sleep Restriction Combined with Circadian Disruption. Sci Transl Med. 2012 Apr 11; 4(129).
138. Alibhai FJ et al. Consequences of Circadian and Sleep Disturbances for the Cardiovascular System. Can J Cardiol. 2015 Jul;31(7):860-72.
139. Esquirol Y et al. Shift work and cardiovascular risk factors: new knowledge from the past decade. Arch Cardiovasc Dis. 2011 Dec;104(12):636-68.
140. Kecklund et al. Health consequences of shift work and insufficient sleep. BMJ 2016;355:i5210.
141. Wickwire EM et al. Shift Work and Shift Work Sleep Disorder: Clinical and Organizational Perspectives. Chest. 2016 Dec 21. pii: S0012-3692(16)62598-9.
142. Reid KJ et al. Systematic evaluation of Axis-I DSM diagnoses in delayed sleep phase disorder and evening-type circadian preference. Sleep Med 2012;13:1171–7.
143. Vacic V et al (2011). Duplications of the neuropeptide receptor gene VIPR2 confer significant risk for schizophrenia. Nature 471, 499–503.
144. Wulff K et al (2010). Sleep and circadian rhythm disruption in psychiatric and neurodegenerative disease. Nat Rev Neurosci 11, 589–599.
145. Pritchett D et al. (2012). Evaluating the links between schizophrenia and sleep and circadian rhythm disruption. J Neural Transm 119, 1061–1075.
146. Ritter OS et al. (2011). The role of disturbed sleep in the early recognition of bipolar disorder: a systematic review. Bipolar Disord 13, 227–237.
147. Mansour HÁ et al. (2006). Association study of eight circadian genes with bipolar I disorder, schizoaffective disorder and schizophrenia. Genes Brain Behav 5, 150–157.
148. Weitzman E et al. Delayed sleep phase syndrome: a chronobiological disorder with sleep onset insomnia. Arch Gen Psychiatry 1981;38:737–46.
149. Uchiyama M et al. Poor compensatory function for sleep loss as a pathogenic factor in patients with delayed sleep phase syndrome. Sleep 2000;23:553–8.
150. (repetido) Wickwire EM et al. Shift Work and Shift Work Sleep Disorder: Clinical and Organizational Perspectives. Chest. 2016 Dec 21. pii: S0012-3692(16)62598-9.
151. Drake et al. Shift Work Sleep Disorder: Prevalence and Consequences Beyond that of Symptomatic Day Workers. SLEEP, Vol. 27, No. 8, 2004.
152. (repetido) Foster RG & Kreitzman L (2004). Rhythms of Life: the Biological Clocks that Control the Daily Lives of Every Living Thing. Profile, London.
153. Carskadon MA (2011). Sleep in adolescents: the perfect storm.Pediatr Clin North Am 58, 637–647.
154. Foster RG (2013). Why teenagers really do need an extra hour in bed. New Scientist, issue no. 2913, 22 April.
155. (repetido) Foster RG & Kreitzman L. The rhythms of life: what your body clock means to you! Exp Physiol 99.4 (2014) pp 599–606.
156. American Academy of Sleep Medicine. International Classification of Sleep Disorders, 3rd ed. Darien, IL: American Academy of Sleep Medicine;2014.
157. Tinuper et al. The parasomnias: Mechanisms and treatment. Epilepsia (supl. 7) 12-19. (2012).
158. Lopez et al. Functional impairment in adult sleepwalkers: a case-control study. SLEEP 2013;36(3):345-351.
159. Boeve B et al. Pathophysiology of REM sleep behaviour disorder and relevance to neurodegenerative disease. Brain. 2007;130:2770–2788.
160. Boeve BF et al . REM sleep behavior disorder and degenerative dementia: an association likely reflecting Lewy body disease. Neurology. 1998;51:363–370.
161. Turner RS. Idiopathic rapid eye movement sleep behavior disorder is a harbinger of dementia with Lewy bodies. J Geriatr Psychiatr Neurol. 2002;15:195–9.
162. Iranzo A et al. Characteristics of idiopathic REM sleep behavior disorder and that associated with MSA and PD. Neurology. 2005;65:247–252.
163. Boeve et al. REM Sleep Behavior Disorder in Parkinson's Disease, Dementia with Lewy Bodies, and Multiple System Atrophy. In: Bedard M, et al., editors. Mental and Behavioral Dysfunction in Movement Disorders. Humana Press; Totowa: 2003. pp. 383–397.
164. Claassen D et al. REM sleep behavior disorder may precede PD, DLB, or MSA by up to half a century. Neurology. 2009;72(Suppl 3):A324.
165. Boeve et al. REM Sleep Behavior Disorder: Updated Review of the Core Features, the RBD-Neurodegenerative Disease Association, Evolving Concepts, Controversies, and Future Directions. Ann N Y Acad Sci. 2010 Jan; 1184: 15–54.

166. Schenck CH et al. DDelayed emergence of a parkinsonian disorder or dementia in 81% of older men initially diagnosed with idiopathic rapid eye movement sleep behavior disorder: a 16-year update on a previously reported series. Sleep Med. 2013;14:744–8.

167. Siclari et al. Violence in sleep. Brain (2010) 133 (12): 3494-3509.

168. Recomendações para o Diagnóstico e Tratamento da Síndrome da Apneia Obstrutiva do Sono no Adulto - São Paulo: Estação Brasil, 2013.

169. Health Care Savings: The Economic Value of Diagnostic and Therapeutic Care for Obstructive Sleep Apnea Nathaniel F. Watson, MD, MSc Immediate Past President, American Academy of Sleep Medicine, Darien, IL; Department of Neurology, University of Washington, Seattle, WA; University of Washington Medicine Sleep Center, Seattle, WA.

170. Young T, Palta M, Dempsey J, Skatrud J, Weber S, Badr S. The occurrence of sleep-disordered breathing among middle-aged adults. N Engl J Med. 1993;328(17):1230-5.

171. Tufik S. Obstructive Sleep Apnea Syndrome in the São Paulo Epidemiologic Sleep Study. Sleep Medicine 11 (2010) 441-446.

172. American Academy of Sleep Medicine. International Classification of Sleep Disorders, 3rd ed. Darien, IL: American Academy of Sleep Medicine; 2014.

173. Epstein LJ. Clinical Guideline for the Evaluation, Management and Long-term Care of Obstructive Sleep Apnea in Adults. Journal of Clinical Sleep Medicine, Vol. 5, No. 3, 2009.

174. Carneiro G. Insulina. Interações entre Síndrome da Apneia Obstrutiva do Sono e Resistência à Insulina Arq Bras Endocrinol Metab vol.51 no.7 São Paulo Oct. 2007.

175. Javaheri S. Sleep Apnea: Types, Mechanisms, and Clinical Cardiovascular Consequences. J AM Coll Cardiol. 2017.

176. Lorenzi Filho, G. Cardiovascular consequences of obstructive sleep apnea syndrome. J. bras. pneumol. vol.36 supl.2 São Paulo June 2010.

177. Kong DL. Association between obstructive sleep apnea and metabolic syndrome: a meta-analysis. Clin Invest Med. 2016 Oct 14;39(5).

178. Pamidi S, Wroblewski K, Stepien M, et al. Eight hours of nightly continuous positive airway pres- sure treatment of obstructive sleep apnea improves glucose metabolism in patients with prediabetes. A randomized controlled trial. Am J Respir Crit Care Med 2015;192:96–105.

179. Sforza E. Sleep Aonea Syndrome and Cognition. Front Neurol. 2012 May 29;3:87.

180. Jackson ML. Cognition and daytime functioning in sleep-related breathing disorders. Prog. Brain Res. 190, 53–6810, 2011.

181. Beebe DW. The neuropsychological effects of obstructive sleep apnea: a meta-analysis of norm-referenced and case-controlled data. Sleep. 2003;26(3):298-307.

182. Bedard MA. Obstructive sleep apnea syndrome: pathogenesis and neuropsychological deficits. J. Clin. Exp. Neuropsychol. 13, 1991.

183. Matthews EE. Cognitive recovery following positive airway pressure (PAP) in sleep apnea. Prog. Brain Res. 190, 71–8810, 2011.

184. Antic NA. The effect of CPAP in normalizing daytime sleepiness, quality of life, and neurocognitive function in patients with moderate to severe OSA. Sleep 34, 111–119, 2011.

185. Lau EYY. Executive function in patients with obstructive sleep apnea treated with continuous positive airway pressure. J. Int. Neuropsychol. Soc. 16, 1077–1088. 2010.

186. Ferini-Strambi L. Cognitive dysfunction in patients with obstructive sleep apnea (OSA): partial reversibility after continuous positive airway pressure (CPAP). Brain Res. Bull. 61, 87–92. 2003.

187. Pan ML. Bidirectional association between obstructive sleep apnea and depression. Medicine (Baltimore). 2016 Sep;95(37):e4833.

188. Mosko S. Self-reported depressive symptomatology, mood ratings, and treatment outcome in sleep disorders patients. J Clin Psychol 45(1):51–60. 1989.

189. Sforza E. Personality, anxiety and mood traits in patients with sleep-related breathing disorders: effect of reduced daytime alertness. Sleep Med 2002;3:139–45.

190. Harris M. Obstructive sleep apnea and depression. Sleep Med Rev 2009;13:437–44.

191. Waterman L. Depression and medication adherence in the treatment of chronic diseases in the United States: a meta-analysis. J Gen Intern Med. 2011;26:1175–82.

192. Law M. Depression May Reduce Adherence during CPAP Titration Trial. J Clin Sleep Med. 2014 Feb 15; 10(2): 163–169.

193. Schwartz DJ. Symptoms of depression in individuals with obstructive sleep apnea may be amenable to treatment with continuous positive airway pressure. Chest 128(3):1304–1309. 2005.

194. Schwartz DJ. For individuals with obstructive sleep apnea, institution of CPAP therapy is associated with an amelioration of symptoms of depression which is sustained long term. J Clin Sleep Med. Oct 15;3(6):631-5. 2007.

195. Waterman L. Self-reported obstructive sleep apnea is associated with nonresponse to antidepressant pharmacoterapy in late-life depression. Depress Anxiety. Dec;33(12):1107-1113. 2016.

196. WHO. Suicide prevention and special programmes. World Health Organization; 2005.
197. Reichenheim ME, Violence and injuries in Brazil: the effect, progress made, and challenges ahead. Lancet. 2011;377(9781):1962-75.
198. Berner RA. Sleep disturbances and suicide risk. 007 Rebbeca Neuropsychiatr Dis Treat. 2007 Dec; 3(6): 735–743.
199. Littlewood D. Examining the role of psychological factors in the relationship between sleep problems and suicide. Clin Pychol Rev. Mar 28;54:1-16. 2017.
200. Krahn LE. Rapid Resolution of Intense Suicidal Ideation after Treatment of Severe Obstructive Sleep Apnea. J Clin Sleep Med. 2008 Feb 15; 4(1): 64–65.

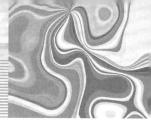

capítulo 12

Sono e Síndrome das Pernas Inquietas/Doença de Willis-Ekbom

Israel Soares Pompeu de Souza Brasil
Rosa Hasan

Definição

A Síndrome das Pernas Inquietas (SPI), também chamada de doença de Willis-Ekbom (nomenclatura que vem sendo cada vez mais recomendada), é um distúrbio sensitivo-motor que se caracteriza essencialmente por uma urgência em movimentar os membros inferiores acompanhada, muitas vezes, por uma sensação desconfortável nas pernas. Trata-se de um quadro descrito desde o século XVII, quando o médico britânico Thomas Willis mencionou os sintomas; porém, somente em 1945, o neurologista suíço Karl-Axel-Ekbom cunhou o termo "*pernas inquietas*" e definiu a síndrome como uma entidade clínica específica[1].

O diagnóstico da doença é fundamentalmente clínico e tem critérios bem definidos nos dias de hoje. Uma organização voltada para o estudo da doença, a IRLSSG (*International Restless Legs Syndrome Study Group*), estabeleceu os critérios essenciais para o diagnóstico da SPI em 1995, revisados em 2012. São os seguintes[2]:
- Urgência em mover as pernas usualmente acompanhada ou causada por sensação desconfortável nas mesmas;
- Urgência em mover as pernas com quaisquer sensações desconfortáveis começando ou piorando em períodos de repouso ou inatividade;
- Urgência em mover as pernas com quaisquer sensações desconfortáveis parcial ou totalmente aliviada por movimentação;
- Urgência em mover as pernas com quaisquer sensações desconfortáveis durante repouso ocorrendo ou piorando apenas no final do dia ou durante a noite;
- A ocorrência dos achados acima não é decorrente de outras condições médicas.

Na Classificação Internacional dos Transtornos do Sono (CITS), em sua 3ª edição, a SPI é considerada como um transtorno do movimento associado ao sono, definida por meio dos seguintes critérios (A-C)[3]:
- Urgência em mover os membros inferiores acompanhada ou causada por sensações desconfortáveis nas pernas. Estes sintomas devem:
  - Começar ou piorar durante períodos de repouso ou inatividade, como se sentar ou deitar;
  - Ser parcial ou totalmente aliviados por movimentação (como andar ou alongar), ao menos enquanto durar a atividade;
  - Ocorrer predominante ou exclusivamente no final do dia ou durante a noite;

140 SONO E SÍNDROME DAS PERNAS INQUIETAS/DOENÇA DE WILLIS-EKBOM

- Os achados acima não podem ser justificados por outras condições médicas (tais como cãibras, mialgia, edema, artrite, estase venosa, etc.);
- Os sintomas da SPI promovem estresse, distúrbio de sono, preocupação excessiva ou alteração nos campos ocupacional, comportamental, social, físico e educacional.

Embora tenha critérios bem definidos, a doença ainda é subdiagnosticada (por desconhecimento ou por simular diversas outras patologias). É um dos transtornos do sono mais comuns e uma causa importante de insônia. Estima-se que sua prevalência seja de 5%-10%[4], baseada em estudos europeus e americanos, sendo que, na sua forma mais severa, ela é de aproximadamente 2,7%[5]. Pode se iniciar em todas as faixas etárias, ainda que sua incidência seja maior em idosos; nos casos familiares, a idade média de início se dá na 3ª ou 4ª década[6]. Ocorre duas vezes mais em mulheres, mas isso provavelmente decorre do fato da doença também ser induzida pela gravidez[7].

Sua fisiopatologia ainda não é totalmente elucidada. Sabe-se que a deficiência de ferro, a predisposição genética e a disfunção dopaminérgica no sistema nervoso central são os principais elementos nesse processo. O ferro faz parte da via de produção da dopamina, e sua deficiência está associada à redução de receptores D_1 e D_2 estriatais e dos níveis da proteína transportadora de dopamina[8]. Especula-se que tal cenário induza um aumento na carga dopaminérgica pré-sináptica e, ao mesmo tempo, uma diminuição da responsividade à dopamina na membrana pós-sináptica (por *feedback* negativo), o que resultaria na disfunção regulatória do neurotransmissor[9]. A influência genética é percebida na hereditariedade (mais de 50% dos pacientes referem história familiar da doença), embora ainda não se tenha definido um gene específico para a entidade[1]. Discute-se ainda a possibilidade do envolvimento da hipocretina[10], da histamina[1] e do sistema opioide endógeno[11].

Características clínicas

Conforme descrito nos critérios diagnósticos, a sensação desconfortável nas pernas e a urgência em movê-las são os sintomas centrais da doença. Esse desconforto pode ser referido pelo paciente das mais diversas maneiras ("dor", "agonia", "dormência", etc.) e geralmente é apontado por ele como oriundo de regiões profundas das coxas e das panturrilhas. Sua frequência pode variar de mínima (poucos episódios por ano) a diária, e o curso da SPI costuma flutuar, alternando períodos pouco sintomáticos a outros potencialmente incapacitantes. Com o avançar da doença, a mesma sensação pode passar a ser referida também durante o dia e em outras partes do corpo.

A dificuldade para dormir é a queixa associada mais comum do paciente com SPI[5]. Os sintomas, muitas vezes, impedem o início e/ou a manutenção do sono, determinando privação e fragmentação do mesmo, com todas as consequências físicas e cognitivas associadas. Sonolência excessiva diurna, porém, não costuma ser proporcional à redução do tempo de sono apresentada pelo paciente, refletindo um estado de hiperalerta mais proeminente na doença; a queixa de fadiga, sim, é mais comum[12].

A SPI pode se associar a diversos cenários clínicos, como se pode inferir de sua intrincada fisiopatologia. Quadros que cursem com deficiência de ferro podem favorecer o surgimento dos sintomas da doença: cerca de 35% dos pacientes com anemia ferropriva podem ter essa comorbidade[13,14]; 15%-30% das grávidas, especialmente no 3º trimestre, costumam apresentar SPI (que frequentemente cessa após o parto)[15,16]; e 15%-40% dos pacientes em hemodiálise por insuficiência renal também tem esse tipo de sintomatologia (associada a anemia e a depleção de ferro, que pode melhorar com transplante renal)[17,18]. Outras condições que também já foram associadas à SPI são neuropatia periférica, doença de Parkinson, doença celíaca, doador frequente de sangue, hipo/hipertireoidismo, entre outras menos comuns (esclerose múltipla, esclerose lateral amiotrófica, leucemia)[1]. Diversas medicações também podem induzir ou agravar os sintomas de SPI, tais como: neurolépticos, antieméticos, anti-histamínicos, carbonato de lítio e antidepressivos (exceção

SONO E SÍNDROME DAS PERNAS INQUIETAS/DOENÇA DE WILLIS-EKBOM **141**

à bupropiona). Há contradições quanto à possível influência de substâncias como álcool, tabaco e cafeína[1,3].

Considerando os fatores já mencionados, a investigação médica da doença deve, portanto, incluir um estudo completo do ferro (dosagem de ferro sérico, transferrina, capacidade total de ligação do ferro e ferritina) e averiguar, pela anamnese, se há medicações ou substâncias de uso do paciente que possam estar associadas às queixas de SPI. Pode-se lançar mão de escalas e questionários para auxiliar na caracterização do quadro, como a escala de severidade de SPI da IRLSSG[19].

Ainda que o diagnóstico da doença seja essencialmente clínico, a polissonografia pode ser solicitada em casos duvidosos ou para se avaliar a severidade do quadro. Observa-se aumento da latência do sono e do índice de despertar, além de importante elevação do índice de movimentos periódicos de membros durante sono (*Periodic Limb Movement during Sleep* – PLMS). Tido como o sinal motor primário da SPI, o PLMS se manifesta, na maioria dos casos, como uma flexão sutil de alguns segmentos do corpo (geralmente, dos pés ou dos joelhos) a intervalos regulares[20]. Pode ser fisiológico e pode ter seu índice aumentado por diversos fatores, de modo que o achado é muito sensível e muito pouco específico para indicar doenças como a SPI (embora quanto mais elevado for seu índice, maior é a associação com o quadro e sua severidade)[21,22]. Um índice de PLMS $\geq$ 5/h é encontrado em 80%-90% dos pacientes com SPI[21]. O mesmo fenômeno poder ser observado em vigília, quando passa a ser chamado de movimento periódico de membros durante vigília (*Periodic Limb Movement during Wake* – PLMW) e é o elemento central de avaliação do Teste de Imobilização Sugerida (TIS)[22]. Nesse exame, bem menos comum e pouco solicitado, os movimentos e o relato de desconforto do paciente são aferidos em intervalos regulares – um índice de PLMW > 40/h suporta o diagnóstico de SPI[3].

O tratamento da SPI envolve medidas não farmacológicas, tais como: evitar substâncias que possam precipitar os sintomas; suspender medicações associadas à doença (ou, se não for possível, reduzir sua dose); e higiene do sono. Na terapia medicamentosa, é preconizado inicialmente o uso de agonistas dopaminérgicos (especialmente, pramipexol em doses baixas) ou anticonvulsivantes $\alpha 2\delta$ ligantes (gabapentina, pregabalina); os opioides (como a metadona e oxicodona) podem ser utilizados em casos refratários ou que evoluam com *augmentation* (complicação induzida por medicações dopaminérgicas que se caracteriza pela piora progressiva dos sintomas); já os benzodiazepínicos (tais como clonazepam) são mais prescritos como hipnóticos adjuvantes[23]. Deve-se destacar ainda a reposição de ferro: apesar de não haver estudos robustos que permitam sua recomendação, há relatos de melhora clínica quando ela é realizada, sobretudo quando os níveis de ferritina estiverem menores que 50 mcg/L[24].

Repercussões físicas

Cardiovasculares

Muitos autores têm relatado associações da SPI com doenças cardiovasculares. Estudos populacionais como o *Wisconsin Sleep Cohort*[25] e o *Sleep Heart Health Study*[26] demonstram essa relação; nesse último, observou-se *odds ratio* (OR) de 2,05 e 2,07 para coronariopatia e doença cerebrovascular respectivamente, mesmo após isolar fatores como idade, tabagismo, índice de massa corpórea (IMC) e comorbidades como HAS, DM e dislipidemia.

Outros estudos referem o mesmo achado. Em um trabalho prospectivo realizado em Caerphilly, na Grã-Bretanha, verificou-se um aumento de 67% no risco relativo para acidente vascular cerebral (AVC) entre aqueles com SPI em relação aos que não a apresentam numa amostra de 1.986 homens acompanhados por dez anos[27]. Outro estudo prospectivo, o *Nurses Health Study*, com 70.977 mulheres, relatou aumento de risco para doença coronariana em pacientes com SPI há mais de três anos, mesmo após controle para artrite, DM e ronco[28].

142 SONO E SÍNDROME DAS PERNAS INQUIETAS/DOENÇA DE WILLIS-EKBOM

Resultados diferentes foram encontrados em outros trabalhos. Em uma coorte de um estudo prospectivo realizado por Winter e colegas, a SPI não foi considerada como fator de risco para doença cardiovascular[29]. Outro estudo prospectivo demonstrou a relação inversa, tendo a doença cardiovascular como critério de risco para o desenvolvimento de SPI[30].

Os mecanismos subjacentes a essa interação ainda não estão elucidados. O elemento que parece mediar esse processo é o PLMS, presente na grande maioria dos casos de SPI (85%-95%)[31]. Estudos observacionais realizados em laboratórios de sono observaram que os PLMS promovem aumento de frequência cardíaca e de pressão arterial, estabelecendo um estado de maior tônus simpático[32,33], assim como é observado nos pacientes com apneia obstrutiva do sono[34]. Já se verificou até mesmo a relação de índices elevados de PLMS com o desenvolvimento de fibrilação atrial[35] e doença cardiovascular[36]. Os pacientes com PLMS não costumam apresentar o descenso fisiológico noturno da pressão arterial, padrão que é associado a maior risco cardiovascular[37]. Outro processo que parece estar relacionado à maior incidência de coronariopatias nesses pacientes é o inflamatório. Sabendo-se que fatores inflamatórios estão implicados em muitas vasculopatias[38], o estudo de Trotti e colegas constatou maiores níveis de proteína C reativa em pacientes com SPI e aumento de PLMS, estabelecendo-se mais uma possível via na formação da doença cardiovascular[39].

Conclui-se, portanto, que múltiplos fatores podem estar relacionados na interação entre SPI e doença cardiovascular: aumento de pressão arterial e frequência cardíaca; aumento do tônus simpático; privação de sono; fatores inflamatórios; e a perda do descenso noturno da pressão arterial. Entretanto, a causalidade não está bem estabelecida, sendo possível que a interação seja bidirecional para muitos deles. Estudos maiores e mais específicos serão necessários para que a questão seja melhor elucidada[40].

Repercussões mentais

Qualidade de vida

Os pacientes com sintomas leves da SPI não parecem apresentar déficits importantes no seu funcionamento diário[5]. Já nos casos de grau moderado/severo, relata-se um impacto significativo na qualidade de vida por meio de diversos estudos[40].

Em uma série americana, pacientes com SPI demonstraram pontuação baixa em todos os domínios do questionário *Short Form-36* de qualidade de vida, em um padrão que se assemelha a de pacientes com DM, depressão e osteoartrite[4]. A maioria dos pacientes refere distúrbio do sono, que é possivelmente um dos maiores responsáveis pela baixa qualidade de vida e pela ocorrência de alterações do humor e da cognição (especialmente em relação às tarefas que envolvem a região pré-frontal, mais sensível à privação de sono)[41,42]. Observa-se ainda uma redução do funcionamento físico, que é mais intensa em pacientes com sintomas mais frequentes (>15 dias/mês)[43]; os principais mediadores para essa ocorrência parecem ser os sintomas depressivos e, mais uma vez, o distúrbio do sono[44].

O impacto econômico associado à SPI é desconhecido até o momento, uma vez que é uma doença ainda subdiagnosticada, embora muito prevalente e causadora de profunda perda na qualidade de vida. Estima-se que ele seja muito significativo, já que os sintomas afetam a performance no trabalho e que a doença pode estar associada a várias comorbidades que aumentam os custos relacionados à saúde e provocam piora do sofrimento físico e mental[45,46]. A produtividade no trabalho é reduzida em 20% nos casos de grau moderado/severo e em 50% nos pacientes muito graves[45]. Segundo estudos com questionários, relata-se perda de produtividade associada a 1 dia de trabalho por semana[5].

A qualidade de vida é uma seara profundamente afetada nos pacientes com SPI. Tamanho é o impacto, que diversas escalas foram elaboradas para sua avaliação (*RLS QOL Instrument; RLS Next Day Impact questionnaire* etc.)[47]. Trata-se de um parâmetro clínico que sempre deve ser abordado e tratado de maneira direcionada com o paciente.

SONO E SÍNDROME DAS PERNAS INQUIETAS/DOENÇA DE WILLIS-EKBOM 143

Comorbidades psiquiátricas

Dada a variedade de sintomas e o impacto na qualidade de vida que a doença pode proporcionar, não é surpreendente que a SPI possa estar atrelada a diversas patologias psiquiátricas. Essa interação pode refletir processos fisiopatológicos comuns e/ou as respostas psíquicas ao estresse físico e mental promovido pela doença[48].

Um estudo com amostra de 1.024 pacientes avaliou o risco para ocorrência de distúrbios psiquiátricos em pacientes com SPI. Chegou-se a uma *odds ratio* (OR) de 2,0 para transtorno de ansiedade generalizada; 2,7 para transtorno depressivo maior; 5,6 para transtorno obsessivo-compulsivo; e 5,3 para síndrome do pânico[48]. Outros estudos demonstraram OR variáveis para esses transtornos, tais como: 2,57 e 4,7 para transtorno depressivo maior; 3,5 para transtorno de ansiedade generalizada; 4,7 e 18,9 para síndrome do pânico; e 3,76 para transtorno de estresse pós-traumático[3]. Outro estudo, com 112 pacientes portadores da SPI, relatou uma prevalência de 33% para transtorno depressivo maior; desses, 51,4% passaram a ter os sintomas depressivos após o início da SPI[49]. De maneira geral, é observado que a severidade da SPI está relacionada com a dos sintomas depressivos/ansiosos. Evidências crescentes demonstram que o tratamento da SPI melhora também os sintomas depressivos, o que corrobora a relação entre os dois quadros[3].

Dados cada vez mais numerosos vem demonstrando uma relação entre SPI e transtorno de déficit de atenção e hiperatividade (TDAH), tanto em crianças, como em adultos. Trabalhos estimam que ¼ dos pacientes com SPI tenha sintomas de TDAH e, inversamente, que 12% a 35% dos pacientes com TDAH preencham critérios para SPI[3]. Uma metanálise demonstrou a coocorrência de PLMS e TDAH[50]; os pacientes que os apresentavam tinham incidência maior de SPI e história familiar de SPI[51,52]. Crianças com TDAH apresentam maior incidência de PLMS e SPI[53], assim como 44% das crianças com PLMS tem sintomas de TDAH[54]. Chama a atenção o fato de o TDAH pode ocorrer com níveis baixos de ferritina e de também ser responsivo à reposição de ferro em alguns casos[55].

Há relatos ainda de compulsão alimentar noturna entre pacientes com SPI. Um estudo com questionário demonstrou que 31% de uma amostra de pacientes com SPI referiram comportamento associado ao "comer noturno". Eles tinham maior IMC, apresentavam insônia mais severa e tomavam mais medicações hipnóticas e dopaminérgicas[56]. Outro estudo demonstrou que o "comer noturno" não estava relacionado ao aumento da terapia dopaminérgica[57]. Os autores sugerem que a compulsão alimentar divide semelhanças com a urgência de movimentar as pernas característica da SPI, que pode fazer parte do espectro da doença[40]. A SPI tem associação com múltiplas condições clínicas, sendo seu diagnóstico fundamental para seguimento clínico de pacientes com transtornos de sono e/ou comorbidades clínicas ou psiquiátricas.

Referências bibliográficas

1. Allen RP, Montplaisir J, Walters AS, Ferini-Strambi L, Högl B. Restless Legs Syndrome and Periodic Limb Movements during Sleep. In: Principles and Practice of Sleep Medicine, 6th edition. Philadelphia, Elsevier: 923-934, 2017.
2. Allen RP, Picchietti DL, Garcia-Borreguero D, Ondo WG, Walter AS, Winkelman JW, et al. Restless legs syndrome/Willis-Ekbom disease diagnostic criteria: updated International Restless Legs Syndrome Study Group (IRLSSG) consensus criteria-history, rationale, description, and significance. Sleep Med. 15 (8):860-873, 2014.
3. American Academy of Sleep Medicine. Sleep-related Movement Disorders. In: International Classification of Sleep Disorders, 3rd edition. 207-214, 2014.
4. Allen RP, Walters AS, Montplaisir J, Hening W, Myers A, Bell TJ, et al. Restless legs syndrome prevalence and impact: REST general population study. Arch Intern Med. 165 (11):1286-1292, 2005.
5. Allen RP, Stillman P, Myers AJ. Physician-diagnosed restless legs syndrome in a large sample of primary medical care patients in western Europe: prevalence and characteristics. Sleep Med. 11 (1):31-37, 2010.
6. Ohayon MM, O´Hara R, Vitiello MV. Epidemiology of restless legs syndrome: a synthesis of the literature. Sleep Med Rev. Ago;16(4):283-95, 2012.

7. Pantaleo NP, Hening WA, Allen RP, Earley CJ. Pregnancy accounts for most of the gender differences in prevalence of familial RLS. Sleep Med. 11 (3):310-313, 2010.
8. Earley CJ, Kuwabara H, Wong DF, et al. Increased synaptic dopamine in the putamen in restless legs syndrome. Sleep. 36 (1):51-57, 2013.
9. Earley CJ, Connor J, Garcia-Borreguero D, Jenner P, Winkelman J, Zeep PC, et al. Altered brain iron homeostasis and dopaminergic function in Restless Legs Syndrome (Willis-Ekbom Disease). Sleep Med.15 (11):1288-1301, 2014.
10. Allen RP, Mignot E, Ripley B, Nishino S, Earley CJ. Increased CSF hypocretin-1 (orexin-A) in restless legs syndrome. Neurology. 59 (4):639-641, 2002.
11. Montplaisir J, Lorrain D, Godbout R. Restless legs syndrome and periodic leg movements in sleep: the primary role of dopaminergic mechanism. Eur Neurol. 31(1):41-43, 1991.
12. Holmes R, Tluk S, Metta V, Patel V, Rao R, Williams A, et al. Nature and variants of idiopathic restless legs syndrome: observations from 152 patients referred to secondary care in the UK. J Neural Transm. 114 (7):924-934, 2007.
13. Allen RP, Auerbach S, Bahrain H, Auerbach M, Earley CJ. The prevalence and impact of restless legs syndrome on patients with iron deficiency anemia. Am J Hematol. 88 (4):261-264, 2013.
14. Rangarajan S, D'Souza GA. Restless legs syndrome in Indian patients having iron deficiency anemia in a tertiary care hospital. Sleep Med. 8 (3):247-251, 2007.
15. Hubner A, Krafft A, Gadient S, Werth E, Zimmermann R, Bassetti CL. Characteristics and determinants of restless legs syndrome in pregnancy: a prospective study. Neurology. 80 (8):738-742, 2013.
16. Neau JP, Marion P, Mathis S, Julian A, Godeneche G, Larrieu D, et al. Restless legs syndrome and pregnancy: follow-up of pregnant women before and after delivery. Eur Neurol. 64 (6):361-366, 2010.
17. Sloand JA, Shelly MA, Feigin A, Bernstein P, Monk RD. A double-blind, placebo-controlled trial of intravenous iron dextran therapy in patients with ESRD and restless legs syndrome. Am J Kidney Dis. 43 (4):663-670, 2004.
18. Winkelmann J, Stautner A, Samtleben W, Trenkwalder C: Long-term course of restless legs syndrome in dialysis patients after kidney transplantation. Mov Disord. 17(5):1072-1076, 2002.
19. Abetz L, Arbuckle R, Allen RP, Garcia-Borreguero D, Hening W, Walters AS, et al. The reliability, validity and responsiveness of the International Restless Legs Syndrome Study Group rating scale and subscales in a clinical-trial setting. Sleep Med. 7 (4):340-349, 2006.
20. Trotti LM, Bliwise DL, Greer SA, Sigurdisson AP, Gudmundsdóttir GB, Wessel T, et al.: Correlates of PLMs variability over multiple nights and impact upon RLS diagnosis. Sleep Med. 10:668-671, 2009.
21. Pennestri MH, Whittom S, Adam B, Petit D, Carrier J, Montplaisir J. PLMS and PLMW in healthy subjects as a function of age: prevalence and interval distribution. Sleep. 29 (9):1183-1187, 2006.
22. Michaud M, Paquet J, Lavigne G, Desautels A, Montplaisir J. Sleep laboratory diagnosis of restless legs syndrome. Eur Neurol. 48 (2):108-113, 2002.
23. Frohlich AC, Eckeli AL, Bacelar A, Poyares D, Pachito DV, Stelzer FG et al. Brazilian consensus on guidelines for diagnosis and treatment for restless legs syndrome. Arq Neuropsiquiatr. Mar;73(3):260-80, 2015.
24. O´Keeffe ST, Gavin K, Lavan JN. Iron status and restless legs syndrome in the elderly. Age Ageing. Mai;23(3):200-3, 1994.
25. Winkelman JW, Finn L, Young T. Prevalence and correlates of restless legs syndrome symptoms in the Wisconsin Sleep Cohort. Sleep Med. 7 (7):545-552, 2006.
26. Winkelman JW, Shahar E, Sharief I, Gottlieb DJ. Association of restless legs syndrome and cardiovascular disease in the Sleep Heart Health Study. Neurology. 70 (1):35-42, 2008.
27. Elwood P, Hack M, Pickering J, Hughes J, Gallacher J. Sleep disturbance, stroke, and heart disease events: evidence from the Caerphilly cohort. J Epidemiol Community Health. 60 (1):69-73, 2006.
28. Li Y, Walters AS, Chiuve SE, Rimm EB, Winkelman JW, Gao X. Prospective study of restless legs syndrome and coronary heart disease among women. Circulation. 126 (14):1689-1694, 2012.
29. Winter AC, Schurks M, Glynn RJ, Buring JE, Gaziano JM, Berger K, et al. Restless legs syndrome and risk of incident cardiovascular disease in women and men: prospective cohort study. BMJ Open. 2(2):e000866, 2012.
30. Szentkiralyi A, Volzke H, Hoffmann W, Happe S, Berger K. A time sequence analysis of the relationship between cardiovascular risk factors, vascular diseases and restless legs syndrome in the general population. J Sleep Res. 22 (4):434-442, 2013.
31. Montplaisir J, Boucher S, Poirier G, Lavigne G, Lapierre O, Lespérance P. Clinical polysomnographic and genetic characteristics of restless legs syndrome: a study of 133 patients diagnosed with new standard criteria. Mov Disord. Jan;12(1):61-5, 1997.
32. Winkelman J. The evoked heart rate response to periodic leg movements of sleep. Sleep. Ago 1;22(5):575-80, 1999.
33. Pennestri M, Montplaisir J, Fradette L, Lavigne G, Colombo R, Lanfranchi PA. Blood pressure changes associated with periodic leg movements during sleep in healthy subjects. Sleep Med. Jun;14(6):555-61, 2013.

SONO E SÍNDROME DAS PERNAS INQUIETAS/DOENÇA DE WILLIS-EKBOM **145**

34. Somers V, Dyken M, Clary M, Abboud FM. Sympathetic neural mechanisms in obstructive sleep apnea. J Clin Invest. Out;96(4):1897-904, 1995.
35. Mirza M, Shen WK, Sofi A, Tran C, Jahangir A, Sultan S, et al. Frequent periodic leg movement during sleep is an unrecognized risk factor for progression of atrial fibrillation. PLoS One. Out 16;8(10):e78359, 2013.
36. Mirza M, Shen WK, Sofi A, Jahangir A, Mori N, Tajik AJ, et al. Frequent periodic leg movement during sleep is associated with left ventricular hypertrophy and adverse cardiovascular outcomes. J Am Soc Echocardiogr. 26 (7):783-790, 2013.
37. Erden E, Erden I, Türker Y, Sivri N, Dikici S, Ozsahin M. Incremental effects of restless legs syndrome on nocturnal blood pressure in hypertensive patients and normotensive individuals. Blood Press Monit. Dez;17(6):231-4, 2012.
38. Chobanian A, Bakris GL, Black HR, Cushman WC, Green LA, Izzo JL Jr, et al. Seventh report of the joint national committee on prevention, detection, evaluation and treatment of high blood pressure. Hypertension. Dez;42(6):1206-52, 2003.
39. Trotti L, Rye D, De Staercke C, Hooper WC, Quyyumi A, Bliwise DL. Elevated C-reactive protein is associated with severe periodic leg movements of sleep in patients with restless legs syndrome. Brain Behav Immun. Nov;26(8):1239-43, 2012.
40. Stevens MS. Restless legs syndrome/Willis-Ekbom disease morbidity: burden, quality of life, cardiovascular aspects and sleep. Sleep Med Clin. Set;10(3):369-73, xv-xvi, 2015.
41. Gamaldo CE, Benbrook AR, Allen RP, Oguntimein O, Earley CJ. A further evaluation of the cognitive deficits associated with restless legs syndrome (RLS). Sleep Med. 9 (5):500-505, 2008.
42. Pearson VE, Allen RP, Dean T, Gamaldo CE, Lesage SR, Earley CJ. Cognitive deficits associated with restless legs syndrome (RLS). Sleep Med. 7 (1):25-30, 2006.
43. Zhang C, Li Y, Malhotra A, Ning Y, Gao X. Restless legs syndrome status as a predictor for lower physical function. Neurology. Abr 8;82(14):1212-8, 2014.
44. Hanewinckel R, Maksimovic A, Verlinden VJ, van der Geest JN, Hofman A, van Doorn PA et al. The impact of restless legs syndrome on physical functioning in a community-dwelling population of middle-aged and elderly people. Sleep Med. Mar;16(3):399-405, 2015.
45. Allen RP, Bharmal M, Calloway M. Prevalence and disease burden of primary restless legs syndrome: results of a general population survey in the United States. Mov Disord. Jan;26(1):114-20, 2011.
46. Salas R, Kwan A. The real burden of restless legs syndrome: clinical and economic outcomes. Am J Manag Care. Out;18(9 Suppl):S207-12, 2012.
47. Walters A, Frauscher B, Allen R, Benes H, Chaudhuri KR, Garcia-Borreguero D et al. Review of quality of life instruments for the restless legs syndrome/Willis-Ekbom disease (RLS/WED): critique and recommendations. J Clin Sleep Med. Dez 15;10(12):1351-7, 2014.
48. Lee HB, Hening WA, Allen RP, Kalaydjian AE, Earley CJ, Eaton WW, et al.: Restless legs syndrome is associated with DSM-IV major depressive disorder and panic disorder in the community. J Neuropsychiatry Clin Neurosci. 20 (1):101-105, 2008.
49. Gupta R, Lahan V, Goel D. A study examining depression in restless legs syndrome. Asian J Psychiatr. Ago;6(4):308-12, 2013.
50. Sadeh A, Pergamin L, Bar-Haim Y. Sleep in children with attention-deficit hyperactivity disorder: a meta-analysis of polysomnographic studies. Sleep Med Rev. 10(6):381-398, 2006.
51. Picchietti DL, England SJ, Walters AS, Willis K, Verrico T. Periodic limb movement disorder and restless legs syndrome in children with attention-deficit hyperactivity disorder. J Child Neurol. 13 (12):588-594, 1998.
52. Picchietti DL, Underwood DJ, Farris WA, Walters SA, Shah MM, Dahl RE et al.: Further studies on periodic limb movement disorder and restless legs syndrome in children with attention-deficit hyperactivity disorder. Mov Disord. 14 (6):1000-1007, 1999.
53. Chervin RD, Archbold KH, Dillon JE, Pituch KJ, Panahi P, Dahl RE, et al. Associations between symptoms of inattention, hyperactivity, restless legs, and periodic leg movements. Sleep. 25 (2):213-218, 2002.
54. Crabtree VM, Ivanenko A, O'Brien LM, Gozal D. Periodic limb movement disorder of sleep in children. J Sleep Res. 12 (1):73-81, 2003.
55. Konofal E, Lecendreux M, Deron J, Marchand M, Cortese S, Zaim M, et al. Effects of iron supplementation on attention deficit hyperactivity disorder in children. Pediatr Neurol. 38 (1):20-26, 2008.
56. Antelmi E, Vinai P, Pizza F, Marcatelli M, Speciale M, Provini F. Nocturnal eating is part of the clinical spectrum of restless legs syndrome and an understimated risk factor for increased body mass índex. Sleep Med. Fev;15(2):168-72, 2014.
57. Howell M, Schenck C. Restless nocturnal eating: a common feature of Willis-Ekbom syndrome (RLS). J Clin Sleep Med. Ago 15;8(4):413-9, 2012.

146

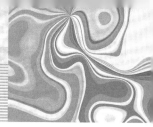

capítulo 13

Avaliação do Sono e Comportamento

Maria Cecilia Lopes
Manoel Alves Sobreira Neto
Márcia Pradella-Hallinan

Avaliação subjetiva do sono (questionários validados em crianças, adolescentes e adultos)

Há várias metodologias para estudar o sono. Podemos aplicar metodologias convencionais ou novas tecnologias para avaliação do sono. A avaliação subjetiva do sono consiste na aplicação de questionário de detecção transtornos de sono em crianças e adultos. Podemos realizar o diário do sono (ver Anexo 13.1) que consiste em uma planilha onde o próprio paciente ou responsável/cuidador pode marcar por duas semanas os horários que vai deitar, que inicia o sono, quantos despertares no meio da noite, horário que acorda, e horário que levanta. Ainda, podem ser identificados estados de sono com possibilidade maior de ter sonho ou sem sonho e aplicar questionários de lembrança de sonho durante a noite, ou logo após o despertar. Como avaliação objetiva, podemos obter a actigrafia, que consiste no registro de movimentos durante o dia e noite por tempo determinado por meio de actígrafos, assim como realizar estudos neurofisiológicos, por exemplo polissonografia para determinar qualidade e quantidade de sono.

Existem avaliações subjetivas estruturadas para análise dos distúrbios e da qualidade do sono. De acordo com idade, patologia, cultura e metodologia de pesquisas aplicadas. O objetivo deste capítulo é exemplificar alguns tipos de avaliações subjetivas do sono. Questionários gerais sobre transtornos e qualidade do sono variam de acordo com faixa etária. Na população pediátrica geralmente obtêm-se uma escala de distúrbios do sono para crianças e adolescentes, por meio de questionários que são completados pelos pais ou pelos adolescentes com o auxílio dos pais.

Para a avaliação das alterações de sono na faixa etária pediátrica, podemos utilizar um questionário baseado na tradução da *The sleep disturbance scale for children* – SDSC[1]. De acordo com a patologia, podem ser acrescentadas questões que ajudam na descrição da interação do quadro de sono com a patologia estudada. Por exemplo, com o objetivo de investigar possível relação temporal entre o episódio de humor e as alterações do sono, e possíveis efeitos das medicações utilizadas no padrão de sono, pode ser aplicado um questionário complementar.

Escala de transtornos do sono para crianças e adolescentes

Esse questionário irá permitir que seu médico tenha uma melhor compreensão do ritmo sono-vigília do seu(sua) filho(a) e de qualquer problema de comportamento do(a) seu(sua) filho(a) durante o sono. Tente responder todas as questões: em respondendo, considere cada questão referente aos últimos 6 meses da vida de seu(sua) filho(a).

Nome:	
Idade: Peso: Altura:	Data de nascimento:
Data hoje:	Telefone:
Hora habitual de dormir:	Hora habitual de acordar:

Nos últimos 6 meses:

1. Quantas horas de sono o(a) seu(sua) filho(a) dorme na maioria das noites?
   (   ) 9-11 horas
   (   ) 8-9 horas
   (   ) 7-8 horas
   (   ) 5-7 horas
   (   ) Menos de 5 horas

2. Depois de ir para a cama, quanto tempo o(a) seu(sua) filho(a) leva para dormir?
   (   ) Menos de 15 minutos
   (   ) 15-30 minutos
   (   ) 30-45 minutos
   (   ) 45-60 minutos
   (   ) Mais de 60 minutos

3. O(A) seu(sua) filho(a) evita ao máximo ou luta na hora de ir para a cama?
   (   ) Nunca
   (   ) Ocasionalmente (1-2 vezes/mês)
   (   ) Algumas vezes (1-2 vezes/semana)
   (   ) Frequentemente (3-5 vezes/semana)
   (   ) Sempre (diariamente)

4. O(A) seu(sua) filho(a) tem dificuldade para dormir?
   (   ) Nunca
   (   ) Ocasionalmente (1-2 vezes/mês)
   (   ) Algumas vezes (1-2 vezes/semana)
   (   ) Frequentemente (3-5 vezes/semana)
   (   ) Sempre (diariamente)

5. O(A) seu(sua) filho(a) se sente ansioso(a) ou com medo enquanto está tentando dormir?
   (   ) Nunca
   (   ) Ocasionalmente (1-2 vezes/mês)
   (   ) Algumas vezes (1-2 vezes/semana)
   (   ) Frequentemente (3-5 vezes/semana)
   (   ) Sempre (diariamente)

6. O(A) seu(sua) filho(a) faz movimentos bruscos ou movimenta parte do corpo quando está iniciando o sono?
   (   ) Nunca
   (   ) Ocasionalmente (1-2 vezes/mês)
   (   ) Algumas vezes (1-2 vezes/semana)

AVALIAÇÃO DO SONO E COMPORTAMENTO **149**

( ) Frequentemente (3-5 vezes/semana)
( ) Sempre (diariamente)

7. O(A) seu(sua) filho(a) faz movimentos repetitivos como balançar ou bater a cabeça quando está iniciando o sono?
( ) Nunca
( ) Ocasionalmente (1-2 vezes/mês)
( ) Algumas vezes (1-2 vezes/semana)
( ) Frequentemente (3-5 vezes/semana)
( ) Sempre (diariamente)

8. O(A) seu(sua) filho(a) tem a impressão de sonhar quando está iniciando o sono?
( ) Nunca
( ) Ocasionalmente (1-2 vezes/mês)
( ) Algumas vezes (1-2 vezes/semana)
( ) Frequentemente (3-5 vezes/semana)
( ) Sempre (diariamente)

9. O(A) seu(sua) filho(a) transpira muito quando está iniciando o sono?
( ) Nunca
( ) Ocasionalmente (1-2 vezes/mês)
( ) Algumas vezes (1-2 vezes/semana)
( ) Frequentemente (3-5 vezes/semana)
( ) Sempre (diariamente)

10. O(A) seu(sua) filho(a) acorda mais do que duas vezes por noite?
( ) Nunca
( ) Ocasionalmente (1-2 vezes/mês)
( ) Algumas vezes (1-2 vezes/semana)
( ) Frequentemente (3-5 vezes/semana)
( ) Sempre (diariamente)

11. Depois de acordar no meio da noite, o(a) seu(sua) filho(a) tem dificuldade para dormir novamente?
( ) Nunca
( ) Ocasionalmente (1-2 vezes/mês)
( ) Algumas vezes (1-2 vezes/semana)
( ) Frequentemente (3-5 vezes/semana)
( ) Sempre (diariamente)

12. O(A) seu(sua) filho(a) tem tremores ou movimento bruscos das pernas quando está dormindo, ou muda de posição durante a noite, ou retira as cobertas da cama?
( ) Nunca
( ) Ocasionalmente (1-2 vezes/mês)
( ) Algumas vezes (1-2 vezes/semana)
( ) Frequentemente (3-5 vezes/semana)
( ) Sempre (diariamente)

13. O(A) seu(sua) filho(a) tem dificuldade para respirar durante a noite?
( ) Nunca
( ) Ocasionalmente (1-2 vezes/mês)
( ) Algumas vezes (1-2 vezes/semana)
( ) Frequentemente (3-5 vezes/semana)
( ) Sempre (diariamente)

14. O(A) seu(sua) filho(a) tem sufocamento ou é incapaz de respirar durante o sono?
( ) Nunca
( ) Ocasionalmente (1-2 vezes/mês)
( ) Algumas vezes (1-2 vezes/semana)
( ) Frequentemente (3-5 vezes/semana)
( ) Sempre (diariamente)

15. O(A) seu(sua) filho(a) ronca?
( ) Nunca
( ) Ocasionalmente (1-2 vezes/mês)
( ) Algumas vezes (1-2 vezes/semana)
( ) Frequentemente (3-5 vezes/semana)
( ) Sempre (diariamente)

16. O(A) seu(sua) filho(a) transpira muito durante a noite?
( ) Nunca
( ) Ocasionalmente (1-2 vezes/mês)
( ) Algumas vezes (1-2 vezes/semana)
( ) Frequentemente (3-5 vezes/semana)
( ) Sempre (diariamente)

17. O(A) seu(sua) filho(a) anda enquanto dorme?
( ) Nunca
( ) Ocasionalmente (1-2 vezes/mês)
( ) Algumas vezes (1-2 vezes/semana)
( ) Frequentemente (3-5 vezes/semana)
( ) Sempre (diariamente)

18. O(A) seu(sua) filho(a) fala enquanto dorme?
( ) Nunca
( ) Ocasionalmente (1-2 vezes/mês)
( ) Algumas vezes (1-2 vezes/semana)
( ) Frequentemente (3-5 vezes/semana)
( ) Sempre (diariamente)

19. O(A) seu(sua) filho(a) range os dentes enquanto dorme?
( ) Nunca
( ) Ocasionalmente (1-2 vezes/mês)
( ) Algumas vezes (1-2 vezes/semana)
( ) Frequentemente (3-5 vezes/semana)
( ) Sempre (diariamente)

AVALIAÇÃO DO SONO E COMPORTAMENTO **151**

20. O(A) seu(sua) filho(a) acorda no meio da noite gritando ou confuso, e não se lembra do que aconteceu na manhã seguinte?
( ) Nunca
( ) Ocasionalmente (1-2 vezes/mês)
( ) Algumas vezes (1-2 vezes/semana)
( ) Frequentemente (3-5 vezes/semana)
( ) Sempre (diariamente)

21. O(A) seu(sua) filho(a) tem pesadelos que não se lembra no dia seguinte?
( ) Nunca
( ) Ocasionalmente (1-2 vezes/mês)
( ) Algumas vezes (1-2 vezes/semana)
( ) Frequentemente (3-5 vezes/semana)
( ) Sempre (diariamente)

22. O(A) seu(sua) filho(a) tem dificuldade de acordar de manhã?
( ) Nunca
( ) Ocasionalmente (1-2 vezes/mês)
( ) Algumas vezes (1-2 vezes/semana)
( ) Frequentemente (3-5 vezes/semana)
( ) Sempre (diariamente)

23. O(A) seu(sua) filho(a) se sente cansado quando acorda de manhã?
( ) Nunca
( ) Ocasionalmente (1-2 vezes/mês)
( ) Algumas vezes (1-2 vezes/semana)
( ) Frequentemente (3-5 vezes/semana)
( ) Sempre (diariamente)

24. O(A) seu(sua) filho(a) se sente incapaz de se mover quando acorda pela manhã?
( ) Nunca
( ) Ocasionalmente (1-2 vezes/mês)
( ) Algumas vezes (1-2 vezes/semana)
( ) Frequentemente (3-5 vezes/semana)
( ) Sempre (diariamente)

25. O(A) seu(sua filho(a) tem sono durante o dia?
( ) Nunca
( ) Ocasionalmente (1-2 vezes/mês)
( ) Algumas vezes (1-2 vezes/semana)
( ) Frequentemente (3-5 vezes/semana)
( ) Sempre (diariamente)

26. O(A) seu(sua) filho(a) dorme de repente em situações não apropriadas?
( ) Nunca
( ) Ocasionalmente (1-2 vezes/mês)
( ) Algumas vezes (1-2 vezes/semana)
( ) Frequentemente (3-5 vezes/semana)
( ) Sempre (diariamente)

OUTRAS INFORMAÇÕES

Seu filho tem algum problema médico? Qual?

Por favor, liste três problemas médicos mais significantes nos últimos anos.

Por favor, liste todas as medicações que seu filho(a) toma frequentemente.

Medicamento:	Quantidade (mg):	Quando toma:
Efeito:		
Medicamento:	Quantidade (mg):	Quando toma:
Efeito:		
Medicamento:	Quantidade (mg):	Quando toma:
Efeito:		

Doenças na família

Grau de parentesco:	Condições:
Grau de parentesco:	Condições:
Grau de parentesco:	Condições:

Comentários adicionais (utilize este espaço para escrever comentários sobre seu(sua) filho(a) que você sinta que sejam importantes.

Adaptação do questionário de Bruni (1996)[1] e publicado na tese de doutorado: Lopes da Conceição, MC[2]. Este questionário foi validado para português por V Ferreira, L Prado e colaboradores[3].

Existem poucos estudos de concordância entre as medidas subjetivas de sono e medidas objetivas, principalmente na faixa etária pediátrica. Um interessante estudo abordou questões subjetivas e actigrafia entre adolescentes com objetivo de comparar o sono autodeclarado e a actigrafia, estudando as diferenças quanto ao sexo e, usando uma nova

AVALIAÇÃO DO SONO E COMPORTAMENTO **153**

abordagem gráfica, o gráfico de concordância e sobrevivência. Trinta e sete indivíduos de 12 a 17 anos responderam a questões sobre a duração do sono noturno e usaram actigrafia por sete dias. Os dados demonstraram ausência de concordância entre os dois métodos[4].

A avaliação da qualidade do sono pode ser também verificada por meio de uma escala visual analógica de 0 a 10 e por meio de questionário como o Índice de qualidade de sono de Pittsburgh (IQSP). Desenvolvido por Buysse em 1989[5], e validado Bertolazi em 2008[6], que defendeu a tese de Mestrado com a Validação da Escala de Sonolência de Epworth e o Índice de Qualidade de Sono de Pittsburgh para o português do Brasil[7], o IQSP consiste em questionário com perguntas relacionadas diretamente ao sono fáceis de serem compreendidas. Esta ferramenta tem sete componentes, cada qual relacionado a um aspecto do sono. A mesma avalia a qualidade do sono durante o último mês. Desde sua confecção, este foi utilizada em diferentes populações de indivíduos[8]. Indivíduos que apresentem resultados maiores ou iguais a 6 no IQSP são considerados maus dormidores. O IQSP é uma ferramenta que conta com um estudo de validação para o português brasileiro[7].

Índice de Qualidade do Sono de Pittsburgh (IQSP)

"Pittshurgh Sleep Quality Index (PSQI)"

Nome: _____ Idade: _____

Entrevistador:_____ Data: ___ / ___ / ___

Instruções: As questões abaixo se relacionam aos seus hábitos usuais de sono durante o mês passado somente. Suas respostas devem ser feitas da maneira mais precisa possível indicando a maioria dos dias e noites do mês passado. Por favor, responda a todas as perguntas.

1. Durante o mês passado, quando você geralmente foi se deitar?
   HORA DE DORMIR USUAL_____

2. Durante o mês passado, quanto tempo (em minutos) geralmente você levou para pegar no sono em cada noite?
   NÚMERO DE MINUTOS _____

3. Durante o mês passado, quando você geralmente se levantou de manhã?
   HORA DE LEVANTAR USUAL_____

4. Durante o mês passado, quantas horas de sono você teve à noite? (Esse número pode ser diferente do número de horas que você passa na cama.)
   HORAS DE SONO POR NOITE_____

Para cada uma das questões restantes, marque a melhor resposta. Por favor, responda a todas as perguntas.

5. Durante o mês passado, quantas vezes você teve problemas para dormir devido a...
   a) Não conseguir pegar no sono nos primeiros trinta minutos?
      1. Nenhuma durante o mês passado
      2. Menos que uma vez por semana
      3. Uma ou duas vezes por semana
      4. Três ou mais vezes por semana

   b) Acordar no meio da noite, de madrugada ou muito cedo pela manhã?
      1. Nenhuma durante o mês passado
      2. Menos que uma vez por semana

3. Uma ou duas vezes por semana

4. Três ou mais vezes por semana

c) Precisa ir ao banheiro no meio da noite?

1. Nenhuma durante o mês passado

2. Menos que uma vez por semana

3. Uma ou duas vezes por semana

4. Três ou mais vezes por semana

d) Não conseguir respirar confortavelmente?

1. Nenhuma durante o mês passado

2. Menos que uma vez por semana

3. Uma ou duas vezes por semana

4. Três ou mais vezes por semana

e) Tossir ou roncar alto?

1. Nenhuma durante o mês passado

2. Menos que uma vez por semana

3. Uma ou duas vezes por semana

4. Três ou mais vezes por semana

f) Sentir muito frio?

1. Nenhuma durante o mês passado

2. Menos que uma vez por semana

3. Uma ou duas vezes por semana

4. Três ou mais vezes por semana

g) Sentir muito calor?

1. Nenhuma durante o mês passado

2. Menos que uma vez por semana

3. Uma ou duas vezes por semana

4. Três ou mais vezes por semana

h) Ter sonhos ruins ou pesadelos?

1. Nenhuma durante o mês passado

2. Menos que uma vez por semana

3. Uma ou duas vezes por semana

4. Três ou mais vezes por semana

i) Sentir dores?

1. Nenhuma durante o mês passado

2. Menos que uma vez por semana

3. Uma ou duas vezes por semana

4. Três ou mais vezes por semana

j) Outra(s) razão(ões); por favor, descreva:

_____

AVALIAÇÃO DO SONO E COMPORTAMENTO **155**

6. Quantas vezes, durante o mês passado, você teve problemas para dormir devido a esta(s) razão(ões)?

    0 Nenhuma durante o mês passado
    1 Menos que uma vez por semana
    2 Uma ou duas vezes por semana
    3 Três ou mais vezes por semana

7. Durante o mês passado, como você classificaria a sua qualidade de sono de uma maneira geral?

    0 Muito boa
    1 Boa
    2 Ruim
    3 Muito ruim

8. Durante o mês passado, quantas vezes você precisou tomar remédios (prescritos ou não pelo médico) para ajudá-lo a dormir?

    0 Nenhuma durante o mês passado
    1 Menos que uma vez por semana
    2 Uma ou duas vezes por semana
    3 Três ou mais vezes por semana

9. Durante o mês passado, quantas vezes você teve problema para ficar acordado enquanto dirigia, se alimentava ou estava em alguma atividade social?

    0 Nenhuma durante o mês passado
    1 Menos que uma vez por semana
    2 Uma ou duas vezes por semana
    5 Três ou mais vezes por semana

10. Durante o mês passado, que grau de dificuldade você teve para se manter animado e realizar suas tarefas?

    0 Nenhuma dificuldade
    1 Pouca dificuldade
    2 Dificuldade moderada
    3 Muita dificuldade

11. Você tem um(a) companheiro(a) ou mora com alguém?

    1 Sem companheiro(a)/mora sozinho
    2 Companheiro(a) ou convivente dorme em outro quarto
    3 Companheiro(a) ou convivente dorme no mesmo quarto, mas não na mesma cama
    4 Companheiro(a) dorme na mesma cama

12. Se você tem um(a) companheiro(a) ou mora com alguém. Pergunte a ele(a) quantas vezes, durante o mês passado, você teve:

a) Ronco alto

    0 Nenhuma durante o mês passado
    1 Menos que uma vez por semana
    2 Uma ou duas vezes por semana
    3 Três ou mais vezes por semana

b) Longas pausas entre uma respiração e outra enquanto estava dormindo?
0 Nenhuma durante o mês passado
1 Menos que uma vez por semana
2 Uma ou duas vezes por semana
3 Três ou mais vezes por semana

c) Movimentos bruscos com as pernas enquanto dormia?
0 Nenhuma durante o mês passado
1 Menos que uma vez por semana
2 Uma ou duas vezes por semana
3 Três ou mais vezes por semana

d) Episódios de desorientação ou confusão durante o sono?
0 Nenhuma durante o mês passado
1 Menos que uma vez por semana
2 Uma ou duas vezes por semana
3 Três ou mais vezes por semana

e) Outros transtornos enquanto você dorme; por favor, descreva:
0 Nenhuma durante o mês passado
1 Menos que uma vez por semana
2 Uma ou duas vezes por semana
3 Três ou mais vezes por semana

Instruções para Pontuação da Escala de Pittsburgh para Avaliação da Qualidade de Sono (PSQI)

A Escala de Pittsburgh para Avaliação da Qualidade de Sono (PSQI) contém 19 questões autoavaliativas e 5 questões avaliadas pelo companheiro(a) ou "convivente" (se um destes for disponível). Apenas as questões autoavaliativas são incluídas na pontuação. Os 19 itens autoavaliativos são combinados para formar 7 componentes de pontuação, cada um tendo de 0 a 3 escores. Em todos os casos, um escore "0", indica nenhuma dificuldade, enquanto um escore "3" indica dificuldade severa. Os sete componentes de pontuação são posteriormente adicionados para formar um escore "global", tendo de 0 a 21 pontos, "0" indicando nenhuma dificuldade e "21" indicando dificuldades severas em todas as áreas.

A pontuação procede da seguinte forma:

Componente 1: Qualidade de sono subjetiva
Equivale ao escore obtido na questão #6 (0-3)
Escore do Componente 1: _____

Componente 2: Latência do sono
Escore da questão #2

Resposta	Escore
≤15 minutos	0
16-30 minutos	1
31-60 minutos	2
>60 minutos	3

Some os escores das questões #2 e #5a:_____

<u>Soma de #2 e #5a</u>

0	0
1-2	1
3-4	2
5-6	3

Escore do Componente 2: _____

Componente 3: Duração do sono
Equivale ao escore da questão #4

<u>Resposta</u>	<u>Escore</u>
>7 horas	0
6-7 horas	1
5-6 horas	2
<5 horas	3

Escore do Componente 3: _____

Componente 4: Eficiência do sono habitual
Divida o total de horas de sono (questão #4) pelo total de horas na cama (diferença entre questão #3 e #4) e multiplique por 100.

(_____ / _____) x 100 = _____%

Escore do componente 5:

<u>Eficiência do sono</u>	<u>Escore do componente 4</u>
>85%	0
75%-84%	1
65%-74%	2
<65%	3

Escore do Componente 4: _____

Componente 5: Distúrbios do sono
Some os escores das questões #5b-5j: _____

Escore do componente 5:

<u>Sorna de #5b-5j</u>	<u>Escore do componente 5</u>
0	0
1-9	1
10-18	2
19-27	3

Escore do Componente 5: _____

Componente 6: Uso de medicação para dormir
Equivale ao escore obtido na questão #7 (0-3)

Escore do Componente 6: _____

Componente 7: Disfunções no período do dia
Some os escores das questões #8 e #9: _____

Escore do componente 7:
Soma de #8 e #9	Escore do componente 7
0	0
1-2	1
3-4	2
5-6	3

Escore do Componente 7: _____

Escore Global do PSQI
Some os escores dos 7 componentes:

Escore Global do PSQI: _____

Adaptado de: Luysse, DJ; Reynolds III, CF; Monk. TH; Berman, SR; & Kupfer, DJ. The Pittsburgh Sleep Quality Index: a new instrument for psychiatric practice and research. Psychiatry Reasearch, 28(2), 193-213 (1989).

Avaliação objetiva do sono
Polissonografia

O exame de polissonografia (PSG) consiste em método diagnóstico para monitorização do sono. Para tal registro são utilizados eletrodos de eletroencefalograma (seis canais), eletro-oculograma (dois canais), eletromiograma de mento e de membros inferiores (três canais) e eletrocardiograma (um canal). Além disso, são utilizados dispositivos para monitorar o fluxo respiratório (cânula de pressão nasal e termístor oronasal); o esforço respiratório, por meio das cintas de esforço respiratório torácica e abdominal; e a oximetria, por meio de sensor apropriado. Durante o exame, é realizada a gravação simultânea de áudio e vídeo. Todos os sensores são colocados na superfície do corpo por meio de pasta própria para este tipo de exame, dispensando acessos venosos ou qualquer intervenção invasiva (nenhum tipo de agulha é usado). A duração da preparação da pessoa para o exame, isto é, a colocação de todos os sensores, dura em média uma hora[9].

Antes e após a realização do exame, é aplicado questionário, cujo objetivo é identificar fatores que possam influenciar na realização e interpretação do exame.

A interpretação dos exames de PSG é realizada utilizando as regras estabelecidas no manual para estadiamento de sono e eventos relacionados da Academia Americana de Medicina do Sono (AAMS), sendo realizado o estadiamento das diferentes fases do sono, a marcação e, posterior, quantificação de diferentes parâmetros como: microdespertares, eventos respiratórios, dessaturações e movimentos periódicos de membros[10].

A PSG é indicada quando há suspeita de um distúrbio respiratório do sono que possa estar relacionado ao sintoma referido pelo paciente como ronco frequente e de apneia obstrutiva do sono; na insônia refratária ao tratamento, cuja etiologia permanece indeterminada; ou quando há queixa de movimentação excessiva durante o sono, episódios de movimentos estereotipados ou repetitivos, andar ou chorar/gritar durante o sono, ranger dentes e, permite ainda a detecção de movimentos periódicos dos membros inferiores (Figura 13.1).

Atualmente existem métodos de avaliação domiciliar do sono denominada polissonografia ambulatorial, classificados em diferentes níveis, segundo a AAMS (Tabela 13.1). Tais métodos tem a vantagem de serem realizados no domicílio do paciente, evitando que o paciente durma em local diferente do habitual, além de permitirem avaliar o sono naqueles indivíduos que não podem ir ao laboratório, como nos indivíduos

Figura 13.1 Exemplo de registro polissonográfico

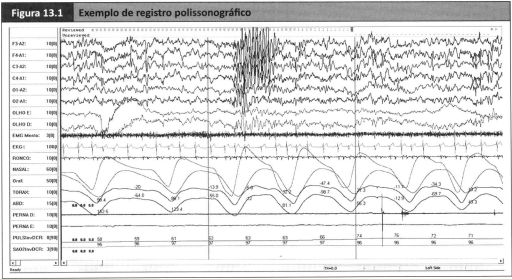

EMG: eletromiograma; EKG: eletrocardiograma; ABD: cinta de esforço abdominal; SAO$_2$: saturação periférica de O$_2$.

acamados. A principal desvantagem destes métodos consiste na maior perda de dados coletados devido à impossibilidade de corrigir eletrodos que venham a se desprender durante a noite.

A quantidade de parâmetros avaliados na avaliação domiciliar depende do tipo de estudo utilizado (Tabela 13.1). É possível a realização de polissonografia com os mesmos parâmetros avaliados no laboratório, porém sem a supervisão por técnico (tipo II). Existem estudos domiciliares, classificados como tipo III, que avaliam somente os parâmetros cardiorrespiratórios, como: fluxo respiratório, esforço respiratório torácico e abdominal, eletrocardiograma e oximetria. Na avaliação do tipo IV, são coletados somente dados de oximetria e/ou eletrocardiografia. Este último tipo de estudo tem acurácia bastante limitada para detecção dos transtornos respiratórios do sono.

Tabela 13.1	Classificação dos diferentes tipos de estudos do sono
Nível	Tipo de monitorização
I	Polissonografia laboratorial supervisionada
II	Polissonografia ambulatorial
III	Monitorização cardiorrespiratória domiciliar
IV	Monitorização de um ou dois canais

Teste das latências múltiplas do sono

O teste das latências múltiplas do sono (TLMS) mede a tendência de iniciar o sono em ambientes na ausência de fatores que possam perturbar o sono, como luminosidade, barulho, temperatura. Além disso, verifica quais as latências para as diferentes fases do sono, em especial o sono REM[11].

Antes da realização do exame é importante que o paciente durma regularmente, por alguns dias, sendo recomendado a monitorização por diário de sono. Além disso, é importante, quando possível, a suspensão de medicações que possam interferir na latência para

160 AVALIAÇÃO DO SONO E COMPORTAMENTO

início do sono e do sono REM, com intervalo de pelo menos 15 dias (Tabela 13.2). O uso das medicações habituais do paciente que não interfiram no exame, como anti-hipertensivos ou antidiabéticos, deve ser feito regularmente.

O TLMS é realizado de acordo com os parâmetros padronizados pela AAMS. O exame realizado entre 8 e 18 horas, após uma noite de polissonografia. É dada a oportunidade de cochilar durante 4 ou 5 oportunidades. São verificadas as seguintes variáveis: eletroencefalograma, eletro-oculograma, eletromiograma de mento e eletrocardiograma[12,13].

Tabela 13.2	Medicações e/ou substâncias que podem interferir na latência para início do sono e do sono REM	
Medicamentos/substâncias		
Antidepressivos	Psicoestimulantes	
Antipsicóticos	Modafinila	
Benzodiazepínicos	Cafeína	
Anticonvulsivantes	Nicotina	

Este método é útil na avaliação das hipersonias de origem central, em particular a narcolepsia e a hipersonia idiopática. Entre os critérios diagnósticos para narcolepsia é necessária uma latência média para início do sono menor ou igual a 8 minutos e a presença de 2 ou mais episódios de sono REM de início precoce (SOREMP), que consiste em presença de sono REM em até 15 minutos, após o início do sono[10]. Para o diagnóstico de hipersonia idiopática, por sua vez, não são necessários os dois ou mais episódios de SOREMP, sendo documentado latência média menor ou igual a 8 minutos[12].

Teste de manutenção de vigília

O teste de manutenção de vigília (TMV) afere a capacidade em permanecer acordado, durante o dia, em um quarto escuro e silencioso, por um determinado período de tempo[11]. Habitualmente é utilizado para avaliar a resposta da sonolência excessiva a determinados tratamentos. Não possui, até o momento, aplicabilidade para fins diagnósticos[13].

O teste é realizado em quatro tentativas de permanecer acordado por um período de 40 minutos, com intervalo aproximado de 2 horas entre as tentativas. Deve ser realizado após uma noite de polissonografia, tomando os mesmos cuidados descritos anteriormente que o TLMS, em relação às medicações utilizadas pelo paciente e à correção prévia da privação de sono do paciente[13].

Actigrafia

A actigrafia é baseada na premissa de que durante o sono ocorre pouco movimento ou atividade, ao passo que, na vigília, ocorre uma maior quantidade de movimentos. Para este registro, o indivíduo permanece com o actígrafo no punho, habitualmente no lado não dominante, que pode também ser utilizado na perna, por um período aproximado de uma ou mais semanas e preenchendo, de modo concomitante, um diário de sono (Figura 13.2). Os actígrafos atuais possuem memória capaz de armazenar grandes intervalos de tempo, além de serem equipamentos portáteis que trazem pouco incômodo ao paciente[14]. Após determinado período, é gerado um actigrama que consiste em representação gráfica dos movimentos em vigília e sono (Figura 13.3). Este método pode ser utilizado para realizar diagnóstico dos transtornos do ritmo circadiano, como os transtornos de avanço ou adiantamento de fase do sono[15].

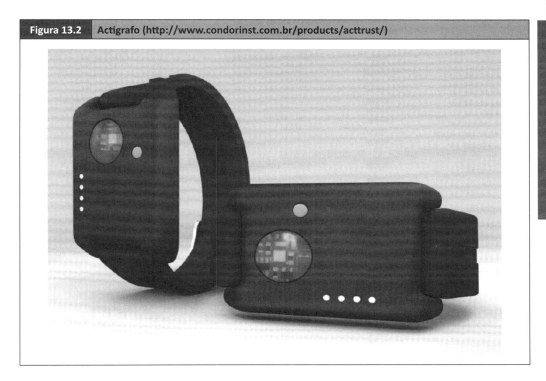

Figura 13.2 Actigrafo (http://www.condorinst.com.br/products/acttrust/)

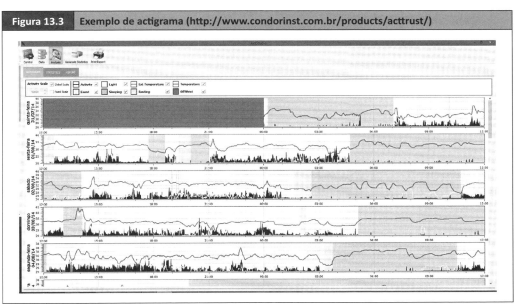

Figura 13.3 Exemplo de actigrama (http://www.condorinst.com.br/products/acttrust/)

Técnicas para avaliação da insônia e dos transtornos do ritmo de sono

Para avaliação da queixa de insônia e dos distúrbios do ritmo circadiano é necessário a realização de uma anamnese cuidadosa e demorada com o paciente e o acompanhante, quando não é possível uma abordagem adequada somente com o paciente.

Inicialmente, podemos caracterizar a insônia quanto ao horário de maior comprometimento do sono, como:

- Insônia inicial: quando a latência para início do sono é superior a 30 minutos.
- Insônia de manutenção: quando o tempo acordado após o início do sono é superior a 30 minutos, por exemplo: o paciente apresentou quatro despertares de dez minutos, ou três despertares de 15 minutos.
- Insônia terminal: quando o paciente acorda ao menos 1 hora antes do horário desejado.

Para o manejo adequado dos pacientes com insônia, é necessário um conjunto de outras informações que, direta ou indiretamente, influenciam o sono, como:

- Rotina do sono: horário de deitar, latência para início do sono, número de despertares, motivos dos despertares, tempo para retorno para o sono após o despertar, horário do último despertar, hora que se levanta da cama, presença de cochilos e horário e duração dos mesmos.
- Rotina geral: horário das refeições, das medicações e atividade complementares de saúde (fisioterapia, terapia ocupacional e fonoaudiologia).
- Medicações: medicações com atividade no sistema nervoso central podem modular de maneira importante o ciclo sono e vigília. Devemos nos atentar aos princípios ativos, suas doses e os horários de administração. Há medicações que causam fragmentação do sono, como os betabloqueadores e inibidores seletivos de receptação de serotonina. Outras medicações podem causar sonolência, e, quando utilizadas durante o dia, podem fazer o paciente adormecer nesse período, comprometendo o sono noturno, como os benzodiazepínicos e neurolépticos.
- Condições clínicas: variadas doenças podem promover repercussões no sono-vigília. São doenças associadas à fragmentação do sono: doença do refluxo gastresofagiano, angina e asma. São doenças associadas ao aumento da sonolência: hipotireoidismo, DPOC e epilepsia.
- Condições psiquiátricas: transtornos do humor, de ansiedade, presença de alucinações e sintomas psicóticos são relevantes e apresentam interface com sono.
- do sono: essas podem promover a redução da qualidade do sono. Nessa faixa etária, devemos dar especial atenção aos distúrbios respiratórios obstrutivos, as parassonias do despertar e transtornos do ritmo circadiano.
- Ambiente de dormir: o quarto deve ser agradável, com condições adequadas de temperatura, luminosidade e som.
- Hábitos e condições de vida: a cafeína, o uso de álcool e nicotina deve ser anotado e apresentam repercussões deletérias ao sono. A atividade física e exposição à luz também deve ser observada. Na criança pequena, a instituição de um ritual de dormir será necessário em 90% delas para adequação do hábito de dormir.

As informações obtidas podem ser organizadas de acordo com o modelo conceitual de insônia de Spielmann (Modelos dos "3 "s"). Nessa abordagem devemos identificar os fatores predisponentes, precipitantes e perpetuadores ("3 P's")[16]. Os fatores predisponentes são aqueles que aumentam a suscetibilidade do indivíduo desenvolver a doença, sendo já existentes antes do surgimento dos sintomas, como sexo feminino, idade, história prévia ou familiar de insônia ou presença de transtorno de humor e ansiedade[17]. Os fatores precipitantes, por sua vez, são os responsáveis por desencadear os sintomas de insônia. Estes podem ser de natureza física, psíquica ou social, como morte, doenças, hospitalizações, violência, separação e problemas familiares. Já os fatores perpetuadores são as atitudes e os comportamentos inadequados em relação ao sono que o indivíduo adota com o intuito de compensar ou reduzir as repercussões da insônia. São exemplos de fatores perpetuadores: permanecer na cama sem sono, cochilos diurnos, uso de bebidas alcoólicas, de cafeína ou de medicações de modo inapropriado.

Feita a avaliação clínica, é importante a realização de diário do sono. Este instrumento é uma importante ferramenta de avaliação clínica que deve fazer parte do nosso arsenal. Nesse formulário específico, o paciente irá anotar a rotina relacionada ao sono do paciente, bem como as medicações utilizadas, a realização de atividade física e o uso de bebidas que contenham cafeína e álcool (Figura 13.4). Com isso podemos ter uma ideia do sono do paciente ao longo de alguns dias e verificar se existe padrão sugestivo de transtorno do ritmo circadiano, como, por exemplo, no atraso de fase de sono, em que os indivíduos deitam e acordam mais tarde do que gostariam. Além disso, também verificamos se existe correlação da queixa de sono com algum fato rotineiro como, por exemplo, o uso de café em horários inapropriados.

Além da avaliação clínica e do diário de sono (vide Anexo 13.1), podemos utilizar instrumentos que possam avaliar a qualidade do sono, como o Índice de qualidade de sono de Pittsburgh (IQSP).

Técnicas de monitoramento neurológico durante o sono

A eletroencefalografia é uma técnica que mede a diferença de potencial entre dois eletrodos e sua variação ao longo do tempo. Esta medida é representada por meio de um gráfico de ondas com frequência e amplitude variável, em que cada linha (Figura 13.4). A duração do exame de eletroencefalograma é variável com registros que variam de 30 minutos até vários dias, estes em geral associados ao registro simultâneo de vídeo. Para documentação e avaliação de eventos durante o sono o exame deve ter idealmente duração mais prolongada. O exame de eletroencefalograma tem por objetivo avaliar atividade eletroencelográfica de base, atividade epileptiforme interictal, padrões eletroencefalográficos específicos de síndromes epilépticas e detecção de eventos ictais[18].

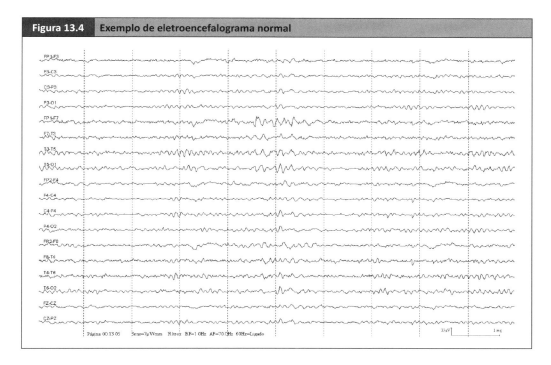

Figura 13.4 Exemplo de eletroencefalograma normal

O exame de polissonografia convencional apresenta habitualmente um número canais relacionados ao eletroencefalograma (EEG) entre seis e oito. Tal quantidade de eletrodos permite, como já descrito anteriormente, diferenciar os diferentes estágios de sono e identificar os microdespertares, porém não possibilita uma avaliação precisa das alterações eletroencefálicas durante o sono, principalmente focais, devido à grande distância dos eletrodos utilizados nas montagens convencionais. Porém é de grande utilidade na detecção de padrões eletroencefálicos anormais e deve sempre ser associada ao registro simultâneo de vídeo quando a queixa do paciente for a de comportamentos anormais durante o sono, sono agitado ou na suspeita de parassonias. O registro do EEG que inclua todos os eletrodos de EEG de acordo com o sistema internacional 10-20, deverá ser realizado para complementação diagnóstica, principalmente quando o resultado da polissonografia se mostrar negativo, nos padrões eletrencefalográficos sugestivos de síndrome epiléptica ou para melhor caracterização das alterações observadas (Figura 13.5).

No registro polissonográfico, pode-se utilizar um maior número de canais de eletromiograma, em membros superiores, por exemplo, com intuito de verificar perda de atonia durante o sono REM, achado característico do Transtorno Comportamental do Sono REM[12].

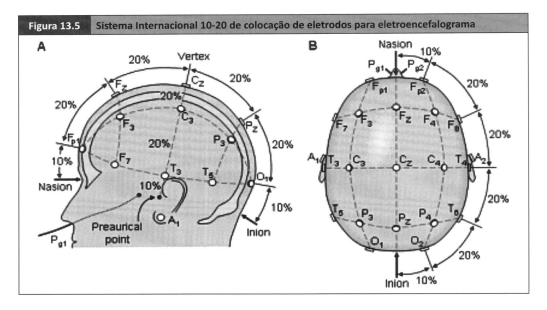

Figura 13.5 — Sistema Internacional 10-20 de colocação de eletrodos para eletroencefalograma

Anexo 13.1 – Diário de sono

Nome:_____
Data início:_____

Instruções:
1. ↓ : quando você se deitar na cama   ↑ : quando você se levantar da cama
2. Pintar os quadradinhos no horário em que estiver dormindo. Deixar os quadradinhos em branco quando acordado
3. Marque no horário em que ocorrer:
   - "C" quando tomar café, refrigerante ou chá.
   - "M" quando tomar algum medicamento
   - "A" quando você ingerir bebida alcoólica
   - "E" quando fizer exercício físico.
   - "X" quando acontecer algo que atrapalhe seu sono. Anote nas observações o que ocorreu
4. Nas observações, anote fatos importantes que possam ter ocorrido durante o dia.

Data		Tarde							Noite						Madrugada						Manhã					Observações
		12h	13h	14h	15h	16h	17h	18h	19h	20h	21h	22h	23h	24h	1h	2h	3h	4h	5h	6h	7h	8h	9h	10h	11h	
	Segunda																									
	Terça																									
	Quarta																									
	Quinta																									
	Sexta																									
	Sábado																									
	Domingo																									
	Segunda																									
	Terça																									
	Quarta																									
	Quinta																									
	Sexta																									
	Sábado																									
	Domingo																									

Referências bibliográficas

1. Bruni O, Ottaviano S, Guidetti V, Romoli M, Innocenzi M, Cortesi F, Giannotti F. The sleep disturbance scale for children (SDSC). Construction and validation of an instrument to evaluate sleep disturbances in childhood and adolescence. J Sleep Res 1996;5:251-261.
2. Lopes da Conceição, MC. Padrão alternante cíclico em crianças e adolescentes: saudáveis, com artrite idiopática juvenil, e com transtornos respiratórios do sono de grau leve. São Paulo; s.n; 2005. [156] p.
3. Ferreira VR, Carvalho LB, Ruotolo F, de Morais JF, Prado LB, Prado GF. Sleep disturbance scale for children: translation, cultural adaptation, and validation. Sleep Med. 2009;10:457-63
4. Guedes LG, Abreu Gde A, Rodrigues DF, Teixeira LR, Luiz RR, Bloch KV. Comparison between self--reported sleep duration and actigraphy among adolescents: gender differences. Rev Bras Epidemiol. 2016;19:339-47.
5. Buysse DJ, et al. The Pittsburgh Sleep Quality Index: a new instrument for psychiatric practice and research. Psychiatry Res, 1989. 28: p. 193-213.
6. Bertolazi AN. Validation of the Pittsburgh Sleep Quality Index in the Brazilian Portuguese Language. Sleep, 2008. 31(Abstract Supplement): p. A347
7. Bertolazi AN, Fagondes SC, Hoff LS, Dartora EG, Miozzo IC, de Barba ME, Barreto SS. Validation of the Brazilian Portuguese version of the Pittsburgh Sleep Quality Index. Sleep Med. 2011;12:70-5.
8. Hogl B, et al. Scales to assess sleep impairment in Parkinson's disease: critique and recommendations. Mov Disord, 2010. 25: p. 2704-16.
9. Minhoto G, et al. Insônia: do diagnóstico ao tratamento., in III Consenso Brasileiro de Insônia, A. Bacelar and L.R. Pinto Jr, Editors. 2013, Omnifarma: São Paulo. p. 35-40.
10. AASM ed. The AASM Manual for the Scoring of Sleep and Associated Events. 2007.
11. Arand D, et al. The clinical use of the MSLT and MWT. Sleep, 2005. 28: p. 123-44.
12. International Classification of Sleep Disorders. 3rd ed. 2013, Westchester, Illinois: American Academy of Sleep Medicine.
13. Littner MR, et al. Practice parameters for clinical use of the multiple sleep latency test and the maintenance of wakefulness test. Sleep, 2005. 28: p. 113-21.
14. Sadeh A. The role and validity of actigraphy in sleep medicine: an update. Sleep Med Rev. 2011;15: p. 259-67.
15. Morgenthaler T, et al. Practice parameters for the use of actigraphy in the assessment of sleep and sleep disorders: an update for 2007. Sleep, 2007;30: p. 519-29.
16. Rodriguez JC, Dzierzewski JM, Alessi CA. Sleep problems in the elderly. Med Clin North Am, 2015. 99: p. 431-9.
17. Pinto Jr, LR, et al. New guidelines for diagnosis and treatment of insomnia. Arquivos de Neuro-Psiquiatria, 2010. 68: p. 666-675.
18. Michel V, et al. Long-term EEG in adults: sleep-deprived EEG (SDE), ambulatory EEG (Amb-EEG) and long-term video-EEG recording (LTVER). Neurophysiol Clin. 45: p. 47-64.

166

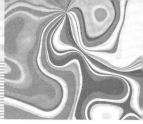

capítulo 14

Conclusão

Maria Cecilia Lopes

Conclusões e perspectivas futuras sobre sono e comportamento

Este livro sobre interação a sono e comportamento discutiu em seus capítulos a expressão do sono biológico, que interage com fatores internos e externos. Já interferências significativas na qualidade/intensidade do sono podem acarretar consequências comportamentais em todas faixas etárias que têm sido mapeadas. Complicações no neurodesenvolvimento levam a atrasos na expressão de sintomas no sistema neuropsicomotor que são acumulativos e podem provocar alterações comportamentais, que por definição, são caracterizadas por um padrão comportamental disfuncional na infância e adolescência. O desenvolvimento social, cognitivo, e psicológico, assim como, desenvolvimento e crescimento físico podem estar prejudicados nas mudanças que as crianças sofrem no dia a dia e tais mudanças também repercutem na fase adulta destas crianças, bem como no sono dos adultos ao redor destas crianças. Quadros como transtornos de aprendizagem, fracasso escolar, baixa de autoestima, desmoralização, problemas de relacionamento entre membros da mesma família e rejeição estão geralmente presentes nos transtornos psiquiátricos na infância e adolescência. Por isso, torna-se fundamental a intervenção precoce[1,2].

Dentre os distúrbios do sono, o transtorno respiratório do sono (TRS) tem sido associado a problemas comportamentais em crianças como hiperatividade, déficit de atenção e pobre socialização. Além disso, funções neurocognitivas (como memória, aprendizagem e resolução de problemas) apresentam-se reduzidas em crianças com transtornos de sono. Torna-se importante reconhecer que muitos transtornos comportamentais em crianças e adolescentes estão associados ao sono, atingindo alta prevalência e morbidade. O reconhecimento precoce de fatores de risco para esses transtornos, por meio de uma política de atuação intersetorial e multidisciplinar, pode favorecer medidas preventivas e garantir melhor qualidade de vida, com uma relação custo/benefício positiva para o indivíduo e sistema de saúde. A necessidade de detecção precoce das alterações de sono para possível mudança do padrão de morbidade neuropsiquiátrica e cardiovascular na fase adulta. Novos indicadores eletroencefalográficos de perturbações do sono em crianças e adolescentes têm sido explorados para os transtornos leves de sono. O diagnóstico precoce de transtornos do sono, em crianças, pode prevenir prejuízos à função neurocognitiva e ao sistema cardiovascular.

Os fatores biológicos, cognitivos, psicodinâmicos, etiológicos, familiares, sociais, econômicos e culturais são críticos e determinantes no curso natural das doenças psiquiátricas. Os efeitos dos déficits precoces no desenvolvimento podem ser compensados ou exacerbados pelas oportunidades ou barreiras futuras. A família e/ou ambiente social podem amplificar e agravar acometimentos nos transtornos na infância e adolescência. O seguimento adulto de patologias inicias na infância é um resultado da interação entre esforços terapêuticos e fatores de risco e protetores. O prognóstico pode depender da habilidade da criança e da família em lidar com os transtornos. De acordo com o Jun Kohyama[3], o sono pode ser uma janela para o desenvolvimento cerebral, onde processos biológicos levam a alterações patológicas. Frequentemente, problemas de sono trazidos pelas queixas dos pais para os pediatras são alterações de processos fisiológicos[3].

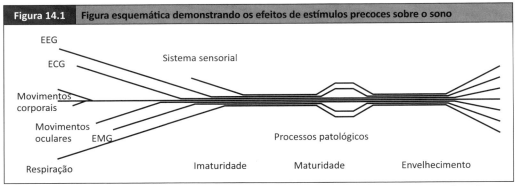

Legenda: Uma analogia de "cordão" para ilustrar o fenômeno de entrelaçamento do sono. As primeiras manifestações parecem ter independência de ritmos, que gradualmente se fundem em um conjunto reconhecível de "estado" dos parâmetros.
ECG = eletrocardiograma; EEG = eletroencefalograma; EMG = eletromiograma.
Adaptação do artigo: Jun Kohyama. Sleep as a window on the developing brain. Curr Probl Pediatr 1998;27:73-92[3].

Sono tem um papel saudável e restaurador, porém na presença de transtornos clínicos, tais como doenças respiratórias ou cardiovasculares, o sono pode precipitar quadros respiratórios, isquemia miocárdica, arritmias cardíacas, piora de sintomas psiquiátricos levando a taquiarritmias, até mesmo morte súbita. Existe a estatística americana de 20% dos infartos agudos do miocárdio (IAM) e 15% das mortes súbitas ocorrerem durante o período de 00:00 a 6:00 horas da manhã[4]. Já acidentes automobilísticos matam 2,5 vezes mais em todas as faixas etárias do que a infecção pelo vírus da imunodeficiência adquirida[5] e exigem uma intervenção global da sociedade[6]. Uma vez que, o risco de acidentes está associado a sonolência em decorrência do transtorno respiratório do sono, o tratamento do sono pode interferir na morbidade e mortalidade associada às repercussões cardiovasculares das perturbações do sono.

Existe um mecanismo de ação da interação sono e sistema cardiovascular. O efeito do sono no sistema cardiovascular está associado aos fatores que alteram quantidade e qualidade do sono. A redução do tempo de sono, leva ao aumento da pressão de sono e alterações do sono delta, no entanto leva a alterações no humor que geram ansiedade e aumento da atividade simpática. Os despertares gerados pela fragmentação do sono também alteram o tônus simpático, assim como alterações respiratórias aumentam a fragmentação do sono, por fim, todos transtornos do sono geram alterações no sistema cardiorrespiratório. Os dois maiores mecanismos implicados nos eventos cardíacos noturnos são estagio de sono dependentes: atividade do sistema nervoso autônomo[7] e depressão do sistema de controle respiratório[8].

O primeiro mecanismo foi estudado por meio de medida da atividade do nervo simpático pôde ser avaliada usando microneurografia, que fornece medições diretas da atividade de nervo simpático eferente relacionadas com os vasos sanguíneos do músculo), frequência cardíaca e pressão arterial. Foram estudados oito indivíduos normais enquanto eles estavam acordados e enquanto nos estágios do sono. A amplitude média dos picos de atividade do nervo simpático e níveis de pressão arterial e frequência cardíaca diminuiu significativamen-

CONCLUSÃO **169**

te durante o sono delta. Já os estímulos de excitação durante o N2 foram frequentemente associados com picos de atividade do nervo simpático e aumentos transitórios da pressão arterial. Durante o sono REM, a atividade do nervo simpático aumentou e a pressão arterial e frequência cardíaca retornaram a níveis semelhantes aos durante a vigília. Restaurações momentâneas do tônus muscular durante o sono REM foram associadas com a cessação da descarga do nervo simpático e oscilações da pressão arterial. Tais autores concluíram que sono REM está associado com profunda ativação simpática em indivíduos normais, eventualmente ligados às mudanças no tônus muscular. As alterações hemodinâmicas e simpáticos durante o sono REM podem desempenhar um papel no desencadeamento de eventos isquêmicos em pacientes com doença vascular.

O segundo mecanismo está relacionado a respiração alterada de sono, particularmente em uma condição de repetidos episódios de apneia e hipopneia durante o sono pode levar ao consequente desarranjo do sistema cardiorrespiratório. Em resumo, na presença de doenças respiratórias, os pacientes aumentam risco de desenvolverem quadros cardiovasculares. A presença de transtorno respiratório do sono pode ser fundamental para justificar aumento de doenças cardiovasculares em paciente epilépticos, com dor crônica e patologias psiquiátricas como depressão bipolar, assim como, interfere na evolução de pacientes oncológicos[9], em decorrência do aumento do estresse oxidativo.

O transtorno respiratório do sono leva a morbidade cardiovascular. É reconhecida e consagrada a associação de doença cardíaca com apneia do sono. No entanto, os casos leves de transtornos respiratórios do sono (TRS) podem estar sendo negligenciados. TRS é uma condição prevalente na sociedade moderna, estima-se que afetam a 24% dos homens e 9% mulheres[8]. Em estudo epidemiológico realizado em São Paulo, Brasil, demonstrou uma prevalência de 33% de pacientes com apneia do sono[10], denotando diferenças multiculturais da expressão da patologia respiratória durante o sono. TRS refere-se a uma variedade de distúrbios do sono caracteriza-se por cessações de respiração durante o sono, muitas vezes acompanhada por roncopatia sem necessariamente a presença de apneia. Mais frequentemente, a interrupção da ventilação é causada pelo fechamento parcial ou total das vias aéreas superiores, também conhecido como sono obstrutiva apneia, que pode ocorrer uma simples limitação de fluxo da via aérea. Tais interrupções causam diminuição da saturação de oxigênio do sangue e fragmentação do sono, que tem sido associada com qualidade reduzida de vida e um maior risco de distúrbios cardiometabólicos e mortalidade.

Os eventos noturnos de infarto do miocárdio, morte cardíaca súbita e descarga arrítmica cardíaca sofrem inferência do sono. De acordo com estágio do sono podem ocorrer flutuações na atividade do sistema nervoso autônomo, consequentemente desencadeando o aparecimento de grandes eventos cardiovasculares. Uma melhor compreensão dos gatilhos noturnos pode tornar possível reduzir a incidência de infarto do miocárdio, taquiarritmias ventriculares e morte súbita cardíaca durante o período noturno. Como as primeiras horas da manhã após o despertar estão associadas com uma maior frequência de eventos como infarto do miocárdio e acidente vascular cerebral isquêmico, os mecanismos de disparo para esses eventos podem por sua vez estar relacionados as mudanças autonômicas que ocorrem durante os estágios do sono, particularmente o sono REM.

Um dos aspectos importantes é a determinação da síndrome do sono insuficiente em decorrência da privação do sono e seu reconhecimento é imperativo por suas repercussões negativas sobre funções como atenção, concentração, aprendizado, aquisição e evocação de memória. Consequências dessa ordem podem parecer evidentes para qualquer indivíduo que já tenha vivenciado uma noite em claro. Menos óbvia, mas talvez ainda mais interessante, é a relação entre privação de sono e processos cognitivos como evocação e consolidação da memória. Memória, aqui, deverá ser entendida no seu significado mais amplo, incluindo modalidades de memória imunológica e emocional. As manifestações clínicas da privação de sono poderão ser diferentes nas diversas faixas do desenvolvimento, desde a infância e adolescência, passando pela idade adulta e chegando até a idade avançada.

170 CONCLUSÃO

As evidências que fundamentam a nossa compreensão da natureza e dos mecanismos envolvidos na relação entre privação de sono e consequências cognitivas poderão ser mais ou menos robustas, na dependência de diversos fatores. Em primeiro lugar, o próprio referencial teórico do pesquisador pode influenciar as conclusões obtidas em determinado estudo. Segundo, certos processos cognitivos só podem ser estudados em animais, e não em seres humanos, e vice-versa, o que limita a generalização de conclusões. Terceiro, a própria classificação das modalidades de memória utilizada para estudos em animais não corresponde exatamente às classificações clínicas utilizadas para seres humanos. Isso tem um impacto direto sobre a nossa capacidade de transferência das conclusões dos estudos em animais para o que acontece com seres humanos. Além disso, é preciso saber diferenciar entre privação de sono total ou parcial, aguda ou crônica. A enorme variedade metodológica entre os estudos, e todas as demais questões metodológicas envolvidas, precisam ser levadas em consideração quando se avaliam resultados de intervenções farmacológicas.

As Funções cognitivas e seus métodos de avaliação têm sido um importante tema discutido mundialmente. De acordo com uma revisão[11], por meio da definição de termos: estado de alerta, atenção, concentração e vigilância. PVT: Teste de vigilância psicomotora. Padrão-ouro para avaliação do nível de alerta e vigilância durante privação de sono[11] é o tempo de resposta, índice de lapsos atencionais, sensível a influência motivacional. Existem testes específicos da memória, em protocolos de privação aguda e crônica com redução do tempo de reação motora em privação aguda e restrição parcial. O aumento do número de lapsos atencionais. No teste de tempo de resposta, a sensibilidade a privação de sono até com testes curtos de apenas 5 minutos[11]. Estes resultados são importantes para os motoristas. Estudo sobre testes de atenção e atividade motora equiparou privação de sono acima de 24 horas equivalente a nível alcoólico de 0,10%[12].

Existem diferenças individuais consideráveis nos déficits de desempenho cognitivo de horas de trabalho prolongadas e horários de trabalho por turnos. A pesquisa do sono sobre desempenho cognitivo produziu novos dados sobre as causas e consequências dessas diferenças individuais. Processos neurobiológicos da regulação do sono-vigília fundamentam a variabilidade individual do traço na vulnerabilidade ao comprometimento do desempenho devido ao sono insuficiente. A vulnerabilidade de traço à perda de sono é observada no laboratório de sono e no ambiente de trabalho, mesmo em ambientes ocupacionais onde pressões cognitivas são altas. Em geral, os indivíduos parecem não avaliar com precisão a magnitude de sua própria vulnerabilidade. Métodos para identificar trabalhadores com maior risco de erros e acidentes seriam úteis para direcionar a contramedida de fadiga e intervenções naqueles que mais precisam deles. Até agora, não há indicadores, embora os preditores genéticos candidatos tenham sido propostos. Selecionar criteriosamente ou monitorar indivíduos em tarefas ou ocupações específicas, dentro de limites legal e eticamente aceitáveis, tem o potencial de melhorar as desempenho e produtividade, reduzir erros e acidentes e salvar vidas. Indivíduos apresentam variabilidade nas respostas à perda de sono, o que representa uma complicação importante na aplicação dos testes de avaliação de atenção e desempenho profissional. A busca de flexibilidade de horários de acordo com vulnerabilidade ou resiliência às consequências de desempenho de horas de trabalho estendidas e horários de trabalho de turno deverão ser futuramente implementadas[13].

Efeitos da privação de sono envolvem repercussões na performance cognitiva, dificuldade de memória de trabalho, resposta lentificada, inabilidade de manter atenção, declínio nas respostas rápidas, lapsos e respostas falsas. Existe necessidade de pesquisas sobre o mecanismo de ação da privação de sono e estudos com neuroimagem, tipos de tratamento neurocognitivo e efeitos do CPAP no transtorno respiratório do sono e seus efeitos de fragmentação do sono[14].

A importância das avaliações subjetivas do sono (questionários validados em crianças, adolescentes e adultos) deve ser ressaltada, pelo alto custo de realização de medidas

CONCLUSÃO **171**

objetivas, e pelo custo de transtornos do sono não devidamente prevenidos e diagnosticados. Assim como, avaliação do sono para prevenção do suicídio também é necessária, em decorrência da interação do sono com comportamentos suicidas em todas faixas etárias. A abordagem diagnóstica e tratamento multiprofissional da interação entre sono e comportamento deve ser reforçada por sua implicação clínica e repercussões na sociedade.

Referências bibliográficas

1. Thorpy MJ. Classification of sleep disorders. J Clin Neurophysiol. 1990;7:67-81.
2. Guilleminault C, Eldridge F, Simmons FB. Sleep apnea in eight children. Pediatrics 1976;58:23-30.
3. Kohyama Jun. Sleep as a window on the developing brain. Curr Probl Pediatr 1998;27:73-92.
4. Lavery CE, Mittleman MA, Cohen MC, Muller JE, Verrier RL. Nonuniform nighttime distribution of acute cardiac events: a possible effect of sleep states. Circulation. 1997 Nov 18;96(10):3321-7.
5. Kryger MH, Roth T, Dement WC, editors: Principles and practice of sleep medicine, ed 5, Philadelphia, 2011, Saunders.
6. Mokdad AH, Forouzanfar MH, Daoud F, Mokdad AA, El Bcheraoui C, Moradi-Lakeh M et al. Global burden of diseases, injuries, and risk factors for young people's health during 1990-2013: a systematic analysis for the Global Burden of Disease Study 2013. Lancet. 2016;387(10036):2383-401.
7. Somers VK, Dyken ME, Mark AL, Abboud FM. Sympathetic-nerve activity during sleep in normal subjects. N Engl J Med. 1993 Feb 4;328(5):303-7.
8. Young T, Palta M, Dempsey J, Skatrud J, Weber S, Badr S. The occurrence of sleep-disordered breathing among middle-aged adults. N Engl J Med. 1993 Apr 29;328(17):1230-5.
9. Christensen AS, Clark A, Salo P, Nymann P, Lange P, Prescott E, Naja Hulvej Rod NH. Symptoms of Sleep Disordered Breathing and Risk of Cancer: A Prospective Cohort Study. Sleep. 2013 Oct 1; 36(10): 1429–1435.
10. Santos-Silva R, Castro LS, Taddei JA, Tufik S, Bittencourt LRA (2012) Sleep Disorders and Demand for Medical Services: Evidence from a Population-Based Longitudinal Study. PLoS ONE 7(2): e30085. doi:10.1371/journal.pone.0030085
11. Killgore WDS. Effects of sleep deprivation on cognition. In: G. A. Kerkhof and H. P. A. Van Dongen (Eds.). Progress in Brain Research, Vol. 185, Cap. 7, 105-129. 2010 Elsevier B.V.
12. Dawson D, Reid K. Fatigue, alcohol and performance impairment. Nature. 1997;388(6639):235.
13. Dongen V, Belenky G. Industrial Health 2009, 47, 518–526. Individual Differences in Vulnerability to Sleep Loss in the Work Environment. Industrial Health 2009, 47:518–526
14. Doran SM, Van Dongen HP, Dinges DF. Sustained attention performance during sleep deprivation: Evidence of state instability. Archives Italiennes de Biologie (Pisa) 2001, 139: 253–267.

172

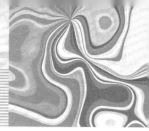

Índice Remissivo

A

Acidente(s)
    de trânsito, 50
    vascular cerebral, 64
Actigradia, 160
Adolescência,
    desregulação do sono e consequências, 15
    sono e comportamento na, 13
Álcool, 45, 48
Alerta, 45
Alterações na organização do sono, 92
Alucinações do sono, 37
Análise do sono por meio do padrão alternante cíclico, 87
Ansiedade, 121
Apneia do sono, 76
    com a demência, 76
Apolipoproteína E, 72
ASRS 18 (*Adult Self-Report Scale*), 52
Atividade epileptiforme interictal, 94
Atraso de fase no sono, 15
Avaliação
    da insônia, 44
    da qualidade do sono nos idosos, 76
    da sonolência excessiva diurna, 45
    do comportamento fetal, 3
    do(s) despertar(es)
        noturnos, 45
        precoce, 44
    do sono e comportamento, 147
    dos distúrbios cognitivos nos idosos, 76
    neuropsicológica em crianças e adolescentes com transtornos psiquiátricos, 50
    objetiva do sono, 158
    subjetiva do sono, 147

B

Bateria AWMA (*Automated Working Memory Assessment*), 52
BRIEF (*Behavior Rating Inventory of Executive Functions*), 53

C

Características comportamentais e eletroencefalográficas (EEG), 2
Cataplexia, 47
Cefaleia, 113, 120
Ciclo
    claro-escuro, 15
    sono-vigília, 92
Comportamento fetal, avaliação do, 3
Crises epilépticas, 92
Critérios diagnósticos para transtorno comportamental do sono REM, 127
Cyclic Alternating Pattern (CAP), 88
    e epilepsia, 91

D

Declínio cognitivo leve, 50
Demência(s), 65
    com corpos de Lewy, 65, 73, 74
    de Alzheimer, 50
    frontotemporal, 66, 75
    vascular, 66
Depressão, 15, 114, 130
    maior na infância, 44
Desenvolvimento puberal, 13
Despertar(es)
    confusional, 16, 34, 127
    distúrbios do, 32

174 ÍNDICE REMISSIVO

frequentes, 23
noturnos, avaliação dos, 45
precoce avaliação do, 44
programados, 28
Diabetes, 111
Diário de sono, 164
Difenidramina, 48
Disautonomia, 119
Distúrbio(s)
cognitivos nos idosos
avaliação dos, 76
relação com a estrutura do sono, 73
da falta de limites, 26
de associação, 26
de ritmo, repercussões
sócio-ocupacionais, 126
do despertar, 32
do sono
e do ritmo circadiano
repercussões na saúde física, 125
repercussões na saúde
mental, 125
nas doenças neurodegenerativas, 73
no transtorno obsessivo
compulsivo, 51
relacionados ao envelhecimento, 73
tratamento dos, 78
respiratórios durante o sono, 45
nos idosos e consequências
comportamentais, 76
tratamento, 79
Doença(s)
cerebrovascular, 64, 75
de Alzheimer, 50, 65, 72, 73
de Parkinson, 63, 73
de Willis-Ekbom, 48, 69, 139
características clínicas, 140
cardiovasculares, 141
comorbidades psiquiátricas, 143
qualidade de vida, 142
repercussões
físicas, 141
mentais, 142
neurodegenerativas, 73
neuromusculares, 65
Dor, 112, 119
crônica, 45

Drogas
ilegais ou abusivas, 48
psicoativas, 45

E

Educação paterna, 28
Efeitos da privação de sono nos idosos, 70
Eficiência do sono, 3
Enurese noturna, 37, 38
Envelhecimento
distúrbios
cognitivos e relação com a estrutura
do sono, 73
do sono e distúrbios
comportamentais relacionados
ao, 73
mudanças na estrutura do sono e no
ciclo circadiano com o, 69
Epilepsia, 45
drogas antiepilépticas e sono, 98
parassonias e, 99
sono e, 87
Escala
de Pittsburgh para Avaliação da
Qualidade de Sono (PSQI), 156
de Transtorno do Déficit de Atenção/
Hiperatividade (TDAH), 52
de transtornos do sono para crianças e
adolescentes, 147
Wechsler de Inteligência
para adultos (WAIS III), 51
para crianças (WISC-IV), 51
Estimulantes, 48
Extinção
gradativa, 28
isolada, 28

F

Fertilidade, 112
Fibromialgia, 113

G

Geriatria, sono e comportamento em, 69

ÍNDICE REMISSIVO **175**

H

Higiene do sono, 27
Hipersonias, 115
    idiopática, 116
    repercussões
        na saúde
            física, 118
            mental, 120
    sintomas
        cognitivos, 120
        depressivos, 121
        psicóticos, 123
Hipnóticos agonistas de receptores GABA, 79
Horário do início das aulas, 15

I

Ideação suicida, 15
Incontinência urinária, 38
Índice de Qualidade do Sono de Pittsburgh (IQSP), 153
Infância, sono e comportamento na, 9
Insônia, 16
    avaliação da, 44
    comportamental, 23, 24
        da infância, 25
    crônica, 84
    e distúrbios psiquiátricos nos idosos, 75
    em crianças com quadros neurológicos e/ou psiquiátricos, 26
    na faixa etária pediátrica, 25
    tratamento
        farmacológico da nos idosos, 79
        não farmacológico da, 78
Insônia na infância tratamento da, 27
Instruções para Pontuação da Escala de Pittsburgh para Avaliação da Qualidade de Sono (PSQI), 156

J

Jet lag, 125

L

Labilidade, 3

M

Melatonina, 14
Memória, 113
Metabolismo, 130
    sistema endócrino e, 111
Modificações
    neuronais na adolescência, 13
    no comportamento em relação ao sono, 14
Movimentos periódicos de membros durante o sono (PLMS), 45, 48
Mudanças
    cognitivas e comportamentais relacionadas ao envelhecimento e sua relação com o sono, 72
    do sono com a evolução das décadas, 59
    na arquitetura e homeostase do sono, 14
    na estrutura do sono e no ciclo circadiano com o envelhecimento, 69
    neurocomportamentais do sono, 11
Múltiplos Testes de Latência do Sono (MTLS), 48

N

Narcolepsia, 29, 30, 45, 47
    tipo I, 115
    tipo II, 47, 115
Neurologia, sono e, 63

O

Obesidade, 111, 118
Organização do sono no período neonatal, 1

P

Padrão de sono, 14
Paralisia do sono, 30
    isolada e recorrente, 37

176 ÍNDICE REMISSIVO

Parassonias, 31, 126
  do sono
    NREM, 31, 32
    REM, 31, 34
  epilepsia e, 99
  repercussões das, 127
Período neonatal sono no, 1
Perturbação do sono, 50
Pesadelos, 35
Polissonografia, 158
Pressão contínua positiva de via aérea
(CPAP), 79
Privação de sono
  na saúde mental e no bem-estar, 15
  suicídio e, 83
Pseudoepinefrina, 48
Psiquiatria, sono e, 43

Q

Qualidade do sono nos idosos, avaliação da, 76
Questionários validados em crianças,
adolescentes e adultos, 147

R

Regulação circadiana do sono, 14
Respiração oral, 29
Ritmos
  circadianos, 15
    na adolescência, 15
  endógenos, 15
Ronco, 29
  alto e frequente, 46
Rotinas positivas, 28

S

Senescência, 72
Sensibilidade a ansiedade, 51
Sinal do marca-passo central, 15
Síndrome
  da apneia obstrutiva do sono, 45, 46,
    72, 119, 128
    metabolismo, 130
    neurocognitivas, 130
    repercussões
      na saúde
        física, 129

        mental, 130
    sistema
      cardiovascular, 129
      endócrino, 130
  da apneia-hipopneia obstrutiva do sono
    (SAOS), 29
  das pernas inquietas, 45, 48, 139
    características clínicas, 140
    cardiovasculares, 141
    comorbidades psiquiátricas, 143
    qualidade de vida, 142
    repercussões
      físicas, 141
      mentais, 142
  de Kleine-Levin, 29, 30, 31, 45, 47, 117
    aspectos comportamentais da, 123
  do atraso de fase do sono, 45
  do aumento da resistência da via aérea
    superior, 45
  metabólica, 118
Sonambulismo, 16, 33
Sono
  ao longo das décadas, 57
  aspectos ontogenéticos e
    neurofisiológicos do, 10
  atividade epileptiforme interictal e, 94
  avaliação
    objetiva do, 158
    subjetiva do, 147
  e comportamento
    avaliação do, 147
    em geriatria, 69
    na adolescência, 13
    na infância, 9
    nos transtornos respiratórios
      obstrutivos do sono, 11
    perspectivas futuras sobre, 167
  epilepsia e, 87
  epileptogênese e, 87
  fisiológico, 57
  na Unidade de Terapia Intensiva
    Neonatal, 4
  neurologia e, 63
  no período neonatal, 1
  normal na adolescência, 13
  NREM, 1
  psiquiatria e, 43
  REM, 1

ÍNDICE REMISSIVO 177

restauração celular e, 70
síndrome das pernas inquietas/doença
de Willis-Ekbom e, 139
características clínicas, 140
cardiovasculares, 141
comorbidades psiquiátricas, 143
qualidade de vida, 142
repercussões
físicas, 141
mentais, 142
Sonolência
diurna, 47
excessiva diurna
avaliação da, 45
na infância e adolescência, 29
pela privação crônica de sono, 15
Suicídio, 115, 131
prevalência de, 84
privação do sono e, 83

T

Técnica(s)
de monitoramento neurológico durante
o sono, 163
DTI (*Diffusion Tensor Imaging*), 13
para avaliação da insônia e dos
transtornos do ritmo de sono, 161
Terapia cognitivo-comportamental
(TCC), 28, 78
Terror noturno, 16, 33, 127
Teste
das latências múltiplas do sono, 159
de Aprendizagem Auditivo Verbal de Rey
(RAVLT), 52
de manutenção de vigília, 160
de Memória de Reconhecimento
TEM-R, 52
de Neurodesenvolvimento KANET
(*Kurjak Antenatal Neurodevelopment
Test*), 4
Wisconsin de Classificação de Cartas
(WCST), 52
Transtorno(s)
alimentares, 122
bipolar na infância, 44
comportamental do sono REM
(TCREM), 34, 35
de atraso de fase do ciclo sono-vigília, 124

de avanço de fase do ciclo sono-vigília, 124
de insônia crônica, 107
repercussões
na saúde física, 110
na saúde mental, 113
sistema cardiovascular, 110
de mudança rápida de fuso horário, 125
do ritmo
circadiano, 66, 124
do sono-vigília
não 24 horas, 125
irregular, 125
do sono, 107
na adolescência, 16
na infância com efeitos no
comportamento, 23
do trabalhador de turno, 125
noturnos, 23
obsessivo compulsivo distúrbio do sono
no, 51
psiquiátricos avaliação neuropsicológica
em crianças e adolescentes com, 50
respiratório do sono, 46, 169
na infância e adolescência, 29
em pacientes epilépticos, 101
obstrutivos, 11

U

Unidade de terapia intensiva neonatal, 4
condições de sono na, 5
Uso de aparelhos eletrônicos, mídias
sociais, conteúdos de internet, 15

V

WMS III (*Wechsler Memory Scale*), 53
WRAML II (*Wide Range Assessment of
Memory and Learning*), 53

X

Xantinas, 48

Z

Zolpidem, 79
Zopiclone, 79